宽体探测器 CT 临床应用

主　编　高剑波　吕培杰

副主编　周志刚　张永高　岳松伟

编　者（以姓氏汉语拼音排序）

蔡明珠　柴亚如　崔明雨　董晓美　冯萌云　高剑波　巩青松　郭　华
郝　辉　何小春　侯宗宾　胡申申　胡志伟　李莉明　李培杰　李伟然
梁　盼　刘　杰　刘于嘉　吕培杰　万娅敏　王　睿　王会霞　王亚龙
王阳阳　魏一娟　武卫杰　邢静静　杨晓曼　岳松伟　张　芮　张久君
张永高　张永远　赵慧萍　赵曦瞳　郑　颖　周志刚

人民卫生出版社

图书在版编目（CIP）数据

宽体探测器 CT 临床应用/高剑波,吕培杰主编.—北京:人民卫生出版社,2019
ISBN 978-7-117-28478-3

Ⅰ.①宽…　Ⅱ.①高…②吕…　Ⅲ.①探测器-应用-计算机 X 线扫描体层摄影　Ⅳ.①R814.42

中国版本图书馆 CIP 数据核字(2019)第 092209 号

人卫智网　www.ipmph.com　医学教育、学术、考试、健康，
购书智慧智能综合服务平台
人卫官网　www.pmph.com　人卫官方资讯发布平台

版权所有,侵权必究!

宽体探测器 CT 临床应用

主　　编：高剑波　吕培杰
出版发行：人民卫生出版社（中继线 010-59780011）
地　　址：北京市朝阳区潘家园南里 19 号
邮　　编：100021
E - mail：pmph @ pmph.com
购书热线：010-59787592　010-59787584　010-65264830
印　　刷：北京顶佳世纪印刷有限公司
经　　销：新华书店
开　　本：889×1194　1/16　印张：14
字　　数：421 千字
版　　次：2019 年 6 月第 1 版　2019 年 6 月第 1 版第 1 次印刷
标准书号：ISBN 978-7-117-28478-3
定　　价：169.00 元

打击盗版举报电话：010-59787491　E-mail：WQ @ pmph.com
（凡属印装质量问题请与本社市场营销中心联系退换）

主编简介

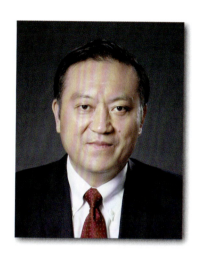

高剑波 医学博士,教授,博士生导师。郑州大学第一附属医院副院长,兼任影像学科学术带头人。担任中华医学会影像技术分会副主任委员、中华医学会放射学分会腹部专业委员会副主任委员,中国医学装备协会普通放射装备专业委员会主任委员,河南省医学会影像技术分会主任委员等学术职务。曾在美国约翰霍普金斯大学短期访问学习。《中华放射学杂志》等国内外10余种学术期刊的常务编委、编委或审稿人。从事放射影像临床、教学、科研及管理工作33年,共发表学术论文300余篇,其中SCI收录40余篇。主编及参编医学影像学学术专著和教材20余部。承担和完成国家自然科学基金面上项目2项,其他省部级科研项目10余项。获省部级科技进步奖二、三等奖6项。在消化系统肿瘤和肺部疾病的临床影像学及其新技术研究方面颇有造诣。获得国务院政府特殊津贴专家、国家卫生计生突出贡献中青年专家、河南省优秀专家等荣誉称号,获得中华医学会影像技术分会"伦琴学者"奖章和河南省"五一"劳动奖章。

主编简介

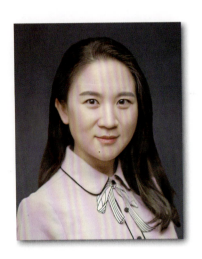

吕培杰 博士,主治医师,郑州大学第一附属医院放射科副主任。获得上海外国语大学英语本科双学位及国家中级口译资格证。目前担任《中国医疗设备》期刊审稿专家。担任郑州大学 5 年制影像班、临床医学班及留学生班授课老师。

主持国家自然科学基金,河南省卫生健康委员会科技攻关项目,河南省卫生计生科技英才海外研修项目及郑州大学第一附属医院青年基金多项科研工作。主编及参编《新编胸腹部能谱 CT 临床影像学——病案分析图解》《CT 影像解剖基础》和 Airway Stenting in Interventional Radiology 等多部国内外专著,发表国内外论文 20 余篇,其中被 SCI 收录 10 篇,多篇发表在 JCR1 区和 2 区杂志 Radiology 和 European Radiology 上。多次获得欧洲放射学会 Invest in the youth 项目、北美放射学会 Travel Award 项目和日本放射学会 JRS Fellowship 项目资助参会。

序 一

目前，CT技术呈纵向和横向两个发展方向，其中纵向发展表现为能量成像，即计算两组投影数据产生的独立参数识别一种物质，用于准确识别和定性；横向发展针对扫描速度和临床应用开发，体现在时间分辨率的提升和覆盖范围的增宽，而覆盖范围增宽本质是探测器 z 轴增宽，与螺旋扫描技术结合，进一步提升扫描速度，有助于进行各向同性的空间分辨率成像，获得更高的CT影像质量。

宽体探测器通过一次旋转覆盖更大的扫描范围，获得更多同一时刻的图像，是最直接提高 z 轴方向检测效率的方式。目前探测器致力于实现"更宽"的发展方向，结合解决宽体伪影难题的新技术，在多个方面解决了传统宽体CT遇到的问题。例如，采用高清容积重建技术解决足跟效应，以及由于X线穿过物体产生的不均匀衰减和探测器X线频谱不均匀响应导致的伪影；采用等焦点设计使探测器单元与入射的X线垂直，最大程度解决锥形束现象。以上技术的革新和进步使得宽体探测器成为CT非常重要的发展方向，在单次旋转完成单器官（心脏、大脑、腹部等）成像的同时，还可实现快速的胸痛三联、心脑血管联合扫描等多部位多器官的联合成像，便于在轴位扫描条件下完成多数容积成像，在低辐射剂量和低对比剂使用量条件下获得更高清的图像。值得一提的是，目前能谱CT成像亦可实现宽体探测器CT扫描，真正实现灌注与能谱的联合扫描，可为临床提供更多的诊断信息。

宽体探测器CT在临床应用中已显示出巨大的潜力和广阔的应用前景，但是尚有许多业界人士不甚了解其技术原理、检查方法及临床应用价值，在临床工作中更是缺乏此类相关的参考资料和书籍。高剑波教授主编的《宽体探测器CT临床应用》一书，不仅介绍了CT技术应用简史和宽体探测器CT的特点，还详细介绍了心血管检查、联合检查、一站式扫描、低剂量检查、能谱检查和急诊及儿科检查，内容覆盖面广，病例翔实可靠，临床和科研方面价值突出，有利于启发更多的学者挖掘、研究和论证宽体探测器CT的理论和临床应用，是我国影像医学专业人员、临床医生及广大医学院校师生难得的参考书。

最后，我希望该书能够进一步启发和指导宽体探测器CT的临床和科研应用，加速我国医学影像事业的发展，以便更好地为人民群众的健康保驾护航。

中华医学会放射学分会主任委员
北京协和医院放射科主任

2019年3月

序 二

相较于磁共振、超声等影像检查手段,CT 具有成像速度快及全身各部位禁忌证少、适应证广的优势。三项革命性的技术使 CT 在临床实践中的应用得到了突破性进展。第一项技术是螺旋扫描模式的引入,大幅提升了单排探测器 CT 的扫描速度。第二项技术是多排 CT 的发展,实际上是探测器 z 轴宽度的增宽。螺旋扫描技术和多排探测器的结合,进一步提升了扫描速度,使得各向同性的空间分辨率成像成为可能,CT 影像质量也得以提升。第三项技术是双能量 CT,使 CT 从单参数图像进入多参数图像的全新时代。纵观 CT 发展历程,CT 设备的发展遵循着探测器排数不断扩宽的路线,即不断地扩大单位时间内的覆盖范围,以获得更快的 CT 扫描速度。近年来,CT 的探测器宽度可达到 8cm 和 16cm,宽体探测器 CT 不仅可以进行更快速的扫描,还可通过轴扫描完成大范围的容积成像,空间分辨率、时间分辨率等性能大幅提高。

宽体探测器 CT 扫描速度快,一个心跳周期扫描就能获得高清晰图像和丰富的信息,可覆盖心脏、颅脑、肝脏等单器官,同时可进行四维成像、动态灌注和能谱成像等功能分析。随着今后 CT 硬件性能的不断提高、重建算法和扫描技术的不断进步,定将进一步实现宽体探测器 CT 检查的优越性。

如何更好地设计宽体探测器 CT 扫描模式,使其特性得到最大程度地发挥,是一个值得深入探讨的重要问题。郑州大学第一附属医院放射科拥有不同厂家的宽体探测器 CT 检查设备,高剑波教授及其团队总结了近年来的临床应用结果,参阅国内外大量文献及相关资料编著了此书。该书以技术与诊断融合为主线,具有新颖性、综合性及很强的实用性。

在此,我要衷心祝贺高剑波教授所主编的这本书能够顺利出版,为广大放射学同行了解和使用宽体探测器 CT 提供参考。该书是一部具有丰富理论知识及大量图像资料的影像学专著,相信该书的出版会对宽体探测器 CT 的科学研究和临床应用起到非常有益的促进作用。

中华医学会影像技术分会主任委员

2019 年 3 月

前　言

从1972年CT正式宣告诞生以来，CT成像技术已经不断演化发展成为全球广泛使用的重要诊断手段之一。随着科技不断发展，CT设备飞速更新换代，目前的CT设备都在向着更宽探测器以及双能量成像方面发展，宽体探测器CT解决了许多传统CT遇到的问题。

宽体探测器CT具有静音超高速扫描系统、一体化机架、无碳刷滑环等创新技术，相对于传统CT，在覆盖范围、时间分辨率、空间分辨率、低剂量成像、能量成像等方面具有显著优势。宽体探测器CT通过一次旋转即可完成对单器官（心脏、大脑、腹部等）的成像，例如可以完成单心动周期内的一站式心脏成像、全心灌注、全脑灌注、腹部单器官灌注、更快速的胸痛三联成像、更低剂量的儿科成像等；还可以用轴位扫描完成临床上大多数容积成像，不仅去除了螺旋伪影，而且用更低的辐射剂量和对比剂用量得到更高清的图像。宽体探测器CT综合了"能谱-宽体-速度"的优势，为临床提供出色的图像质量和诊断能力，在心血管、急诊、儿科方面拥有着更加突出的优势。

我们总结了使用宽体探测器CT检查设备后的心得和体会，收集了身体各部位典型病例的图像资料，参阅国内外最新的医学文献和相关资料，总结分析宽体探测器CT在全身各部位相关疾病的检查中所具有的独特优势，编写成此书。本书主要阐述了宽体探测器CT各种检查技术在全身各个部位疾病诊断中的临床应用，尤其是联合检查、一站式扫描、低剂量检查、急诊及儿科检查方面的应用。第一章、第二章介绍了宽体探测器CT的发展及技术和应用原理；第三章至第八章分别介绍了宽体探测器CT主要检查技术在临床中的应用。在介绍宽体探测器CT主要技术和应用原理的基础上，加入了大量临床病例及图片，特别增加了相关疾病的影像表现、临床诊断等，有利于读者更直观、深入地了解宽体探测器CT检查技术在各个领域的应用价值。

虽然参与编撰此书的全体人员都投入了极大的热忱和兢兢业业的工作态度，但是疾病的种类繁多，检查技术的应用千变万化，我们只是收集了其中很少的一部分。希望通过此书的出版，能为拓展宽体探测器CT的科学研究和临床应用提供借鉴和帮助。限于编写者的认识和经验，书中某些观点和想法不一定全面和恰当，或许还会有一些不妥之处，敬请广大同行专家及读者不吝批评和指正，以便再版时修订。

高剑波　吕培杰
2019年2月

目　录

第一章　CT 技术应用简史 … 1
　一、CT 的发明 … 1
　二、CT 技术的发展及应用 … 2

第二章　宽体探测器 CT 的特点 … 4
　一、宽体探测器技术 … 4
　二、时间分辨率技术的提高 … 9
　三、宽体探测器 CT 能量成像技术 … 10

第三章　心血管检查 … 14
　第一节　简要技术应用介绍 … 14
　第二节　临床应用病例 … 14
　　一、冠脉检查 … 14
　　二、左心房检查 … 24
　　三、成人先天性心脏病扫描 … 26
　　四、静息态心肌灌注 … 27
　第三节　分析总结 … 28
　　一、宽体探测器 CT 在冠脉 CTA 检查中的应用 … 28
　　二、宽体探测器 CT 在评估左心房功能中的应用 … 29
　　三、宽体探测器 CT 在先天性心脏病中的应用 … 30
　　四、宽体探测器 CT 在心肌灌注中的应用 … 30

第四章　联合检查 … 34
　第一节　简要技术应用介绍 … 34
　　一、宽体探测器 CT 在冠脉与头颈 CTA 联合检查中的技术优势 … 34
　　二、宽体探测器 CT 在主动脉与下肢动脉 CTA 联合检查中的技术优势 … 34
　　三、宽体探测器 CT 在冠脉与主动脉 CTA 联合检查中的技术优势 … 35
　　四、宽体探测器 CT 在冠脉 CTA 与腹部联合检查中的技术优势 … 35
　　五、宽体探测器 CT 在上肢动静脉造瘘术后检查中的技术优势 … 35
　第二节　临床应用病例 … 36
　　一、冠脉与头颈部 CTA 联合检查 … 36

二、主动脉与下肢动脉 CTA 联合检查 ………………………………………………… 40
三、冠脉与主动脉 CTA 联合检查 …………………………………………………… 45
四、冠脉 CTA 与腹部增强联合检查 ………………………………………………… 49
五、上肢造瘘术后动静脉联合检查 …………………………………………………… 53

第三节　分析总结 ……………………………………………………………………… 57
一、宽体探测器 CT 在冠脉与头颈 CTA 联合检查中的应用 ………………………… 57
二、宽体探测器 CT 在主动脉与双下肢动脉 CTA 联合检查中的应用 ……………… 58
三、宽体探测器 CT 在冠脉与主动脉 CTA 联合检查中的应用 ……………………… 59
四、宽体探测器 CT 在冠脉 CTA 与腹部多期增强联合检查中的应用 ……………… 59
五、宽体探测器 CT 在上肢造瘘术后动静脉联合检查中的应用 ……………………… 60

第五章　一站式扫描 …………………………………………………………………… 62

第一节　简要技术应用介绍 …………………………………………………………… 62
一、宽体探测器 CT 在脑灌注成像中的技术优势 …………………………………… 62
二、宽体探测器 CT 在胸腹部器官灌注成像中的技术优势 ………………………… 62
三、宽体探测器 CT 在灌注联合能谱增强成像中的技术优势 ……………………… 63

第二节　临床应用病例 ………………………………………………………………… 63
一、脑一站式扫描 ………………………………………………………………………… 63
二、肺一站式扫描 ………………………………………………………………………… 68
三、肝脏一站式扫描 ……………………………………………………………………… 75
四、胃一站式扫描 ………………………………………………………………………… 82
五、胰腺一站式扫描 ……………………………………………………………………… 91
六、肾脏一站式扫描 ……………………………………………………………………… 99

第三节　分析总结 ……………………………………………………………………… 102
一、灌注的原理及一站式扫描技术 …………………………………………………… 102
二、灌注在颅脑的应用及联合头颈 CTA 一站式扫描 ……………………………… 103
三、灌注在胸腹部的应用及联合增强一站式扫描 …………………………………… 103

第六章　低剂量检查 …………………………………………………………………… 106

第一节　简要技术应用介绍 …………………………………………………………… 106
一、宽体探测器的应用 …………………………………………………………………… 106
二、降低管电压技术 ……………………………………………………………………… 107
三、自动管电流调节技术 ………………………………………………………………… 107
四、迭代重建算法 ………………………………………………………………………… 107

第二节　临床应用病例 ………………………………………………………………… 108
一、头颈部 CT 检查 ……………………………………………………………………… 108
二、胸部 CT 检查 ………………………………………………………………………… 114
三、腹部 CT 检查 ………………………………………………………………………… 117
四、血管 CT 成像检查 …………………………………………………………………… 124

第三节　分析总结 ……………………………………………………………………… 130

一、低剂量检查在头颈部CT检查中的应用 …………………………………………………… 130
　　二、低剂量检查在胸部CT检查中的应用 ……………………………………………………… 131
　　三、低剂量检查在腹部CT检查中的应用 ……………………………………………………… 132
　　四、低剂量检查在血管CT检查中的应用 ……………………………………………………… 133

第七章　能谱检查 ……………………………………………………………………………… 136
第一节　简要技术应用介绍 …………………………………………………………………… 136
第二节　临床应用病例 ………………………………………………………………………… 137
　　一、能谱参数应用 ……………………………………………………………………………… 137
　　二、血管优化 …………………………………………………………………………………… 151
　　三、虚拟平扫 …………………………………………………………………………………… 156
　　四、伪影去除 …………………………………………………………………………………… 161
第三节　分析总结 ……………………………………………………………………………… 168
　　一、能谱检查在肿瘤中的应用 ………………………………………………………………… 168
　　二、能谱检查在血管优化中的应用 …………………………………………………………… 169
　　三、能谱检查在虚拟平扫中的应用 …………………………………………………………… 169
　　四、能谱检查在去除伪影中的应用 …………………………………………………………… 169

第八章　急诊及儿科检查 ………………………………………………………………………… 173
第一节　简要技术应用介绍 …………………………………………………………………… 173
　　一、宽体探测器CT硬件及软件特点 …………………………………………………………… 173
　　二、宽体探测器CT在急性胸痛三联检查中的优势 …………………………………………… 173
　　三、宽体探测器CT在急性脑卒中侧支循环评估中的优势 …………………………………… 173
　　四、宽体探测器CT在婴幼儿检查中的优势 …………………………………………………… 174
第二节　临床应用病例 ………………………………………………………………………… 174
　　一、胸痛三联检查 ……………………………………………………………………………… 174
　　二、头颈部CTA检查评估急性脑卒中侧支循环 ……………………………………………… 186
　　三、儿科检查 …………………………………………………………………………………… 190
第三节　分析总结 ……………………………………………………………………………… 199
　　一、宽体探测器CT在胸痛三联检查中的应用价值 …………………………………………… 199
　　二、头颈部多时相血管造影对急性脑卒中患者侧支循环评估的应用价值 ………………… 200
　　三、宽体探测器CT在儿科检查中的应用价值 ………………………………………………… 201

中英文名词对照索引 ……………………………………………………………………………… 204

第一章

CT 技术应用简史

一、CT 的发明

1895 年 11 月 8 日,德国科学家伦琴(Wilhelm Conrad Roentgen)(图 1-1)在维尔茨堡大学物理研究所大楼进行实验时偶然发现一种具有能够穿透某些固体物质特性的射线,并命名为 X 射线。他用这种射线为自己妻子拍摄了一张手指骨照片(图 1-2),这是人类历史上第一张人体 X 射线骨骼照片。伦琴也因 X 射线的发现而获得 1901 年的第一届诺贝尔物理学奖。

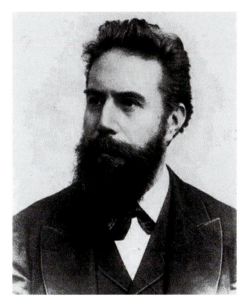

图 1-1 德国科学家伦琴

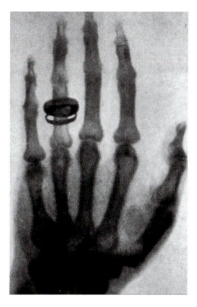

图 1-2 伦琴夫人的手指骨照片

1967 年,应用工程师 Godfrey Newbold Hounsfield(图 1-3)研发了第一台 CT 试验机,这台试验机需要 9 天时间完成数据采集,需要一台计算机计算 2.5h 产生一幅图像(图 1-4)。

1971 年 9 月,第一台基于断层成像的临床 CT 扫描机安装在 Atkinson-Morley 医院,同年 10 月 4 日,在 Ambrose 医师的指导下进行了临床试验,检查第一个患者,借助微处理器使一幅图像的处理时间减少到 4.5min。

1972 年 4 月,Hounsfield 博士在英国放射学年会上首次公布这一结果,正式宣告 CT 的诞生。

1973 年,哈佛大学物理学家 Allan Macleod Cormack 在 CT 的重建算法方面取得突破,发表了相关研究结果。1979 年,Hounsfield 和 Cormack 两人因对 CT 贡献共同获得了诺贝尔医学奖。

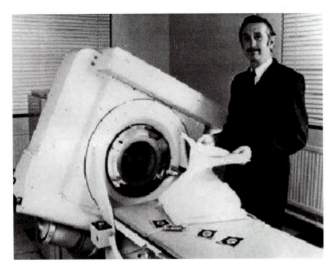

图 1-3　Hounsfield 博士和第一台 CT

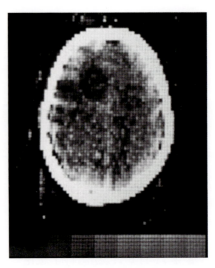

图 1-4　第一台 CT 的颅脑横断位成像

二、CT 技术的发展及应用

CT 设备的发展应用历程,大致如下:

(一) 非螺旋 CT

在螺旋 CT 诞生之前,根据层面采集 CT 发展和结构特点,可以大致分为四代,其主要特点如下:

1. 第一代(平移/旋转方式)(图 1-5)　X 射线采用线性束,单一探测器,扫描时 X 射线和探测器围绕患者做旋转和同步直线平移运动,X 射线每次旋转 1°,同时沿旋转反方向作直线运动扫描。下一次扫描,再旋转 1°并重复前述扫描动作,直至完成 180°以内的 180 个平行投影值。

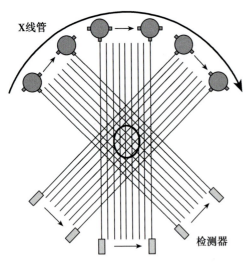

图 1-5　第一代层面 CT 扫描示意图

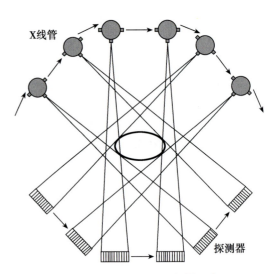

图 1-6　第二代层面 CT 扫描示意图

2. 第二代(平移/旋转方式)(图 1-6)　X 射线束为 5°~20°的窄扇形束,探测器增加(16~30 个),平移扫描后的旋转角度由 1°提高到了扇形射线束夹角的度数,采集一个层面信息要耗时数分钟,是可临床使用的最早设计。

3. 第三代(旋转/旋转方式)(图 1-7)　X 射线采用 30°~45°的宽扇形束,数百(500~800)个探测器,数据的采集以 X 射线管为焦点,随着 X 射线管的旋转得到不同方位的投影,采集一个层面信息耗时数秒。第三代 CT 的设计已成为现代 CT 所采用的方式,此后的螺旋 CT 和多层螺旋 CT 也采用这种设计方式。

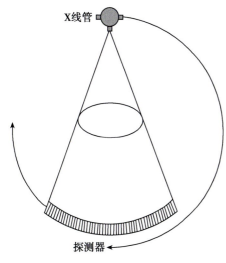
图 1-7　第三代层面 CT 扫描示意图

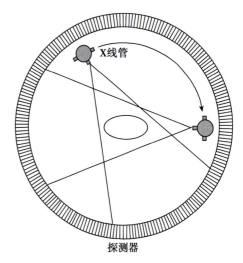
图 1-8　第四代层面 CT 扫描示意图

4. **第四代(固定/旋转方式)(图 1-8)**　第四代 CT 的 X 射线的扇形角达 50°~90°,探测器可达 600~1500 个,分布于 360°圆周上。扫描时,探测器不运动,球管围绕患者作 360°的旋转。第四代也称为反扇束扫描。

(二) 电子束 CT

1983 年美国 Douglas Body 博士开发了电子束 CT,主要用于心血管疾病影像诊断。由电子枪、聚焦线圈和半圆形钨靶替代 X 射线球管。扫描时,电子枪发射电子束,电磁线圈将电子束聚焦,并利用磁场使电子束偏转,轰击钨靶,产生 210°旋转的扇形 X 射线束。

(三) 螺旋 CT

1989 年,单层螺旋 CT 问世,以滑环技术为基础,球管和探测器沿一个方向旋转,在连续移床过程中,球管和探测器轨迹呈螺旋状,所以称为螺旋 CT。

1998 年北美放射学年会上推出了 4 排螺旋 CT,正式宣告进入多层螺旋 CT 时代。2001 年出现了 16 排螺旋 CT,2004 年出现了 64 排螺旋 CT。

第一代 CT 的问世,第一次实现了不用借助手术就能获得颅脑解剖信息。螺旋 CT 的问世实现了容积数据采集,提高了连续扫描能力,使数据采集加快。而 64 排 CT 的出现标志着心脏冠脉成像成为临床常规检查。64 排之后,不同的 CT 设备商给出了不同的发展方向。但总的来说朝着三个方向发展:①宽体探测器方向;②时间分辨率方向;③多参数功能成像方向。

(何小春　郑颖　高剑波)

参 考 文 献

[1] HOUNSFIED GN. Computerized transverse axial scanning(tomography):Part 1. Description of system. Br J Radiol,1973,46:1061-1022.

[2] CORMACK AM. Reconstruction of densities from their projections,with applications in radiological physics. Phys Med Biol,1973,18:195-207.

[3] 沈文,尹建忠. 多部位联合增强 CT 成像临床应用. 北京:人民卫生出版社,2018.

[4] 陈克敏. 能谱 CT 的基本原理和临床应用. 北京:科学出版社,2012.

[5] 刘国荣,李月春. 炫速双源 CT 心脑血管病诊断. 北京:人民卫生出版社,2013.

[6] 卢光明,张龙江. 双能量 CT 临床应用指南. 北京:人民卫生出版社,2015.

第二章

宽体探测器 CT 的特点

在 CT 发展历史过程中，CT 成像相较于磁共振和超声等影像手段具有速度快及全身各部位禁忌少、适应证更广的优势，临床应用广泛，需求增多，促进了 CT 技术的发展。其中，三项革命性的技术彻底改变了 CT 在临床实践中的突破性应用。第一项技术就是螺旋扫描模式的引入，在单排探测器 CT 的年代，轴扫一圈范围的限制导致扫描一个部位需要 30~60s 的时间，大大限制了 CT 的扫描速度，螺旋扫描技术正是在这样的背景下应运而生。螺旋扫描模式的出现大幅提升了单排探测器 CT 的扫描速度。螺旋扫描可以在一次屏气内完成胸或者腹部单器官扫描，呈现一个完整无呼吸影响的器官影像。第二项技术是多排 CT 的发展，实际上是探测器 z 轴宽度的增加。螺旋扫描技术和多排探测器的结合，更进一步提升了扫描速度，它使我们能在任何时间对任何解剖结构进行各向同性的空间分辨率成像，CT 影像质量也得以提升。第三项技术是双能量 CT，传统 CT 只是单一测算由一个特定 X 光管电压设置所产生的光子，这种方法只能通过计算一个参数来识别一种物质，即密度。众所周知，两种不同元素物质可以有相同的密度，所以传统 CT 无法识别这样一对物质。双能量 CT 有两组投影数据，可以通过计算两个独立的参数来识别一种物质（例如：密度和原子数），这样我们就能准确地识别这两种相同密度的物质。双能量 CT 使 CT 从单参数图像进入多参数图像的全新时代。

目前 CT 设备都在向着更宽探测器以及双能量成像方面发展，但是宽体探测器的技术发展并不是一帆风顺的，例如，最早的 16cm 宽体探测器 CT，在临床实践中出现了严重的锥形线束伪影，实际使用效率大打折扣，虽然最初的宽体设备使用了多种数据校正方案，也没有很好地解决图像伪影问题，目前的研究正在逐一解决这些问题。

一、宽体探测器技术

宽体探测器设计是提高 z 轴方向检测效率最直接的方式，一次旋转可以完成更大的扫描范围，获得同一时刻图像。从临床角度看，16cm 宽体探测器是 CT 非常重要的发展方向。具备 16cm 宽体探测器的 CT 通过一次旋转即可完成对单器官（心脏、大脑、腹部等）的成像，例如可以完成单心动周期内的一站式心脏成像、全心灌注、全脑灌注、腹部单器官灌注、更快速的胸痛三联成像、更低剂量的儿科成像等；还可以用轴位扫描完成临床上大多数容积成像，不仅去除了螺旋伪影，而且用更低的辐射剂量和对比剂用量得到更高清的图像。

但是，从物理角度来看，16cm 宽体探测器 CT 系统往往面临图像质量方面的挑战。例如，这一覆盖宽度需要一个大的 X 射线锥角（图 2-1），约为常规 64 排的 4 倍，而采用大锥角的 X 射线则会带来与 X 射线物理特性相关的如下挑战。①散射线效应增加：会有更多的散射光子到达探测器，产生伪影；②X 射线频谱变化：X 射线的足跟效应会导致 X 射线频谱在 z 轴方向发生更大的变化，这会

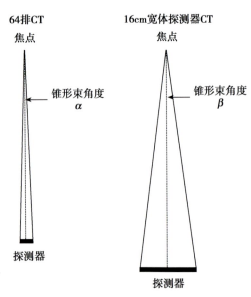

图 2-1　64 排 CT 与 16cm 宽体探测器 CT 的锥形束角度比较

产生 CT 值的不一致性;③锥形束伪影:宽体探测器 CT 的 X 射线束发散角大,数据采集中出现 z 轴信号盲区等锥形束现象,这会产生一系列锥形束伪影。上述三大问题均会显著影响 CT 的成像质量,导致在重建图像时出现伪影以及 CT 值的变化和对比噪声比的降低。

(一)散射线问题和 3D 蜂巢准直器

有两种方法可以解决散射线问题:通过硬件技术进行的散射线阻挡和通过软件方法进行的散射校正。常用的基于硬件的方法包括使用防散射滤线栅(也称作后准直器)。64 排 CT 的 X 射线锥形束夹角 α 不超过 4.2°(图 2-1),通常采用"一维后准直器"与相对简单的散射校正算法相结合,可以充分抑制散射线,将散射线比率(scatter primary ratio,SPR)控制在 10%。16cm 宽体探测器的 X 射线锥角 β 变大(图 2-1),常规的"一维后准直器"只能将 SPR 控制在 20%。因此,宽体探测器的散射线问题会导致在肩膀和骨盆等高衰减部位产生更深的阴影伪影以及在高低密度物体的交界面产生幻影伪影。为了解决散射线问题,全新设计的 3D 蜂巢准直器在 x/y 轴方向上加了一组滤线栅,用来阻挡 z 轴方向的散射线(图 2-2)。除此之外,3D 蜂巢准直器还具备 X 射线三维精确制导功能,保证 X 射线能够垂直进入每个探测器单元(图 2-3),在与"一维后准直器"比较时,3D 蜂巢准直器能够实现在等中心点处(最容易发生散射污染并对成像质量造成影响的部位)的 SPR 降低 50% 以上,实现更好的图像质量。

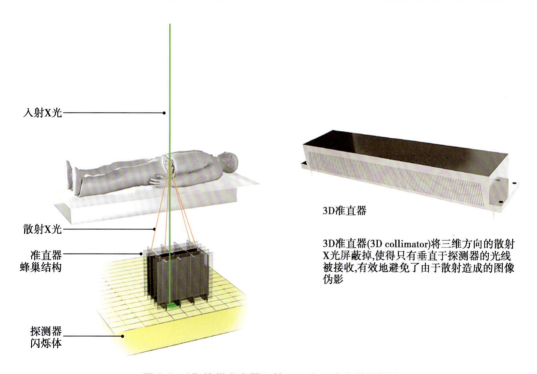

图 2-2　3D 蜂巢准直器阻挡 x/y 和 z 方向的散射线

(二)足跟效应和高清容积重建

足跟效应(heel effect)是指远离球管阴极端出射的 X 射线,相较于近球管阴极端出射的 X 射线的逃逸距离长,X 射线硬化更明显,平均能量也更高。足跟效应在 64 排 CT 上不显著,但随着 16cm 宽体探测器的 X 射线锥角增加,足跟效应显著增加,并引起 X 射线频谱发生较大的变化,导致整个 z 轴覆盖范围的 CT 值发生显著偏移。足跟效应是人们在早期宽体 CT 所经历的一个困扰难题。

全新的高清容积重建(volume high definition,VHD)技术不仅提供了足跟效应的解决方案,而且还解决了由于 X 射线穿过物体产生的不均匀衰减和探测器 X 射线频谱不均匀响应导致的伪影。

VHD 的开发是建立在 X 射线基本属性的基础上,并借鉴了双能量 CT 成像的原理和临床经验。VHD 技术的工作方式:首先,利用投影数据重建一系列的中间图像,然后对图像进行物质特性分析。其次,通过使用一个源于复杂校准和物理建模的 X 射线双能量模型去除 X 射线的硬化,并通过迭代技术进行反复校正,直到获得最终的高清 CT 图像。例如体模实验(图 2-4),利用 16cm 宽体探测器 CT 对三支成三角形排列于体模中的不同浓

第二章 宽体探测器 CT 的特点

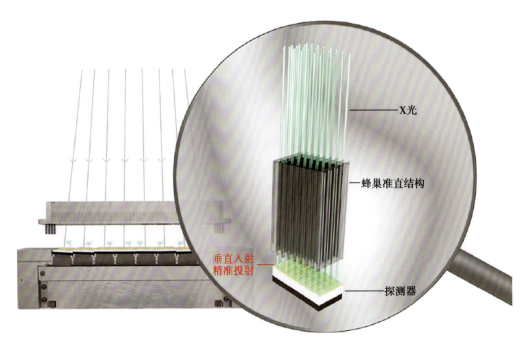

图 2-3　3D 蜂巢准直器的 X 射线精确制导功能

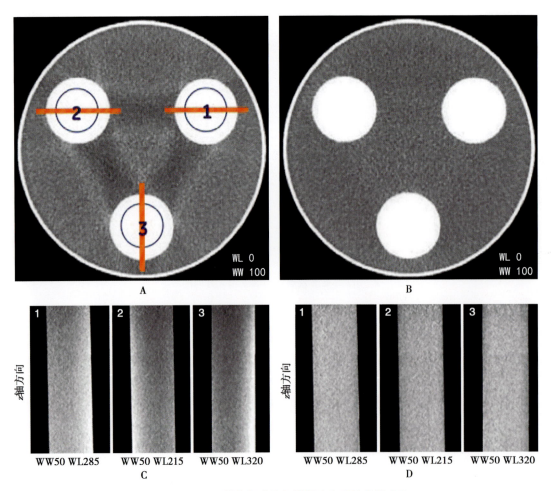

图 2-4　VHD X 射线频谱均匀性解决方案的体模实验
A.传统重建方法重建轴位图像；B.VHD 重建轴位图像；C.传统重建方法重建 z 轴图像；D.VHD 重建 z 轴图像

度编号为 1、2、3 的碘溶液进行扫描,使用不同窗宽(window width,WW)、窗位(window level,WL)观察。采用传统重建方法获得的轴位图像(图 2-5A)中发现体模内三个碘溶液试管之间的区域有硬化伪影导致的 CT 值的减低区,而采用 VHD 技术提供的 X 射线频谱均匀性解决方案可以消除此类硬化伪影(图 2-5B)。采用传统重建方法获得的 z 轴图像(图 2-4C),整个 z 轴覆盖范围内每个试管内部 CT 值发生偏移,采用 VHD 技术提供的 X 射线频谱均匀性解决方案,把 z 轴方向 CT 值的差异明显降低(图 2-4D)。

(三)锥形束伪影

为了解决锥形束现象,16cm 探测器采用了等焦点设计(focus aligned),使每一个探测器单元都和入射的 X 射线垂直(图 2-5),这从硬件设计的角度在最大程度地解决了锥形束现象。

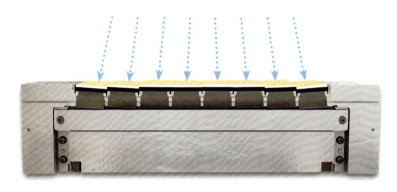

图 2-5　16cm 宽体探测器的等焦点设计

从重建算法角度看,锥形束重建面临着一系列的技术挑战,包括:①z 轴信号盲区;②频域空间信号缺失;③心脏扫描重叠信号处理欠佳。

在轴位扫描中,由于宽体探测器 CT 锥形束 X 射线的发散角大,边缘的某些体素在某些扫描角度中不能被锥形束 X 射线束覆盖,探测器也无法获得相应的投影数据,这种现象就被称为 z 轴信号盲区(图 2-6)。z 轴信号盲区随着宽体探测器 CT 扫描和重建技术的发展,盲区范围逐渐缩小,对重建图像的影响逐渐减少,但是目前还无法完全消除。

图 2-7 所示为一例非门控扫描的上腹部图像重组获得的传统重建算法(图 2-7A)与 VHD(图 2-7B)冠状位和矢状位图像对比,显示野(display field of view,DFOV)均为 32cm,层厚 3.1mm,WW350/WL20。对于非门控扫描,锥形束伪影主要是频域空间信号缺失和 z 轴信号盲区这两方面问题导致。该病例患者脊椎的金属植入物加重了锥形束伪影,同时膈肌也可见锥形束伪影(图 2-7A)。VHD 获得的图像(图 2-7B)中无上述伪影。

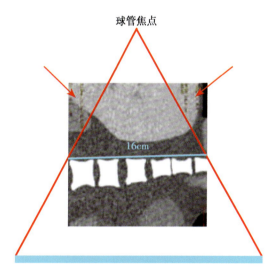

图 2-6　z 轴信号盲区示意图
红箭所示红线外区域

图 2-8 所示为一例心脏门控扫描的图像重组获得的传统重建算法(图 2-8A)与 VHD(图 2-8B)矢状位和冠状位图像对比,DFOV 为 25cm,层厚 0.625mm,WW600/WL40。在心脏门控扫描中,锥形束伪影更为显著,因为系统还受到心脏扫描重叠信号处理不当的影响。锥形束伪影的存在会影响心肌 CT 值的测量和心肌功能评价的准确性。此外,对于含有对比剂的结构,如血管和心腔,传统算法重建的图像有严重的条纹状伪影,会影响血管内 CT 值的均一性(图 2-8A)。VHD 技术消除了这类伪影(图 2-8B),并保证了心肌和血管内 CT 值的均一性。

通过 VHD 技术作为核心的全新数据处理流程,不仅消除了在宽体探测器边缘图像中容易产生的锥形束伪

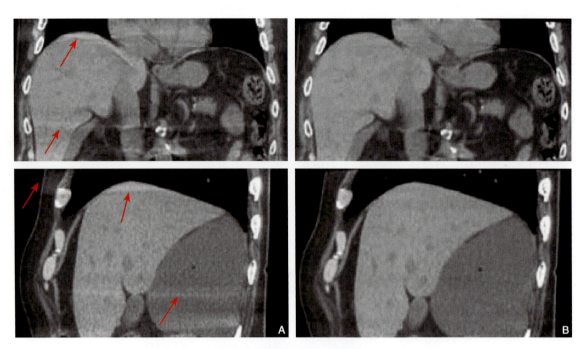

图 2-7　非门控扫描模式 VHD 消除锥形束伪影
A. 传统重建算法重建；B. VHD 重建
红箭示锥形束伪影

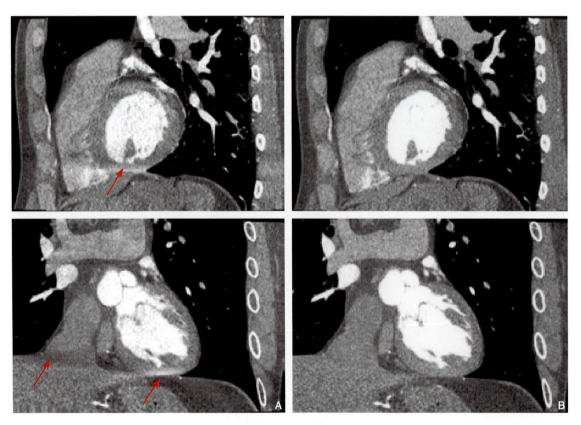

图 2-8　门控扫描模式 VHD 消除锥形束伪影
A. 传统重建算法重建；B. VHD 重建
红箭示锥形束伪影

影,并且还满足在高机架转速条件下和灌注等定量研究中进行精准成像的要求。

二、时间分辨率技术的提高

人体的器官存在着搏动性运动(例如心脏运动)和非搏动性运动(例如呼吸运动和人体不自主的运动),对这些器官尤其是心脏进行成像都需要更高的时间分辨率,尽可能地减少运动影响。宽体探测器 CT 机架旋转一圈最宽可以覆盖 z 轴 16cm 范围,提高机架旋转速度是提高设备时间分辨率的最直接的方法,而机架转速的提高必然导致高速旋转下离心力的加大,这会增加机器的负荷,并且对 CT 的安全性带来很大的挑战。机架转速的提高还会导致机械振动的增加和噪声的增加,对图像质量和患者舒适性也有一定影响。另外,快速扫描在单位时间内产生的大量数据也要得到及时、快速的传输用以快速重建图像。

(一) 振动管理

机架高速旋转往往伴随着机械振动的存在。如果这一问题不能很好地解决,可能会导致关键成像组件(如 X 射线球管和探测器)不在完美的平面上进行旋转。这种旋转会产生振动,即使振动的振幅与纸片的厚度相近,也会导致图像质量的下降。为了解决这一问题,旋转机架设计采用了超高强度钢和铝结构,通过左右两侧铸件,将配重最大的两个部件——球管和探测器直接耦合,再结合前部和后部环形固定钢板,确保了影像链的每个部件在高速旋转下不会出现偏转和振动,同时减少了主轴承的负荷。

(二) 克服重力加速度

高速旋转所产生的机架离心力将超过 70G 重力加速度,对机架的安全性提出了巨大的挑战。解决这一问题的传统工业设计思路是通过增加结构的宽度和厚度,来提高整个机架的强度,但是与此同时,结构宽度和厚度的增加也会增加重力加速度。仅仅依靠传统的工业设计方法无法克服高转速下重力加速度的问题,为了保证高速旋转下的安全性,必须在材质上进行革新,通过采用特殊材料来提高机架强度,同时还减少了结构的宽度和厚度,并且在铸造中增加了额外复杂的螺纹设计,进一步提高强度。

(三) 提高时间分辨率

在所有运动器官成像中,目前对 CT 设备时间分辨率要求最高的就是心脏成像,设备要达到 50ms 时间分辨率才能完全冻结冠脉,得到无运动伪影的冠脉图像。提高机架旋转速度无疑是提高设备时间分辨率的最直接的方法,配合心电门控技术的应用使心脏通过半扫描完成成像,成倍提高了设备的时间分辨率,目前高端 CT 旋转速度在 0.25~0.28s 之间,这样的旋转速度下,心脏扫描时间分辨率还是远大于 50ms,所以单纯的提高机架旋转速度无法达到完全冻结冠脉运动的目的。多扇区重建技术是经典的成倍提高心脏扫描时间分辨率的方法,多扇区重建需要采集多个心动周期数据,无论从扫描辐射剂量上还是对患者的心律稳定性要求上都无法满足目前追求的更低剂量、更少心律限制的一个心动周期成像要求。用于提高心脏成像时间分辨率的新技术不断出现,如双球管双探测器设计,两套探测系统的配合应用,成倍提高了心脏成像时间分辨率,最快达到 58ms。对于单球管单探测器宽体 CT,通过冠状动脉运动冻结(snapshot freeze,SSF)技术提高心脏扫描时间分辨率,SSF 技术基于多期相扫描数据从像素水平自动追踪冠脉运动轨迹和速度,从而确定目标期相冠脉的实际位置和形态,完成冠脉运动冻结,SSF 技术使心脏成像时间分辨率达到 29ms。

(四) 减低噪声与提高数据传输速度

滑环(slip ring)是 CT 发展史上的一个里程碑,使得螺旋扫描成为可能。传统的滑环通过碳刷/银刷和黄铜环的接触,将机架"定子"上的电力传输至"转子",并驱动后者旋转,再将"转子"采集的数据传送回"定子"。该结构由于存在着碳刷/银刷和黄铜环的物理接触,会产生噪声,并在长期使用的情况下,产生磨损。新的技术采用了无碳刷、非接触式设计,降低噪声,提高可靠性,延长了系统正常运行的时间。该设计的重大创新是采用了一款能够在较小空气间隙上传输 100kW 的全新旋转变压器(rotary transformer)。旋转变压器采用高频交流电流,通过 20~200kHz 的频率,向 CT 系统的旋转部件提供电力。设计旋转变压器必须考虑芯材(core material)的磁感应强度(magnetic flux density)。为了最大限度地减少芯材的磁感应强度,采用了基于铁氧体材料的芯材(a ferrite-material-based core)。对于数据的传输,无碳刷、非接触式滑环采用了射频无线数据传输(radio-frenquency data transmission)技术,将宽体探测器高速采样的超大容量数据以 40Gbps 的速度进行传输。

三、宽体探测器 CT 能量成像技术

在 CT 成像技术中,能量成像作为继平扫和增强之后的第三大常规 CT 成像方法,成为临床医学重要的诊断工具。目前双能量 CT 成像各设备厂商的硬件构造各不相同,但都是尽量遵循双能量的"三同"(同时、同向、同源)原则,通过采集两组不同千伏峰值(kilovolt peak,kVp)数据,一组低 kVp,一组高 kVp 进行解析,最终实现双能量成像的应用。

双能成像类型根据数据采集方式不同可以分成四类。①两次扫描式:利用 CT 设备先进行一次低 kVp 扫描,再重复相同扫描范围用高 kVp 扫描,该扫描方式极易实现,能量分辨率好,有完整的 50cm 扫描野(scan field of view,SFOV)。两次扫描数据通过双能减影解析数据,无法克服硬化伪影,时间分辨率极差,只能进行平扫和非运动器官成像,临床应用非常有限。②双球管双探测器模式:能量成像探测器最宽为 3.84~5.76cm,利用 CT 设备进行一次扫描即可同时得到高、低 kVp 数据,可用于进行能量分析的 SFOV 不完整,只有 33~35cm。双球管双探测器模式通过双能减影解析数据,无法克服硬化伪影,时间分辨率较差,该扫描方式能量分辨率好,可以提供有限临床应用。③单源瞬时 kVp 切换技术:采用单球管在 0.25ms 时间内切换高、低 kVp,能量成像探测器最宽为 8cm,利用 CT 设备进行一次扫描即可同时得到高、低 kVp 数据,可进行 50cm 完整 SFOV 能量分析。单源瞬时 kVp 切换技术通过能谱模式解析数据,可以克服硬化伪影,时间分辨率与能量分辨率俱佳,可以提供众多的临床应用。④双层探测器技术:一次球管曝光,利用双层探测器结构分离高低能量数据,能量成像探测器最宽为 4cm,可进行 50cm 完整 SFOV 能量分析。双层探测器技术通过能谱模式解析数据,可以克服硬化伪影,时间分辨率好,能量分辨率差,可以提供有限的临床应用。

在众多的双能量成像类型中,单源瞬时 kVp 切换技术能谱,由于时间分辨率与能量分辨率俱佳,在临床应用方面有明显的优势。2017 年在原有单源瞬时 kVp 切换技术之上,出现了全新一代闪速容积能谱技术,具有操作流程简单、扫描速度更快、剂量更低等优点,可在主控台上实时重建高质量的多种类型能谱图像。

(一)单源瞬时 kVp 切换技术能谱成像的理论基础

CT 能谱成像采用单源瞬时 kVp 切换技术,在极短时间内(<0.25ms)完成高低能量的切换,实现了双能量的"三同"(同时、同向、同源),这样能谱分析就能够在投影数据空间(projection space)进行,实现 CT 的能谱成像(图 2-9)。

能谱 CT 成像的实现首先是基于坚实的物理理论基础。CT 是通过测量 X 光在物体中的吸收来进行成像的。而这种吸收是通过光电效应和康普顿散射两种物理过程来完成的,因此物理上任何物体对 X 光子的质量吸收函数[μ(E)]可以用公式 2-1 表达

$$\mu(E) = a * fpe(E) + b * fc(E) \qquad (公式 2-1)$$

其中 fpe(E)和 fc(E)分别为质量吸收函数中光电效应和康普顿散射的贡献;a 和 b 为常量。

首先,物质的吸收随 X 射线能量变化而变化。这是因为光电效应和康普顿散射随 X 射线能量变化而变化,而且不同的物质,这种随能量变化的程度是不一样的。其次,任何物质都有对应的吸收曲线,其随能量的变化具有特征性。所以当人们对同一物体用两种不同能量的 X 射线进行成像时,就有可能确定一个吸收曲线,从而找出和这个吸收曲线对应的物质。

现实中组织成分很少由纯物质组成,所里这里引入了基物质对的概念,即由两个基础物质的吸收来表达一个未知物体的吸收。并且通过物理实验已经证实任何一个物质对 X 射线的吸收都可以由任何另外两个物质

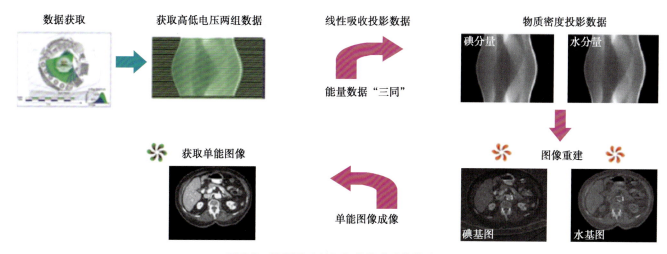

图 2-9 单源瞬时 kVp 切换能谱成像的流程

(基物质对)的吸收来表达,正如地图上任何一点可以在二维(x-y)坐标上来表达一样,这一点从数学上也很容易证明。这样也就意味着,任何一个物体即使拥有着复杂的成分结构,也可以用两个物质(基物质对)的质量吸收函数来表达。进一步把这种表达和常规的 CT 表达方法一致起来,能够得到公式 2-2 的结论

$$CT(x,y,z,E)= Dwater(x,y,z) * \mu water(E) + Diodine(x,y,z) * \mu iodine(E) \quad (公式 2-2)$$

在这个公式中,把水和碘选择为基物质对,Dwater 和 Diodine 则分别为所需要的水和碘的密度,以实现物理上所测得的吸收,即 $CT(x,y,z,E)$。密度值 D 和 X 射线的能量无关。能谱成像中多采用水和碘作为基物质对是因为水和碘在医学成像中比较接近常见的软组织和碘对比剂,这样会有助于分析和理解。可以选择任何物质对作为基物质对,实现多物质能谱。对于一些特定的临床应用,更灵活的基物质对可以更直观、更精确地定量反映未知物的组织成分。

CT 能谱成像的另一个巨大的优越性在于它的单能量成像。如上所述,物理学家们已经为使用者提供了水和碘 [$\mu water(E)$ 和 $\mu iodine(E)$] 以及许多纯物质和混合物的质量吸收函数随能量变化的曲线。使用水和碘的质量吸收函数随能量变化的关系和求得的基物质对的密度值,就能计算出所感兴趣物质在各个单能量点中对 X 射线的吸收 $CT(x,y,z,E)$,从而实现单能量 CT 成像。例如需要重建 70keV 单光子能量下的 CT 图像,只要查找 $\mu water(70keV)$ 和 $\mu iodine(70keV)$ 数值,并把这些数据连同求得的基物质对的密度值代入公式 2-2 即可。

(二)闪速容积能谱技术硬件特点与临床应用优势

能谱 CT 成像要求 CT 在数据采集过程中获得在投影数据空间可匹配的高、低两组能量数据,意味着要实现单源瞬时 kVp 切换技术,必须满足以下条件:①三同的高、低能量数据采集,避免解剖结构的空间位移;②稳定的高、低 kVp 电压的输出,保证信号的一致性;③高、低能量信号之间要具有很好的区分度,不存在信号混淆;④高、低能量的信息量要满足 CT 重建的需求。

硬件及软件的配合除了要得到高质量的扫描数据,闪速容积能谱技术(GSI Xtream)还在扫描速度、重建速度及临床操作流程做了众多更新。

1. **超快速高低压瞬切(ultra-fast kV switching)** 能谱成像的核心是高低压瞬切。通过全新设计的高频高压发生器和宽体高清球管,GSI Xtream 可以在 0.25ms 内完成 80kVp 的曝光、80kVp 到 140kVp 的转换、140kVp 的曝光,可以达到在时间和空间两个维度上对双能数据进行更加精准的匹配,由此 GSI Xtream 可以更好地对运动物体进行扫描。

2. **8cm 宽体宝石探测器** 宽体宝石探测器是 GSI Xtream 实现超快速能谱容积扫描的重要硬件基础。宽

体宝石探测器有三个重要组件：宝石闪烁晶体、高清数据采集系统和3D蜂巢准直器。8cm探测器宽度可以实现245mm/s的能谱快速扫描速度，这一项功能可以大幅度拓展能谱在临床的使用范围，将能谱使用于屏气困难的患者、急诊外伤患者以及需要镇静药物的儿童等。

3. **50cm能谱SFOV** 由于使用的是单球管单探测器超快速高低压瞬切的能谱成像方法，相对于双源双能量，GSI Xtream可以达到50cm的能谱SFOV。在扫描大体型患者或者急诊外伤患者时，闪速容积能谱不会遗漏病灶。

4. **超快速能谱容积重建** GSI Xtream通过改变原有能谱数据解析方式，将能谱数据重建速度提高8倍，并且可以同时进行最多10个进程的多任务重建，使能谱数据重建速度已经接近传统CT图像重建速度，快速的图像重建速度使能谱成像可以常规进行连续的临床病例扫描。

5. **能谱成像图像类型** GSI Xtream的所有能谱图像类型都是基于原始数据空间投影成像。原始数据空间投影的临床优势是：在原始数据空间去除了CT成像固有的线束硬化伪影，提高了定量的精准性。正是基于原始数据空间的能谱重建，所有能谱数据都可以实现在扫描操作台直接传输到PACS的临床路径。可生成的能谱图像类型有：单能量图像，物质密度图像，虚拟平扫图像以及能谱去金属伪影图像。

6. **低剂量重建技术** CT图像重建算法主要包括解析法和迭代法。解析法以滤波反投影（filter back projection，FBP）算法最为常用，该算法的优势是重建速度快，成像质量较好。但是，它忽略了噪声的影响，图像容易产生伪影，并且不能处理采样不足的扫描。迭代重建（iterative reconstruction，IR）算法，又称"逐步近似法"，它的原理是：首先对断层图像进行初步估计，在此基础上估算每个投影方向上检测器所获得的数据，即理论投影值，再将理论投影值与检测器实际采集的投影值进行比较，并返回更新和修正原始的估计数据，不断重复此过程，直至下一次迭代结果与实际测量值间小于允许的误差范围。

IR算法已经成为现代CT降低辐射剂量的重要方法。首先发展的算法是基于统计噪声模型的自适应统计迭代重建（adaptive statistical iterative reconstruction，ASIR）。更新的算法采用了一种全新的迭代重建平台——ASIR-V。ASIR-V是全模型实时迭代平台，结合了ASIR的实时重建优势和多模型迭代重建技术（model-based iterative reconstruction，MBIR）的多模型迭代优势，采用了更为先进的系统噪声模型、被扫描物体模型和物理模型。对体素、X射线光子初始位置和探测器几何因素等物理和光学因素进行建模，真实地还原了X射线从投射到采集的全过程（图2-10）。

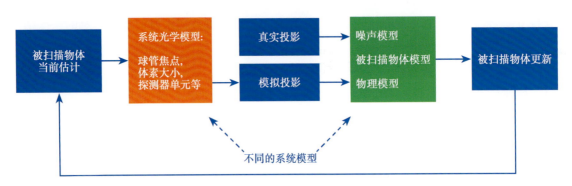

图2-10 迭代重建流程示意图

ASIR-V技术中先进的系统噪声模型所考虑的因素包括数据采集系统中的光子噪声和电子噪声，以及重建图像的噪声谱。光子噪声模型包括光子统计特性，重建图像噪声模型包括来源于广泛体模和临床数据信息的被扫描物体特性。系统噪声模型主要用于降低噪声，提高低密度对比度。对比FBP，ASIR-V可以降低多达82%的辐射剂量。低剂量条件下的ASIR-V图像质量高于常规剂量条件下的FBP图像。在相同的剂量条件下，与FBP相比，ASIR-V可以提高135%的低对比分辨率，显著地降低图像噪声。

ASIR-V 除了应用在传统扫描重建图像上，GSI Xtream 更是把它应用于包括所有能级的单能量图像，物质密度图像，虚拟平扫图像以及能谱去金属伪影图像等所有能谱图像类型，使能谱图像也可以从 ASIR-V 技术获益。

目前 CT 硬件发展主要集中在宽体和双能两个方向，软、硬件技术的发展，不断的提升设备的时间分辨率，密度分辨率，同时扫描剂量也逐渐降低。双能量 CT 成像也呈现出多种不同的成像技术，带来越来越多的临床应用。未来的双能量 CT 将可能实现直接探测单光子的单能量成像。CT 硬件、软件的发展，结合当前人工智能及深度学习技术的发展，都向着更加简便易行，更加优化的图像质量和剂量，更好的患者舒适性，更丰富的临床功能不断的前行。

（张久君　郑颖　吕培杰）

参 考 文 献

[1] HSIEH J. Computed Tomography: Principles, Design, Artifacts, and Recent Advances, SPIE, Bellingham, WA. 2003.
[2] WINTERSPERGER BJ, NIKOLAOU K, VON ZIEGLER F, et al. Image quality, motion artifacts, and reconstruction timing of 64-slice coronary computed tomography angiography with 0.33-second rotation speed. Investigative radiology. 2006;41(5):436-442.
[3] 沈文,尹建忠. 多部位联合增强 CT 成像临床应用. 北京:人民卫生出版社,2018.
[4] MORI S, ENDO M, NISHIZAWA K, et al. Prototype heel effect compensation filter for cone-beam CT. Physics in medicine and biology. 2005;50(22):N359-N370.
[5] 陈克敏. 能谱 CT 的基本原理和临床应用. 北京:科学出版社,2012.
[6] ABBARA S, ARBAB-ZADEH A, CALLISTER TQ, et al. SCCT guidelines for performance of coronary computed tomographic angiography: a report of the Society of Cardiovascular Computed Tomography Guidelines Committee. Journal of cardiovascular computed tomography. 2009;3(3):190-204.
[7] BRODOEFEL H, REIMANN A, BURGSTAHLER C, et al. Noninvasive coronary angiography using 64-slice spiral computed tomography in an unselected patient collective: effect of heart rate, heart rate variability and coronary calcifications on image quality and diagnostic accuracy. European journal of radiology. 2008;66(1):134-141.
[8] GERBER TC, BREEN JF, KUZO RS, et al. Computed tomographic angiography of the coronary arteries: techniques and applications. Seminars in ultrasound, CT, and MR. 2006;27(1):42-55.
[9] POON M. Technology insight: Cardiac CT angiography. Nature clinical practice Cardiovascular medicine. 2006;3(5):265-275.
[10] ACHENBACH S, ROPERS D, HOLLE J, et al. In-plane coronary arterial motion velocity: measurement with electron-beam CT. Radiology. 2000;216(2):457-463.
[11] LU B, MAO SS, ZHUANG N, et al. Coronary artery motion during the cardiac cycle and optimal ECG triggering for coronary artery imaging. Investigative radiology. 2001;36(5):250-256.
[12] HUSMANN L, LESCHKA S, DESBIOLLES L, et al. Coronary artery motion and cardiac phases: dependency on heart rate-implications for CT image reconstruction. Radiology. 2007;245(2):567-576.
[13] LEIPSIC J, LABOUNTY TM, HAGUE CJ, et al. Effect of a novel vendor-specific motion-correction algorithm on image quality and diagnostic accuracy in persons undergoing coronary CT angiography without rate-control medications. Journal of cardiovascular computed tomography. 2012;6(3):164-171.

第三章

心血管检查

第一节 简要技术应用介绍

随着社会的进步及生活饮食方式的改变,心血管疾病的发生率日益增加,在发达国家人口疾病死亡数中其导致的死亡人数已经占据首位。因此,准确评价心脏结构和功能对心血管疾病的诊断、风险评估、治疗以及预后具有重要的意义和价值。目前,无创性心脏结构和功能影像学检查方法有超声心动图、放射性核素心肌灌注成像、多排螺旋 CT(multi-row detector spiral computed tomography,MDCT)和磁共振心脏检查等方法。超声心动图可用于评价左室整体收缩功能及局部心肌运动,常常作为心脏检查的首选方法,但其受操作者影响比较大且分辨率低,人工勾勒心腔形态及瓣膜准确性欠佳;心功能计算结果往往不准确。心脏 MRI 虽然可准确对心脏的容量和功能做出较客观的评价,且为左室容量和射血分数量化的"金标准",但其检查费用相对较高,禁忌证较多,对患者呼吸控制要求较严格,检查持续时间比较长,幽闭恐惧症患者、心脏起搏器植入患者及急性患者不耐受。放射性核素检查检查费用高,过程复杂,患者受射线辐射危害较大。

MSCT 心脏检查是一种无创、快捷的检查技术,近年来越来越广泛应用于心脏及冠脉 CTA 成像检查,因其应用回顾性心电门控技术可以将所采集到的数据同时用于冠脉血管及心功能评价,在心脏检查方面显示出了其独特的优越性。其中宽体探测器(16cm)宽度相比常规 64 层螺旋 CT 机(4cm)大 4 倍左右,且球管旋转一圈时间仅需 0.28s,仅需一个心动周期内便可完成心脏扫描。多层螺旋 CT 应用回顾性心电门控技术在进行冠状动脉 CT 血管造影(coronary computed tomography angiography,CCTA)扫描的同时可获得整个心脏在心动周期不同时相的三维数据,通过对 R-R 间期内任意时间间隔的图像重建,可以同时计算、测量各种心脏结构和功能参数而不必增加额外的扫描,避免增加患者射线辐射和对比剂危害。因此,多层螺旋 CT 心脏检查近年来在心脏方面疾病检查应用日趋广泛。

第二节 临床应用病例

一、冠脉检查

(一)正常冠脉

【病例摘要】

女性,54 岁,以"胸闷、胸痛 7 余天"为主诉入院(图 3-1)。

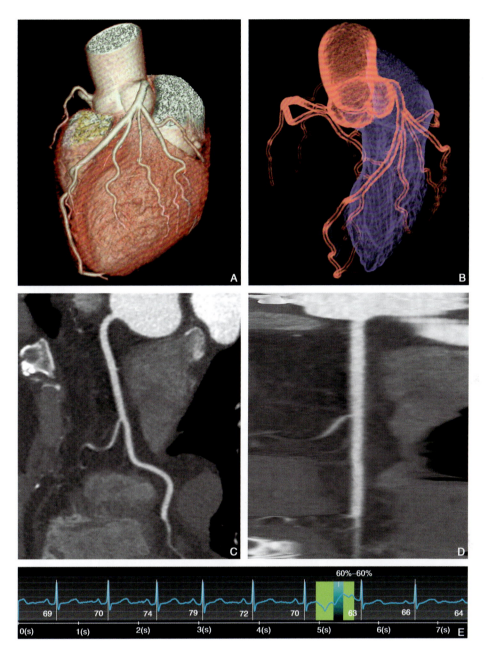

图3-1 正常冠脉
A、B.冠脉三维成像;C.右冠状动脉曲面重建图像;D.前降支曲面重建图像,所示右冠及前降支管壁未见异常密度影,管腔未见明显狭窄;E.心电图

【扫描方案】

扫描参数:冠脉扫描范围为气管分叉水平至膈肌下2cm,采用监测触发扫描,触发阈值为100HU,达到阈值之后5.9s开始扫描。采用100kVp联合前置50%ASIR-V,自动管电流(smart mA,10~620mA)技术,依据心脏纵向范围采用16cm探测器宽度,采用单个心动周期(one beat)扫描数据,扫描层厚0.625mm。

对比剂方案:非离子碘对比剂,碘海醇或碘佛醇350mgI/ml;对比剂用量为0.8ml/kg,流速5.0ml/s;盐水40ml,流速5.0ml/s。注射时间与扫描同时开始。

【诊断】

冠脉分支未见异常。

【病例小结】

采用宽体探测器 CT 对体检及临床怀疑冠心病的患者行冠状动脉血管成像（CCTA）检查，可以在降低辐射剂量的同时，良好地显示冠脉起源、走行，评估管壁斑块性质及管腔狭窄程度。对于心律不齐的患者，采集正确的时间窗成为扫描的难点，然而对于宽体探测器来说，最宽 16cm 的探测器宽度，再加上冠状动脉运动冻结技术（snapshot freez,SSF），采用单个心动周期相邻心脏时相的信息，对冠状动脉运动进行显示和补偿，与一般的时相重建相比，冠状动脉 CTA 结合该算法校正后，可以更好地显示图像质量、冠脉的阶段评估和提高诊断准确性，对患者心率及心律要求不高，可以进行高心率和心律不齐的患者扫描，拓宽了 CCTA 检查的范围，本病例患者图像可准确、清晰地显示病变。

（二）冠脉支架

【病例摘要】

女性，69 岁，以"间断心前区不适 10 年余"为主诉入院（图 3-2）。

【扫描方案】

扫描参数：扫描范围为气管分叉水平至膈肌下 2cm，采用监测触发扫描，触发阈值为 100HU，达到阈值之后 5.9s 开始扫描。采用 100kVp 联合前置 50%ASIR-V，自动管电流（smart mA，10~620mA）技术，依据心脏纵向范

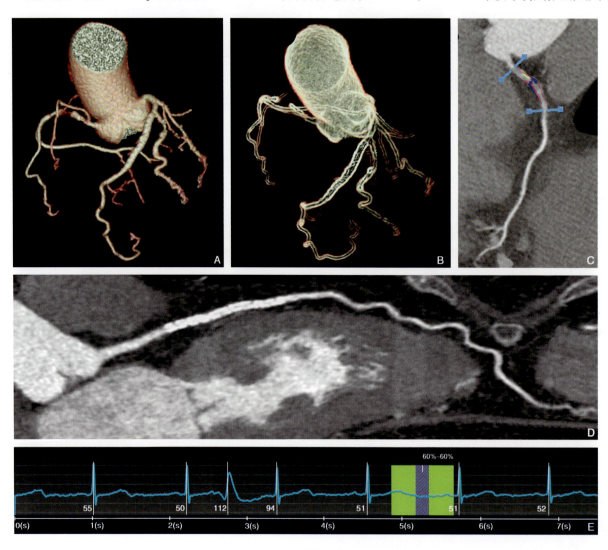

图 3-2　冠脉支架

A、B. 为冠脉三维成像显示冠状动脉及其管腔；C. 右冠状动脉管壁斑块形成，管腔最狭窄处约重度狭窄；D. 前降支曲面重建图像，可见前降支近端支架，支架内管腔通畅，未见异常密度影，远端显影可；E. 心电图

围 14cm 探测器宽度,采用单个心动周期扫描数据,扫描层厚 0.625mm。

对比剂方案:非离子碘对比剂,碘海醇或碘佛醇 350mgI/ml;对比剂用量为 0.8ml/kg,流速 5.0ml/s;盐水 40ml,流速 5.0ml/s。注射时间与扫描同时开始。

【诊断】

冠脉支架术后前降支血管通畅。

【病例小结】

采用宽体探测器 CT 对支架置入术后患者行 CCTA 检查,可以减少支架造成的放射伪影,良好地显示支架内情况,评估支架有无再狭窄,以及支架远端血管管腔血供情况。

(三) 冠脉狭窄

【病例摘要】

女性,70 岁,以"咳嗽、咳痰、胸闷 2 个月余"为主诉入院(图 3-3)。

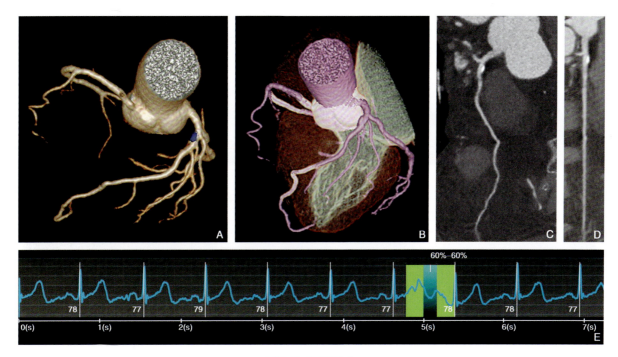

图 3-3 冠脉狭窄

A、B. 冠状动脉三维成像,可见前降支起始处结节状钙斑影(图 A 蓝染部分所示);C、D. 前降支曲面重建及拉直像,前降支起始处偏心结节状钙斑影,管腔约轻度狭窄;E. 心电图

【扫描方案】

扫描参数:冠脉扫描范围为气管分叉水平至膈肌下 2cm,采用监测触发扫描,触发阈值为 100HU,达到阈值之后 5.9s 开始扫描。采用 100kVp 联合前置 50%ASIR-V,自动管电流(smart mA,10~620mA)技术,依据心脏纵向范围采用 16cm 探测器宽度,采用单个心动周期扫描数据,扫描层厚 0.625mm。

对比剂方案:非离子碘对比剂,碘海醇或碘佛醇 350mgI/ml;对比剂用量为 0.8ml/kg,流速 5.0ml/s;盐水 40ml,流速 5.0ml/s。注射时间与扫描同时开始。

【诊断】

前降支近端硬斑块形成。

【病例小结】

采用宽体探测器 CT 行 CCTA 检查可以清晰的显示管壁斑块,减少钙化斑块所造成的伪影,准确评估管腔狭窄程度。

(四) 严重冠脉钙化

【病例摘要】

男性,50岁,以"间断胸闷10年,再发加重10天"为主诉入院(图3-4)。

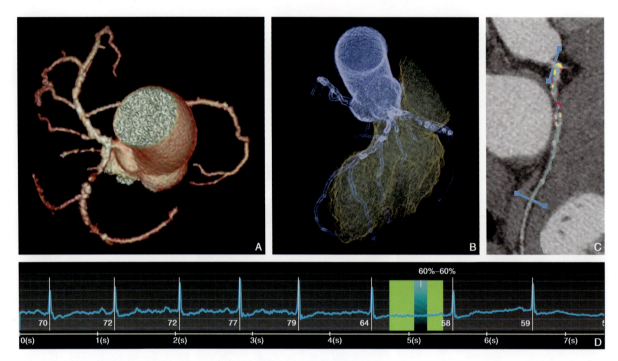

图3-4 严重冠脉钙化

A、B. 冠脉三维成像,可见冠状动脉管壁多支多发粥样硬化斑块形成,管腔粗细不等;C. 右冠状动脉管壁多发斑块形成,管腔最狭窄处约重度狭窄;D. 为心电图

【扫描方案】

扫描参数:扫描范围为气管分叉水平至膈肌下2cm,采用监测触发扫描,触发阈值为100HU,达到阈值之后5.9s开始扫描。采用100kVp联合前置50%ASIR-V,自动管电流(smart mA,10~620mA)技术,依据心脏纵向范围的不同分别采用12cm或16cm探测器宽度,采用单个心动周期扫描数据,扫描层厚0.625mm。

对比剂方案:非离子碘对比剂,碘海醇或碘佛醇350mgI/ml;对比剂用量为0.8ml/kg,流速5.0ml/s;盐水40ml,流速5.0ml/s。注射时间与扫描同时开始。

【影像诊断】

冠脉各分支严重钙化。

【病例小结】

采用宽体探测器CT对冠脉多支多发粥样硬化斑块形成的患者行CCTA检查具有可行性,可以良好地显示管壁及管腔情况,对指导临床进一步检查及治疗有重要意义。

(五) 低剂量扫描冠脉

【病例摘要】

男性,59岁,以"胸闷"为主要临床表现(图3-5)。

【扫描方案】

扫描参数:扫描范围为气管分叉水平至膈肌下2cm,采用监测触发扫描,触发阈值为100HU,达到阈值之后5.9s开始扫描。采用100kVp联合前置50%ASIR-V,自动管电流(smart mA,10~400mA)技术,曝光时相采集70%~80%的窄时间窗进行扫描,依据心脏纵向范围采用140mm探测器宽度,采用单个心动周期扫描数据,扫描层厚0.625mm。

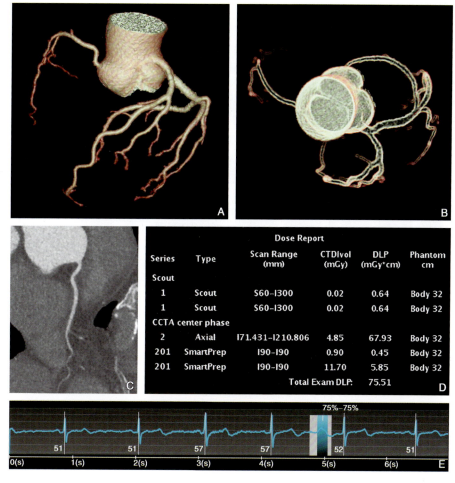

图 3-5 低剂量扫描冠脉

A、B. 冠状动脉三维成像,示整体呈左冠优势型,右冠纤细;C. 右冠状动脉曲面重建图像,显示右冠管腔通畅,未见明显狭窄;D. 辐射剂量表,该患者 CCTA 扫描所用总的辐射剂量为 75.51mGy·cm;E. 心电图

对比剂方案:非离子碘对比剂,碘海醇或碘佛醇 350mgI/ml;对比剂用量为 0.8ml/kg,流速 5.0ml/s;盐水 40ml,流速 5.0ml/s。注射时间与扫描同时开始。

【诊断】

冠脉分支未见异常。

【病例小结】

采用宽体探测器 CT,通过缩窄曝光时间窗,根据不同的体重指数降低管电压和管电流,联合性能较好的 ASIR-V 进行迭代重建,虽然患者的辐射剂量降低,但是可以获得良好的冠脉图像,清晰显示管壁及管腔情况,满足诊断要求。

(六)冠脉搭桥术后评估

【病例摘要】

女性,56 岁,搭桥术后半年复查,心律齐,检查时心率 75 次/min(图 3-6)。

【扫描方案】

扫描参数:扫描范围为气管分叉水平至膈肌下 2cm,采用监测触发扫描,触发阈值为 100HU,达到阈值之后 5.9s 开始扫描。采用 100kVp 联合前置 50%ASIR-V,自动管电流(smart mA,10~620mA)技术,依据心脏纵向范围采用 12cm 和 16cm 探测器宽度,采用两个心动周期扫描数据,扫描层厚 0.625mm。

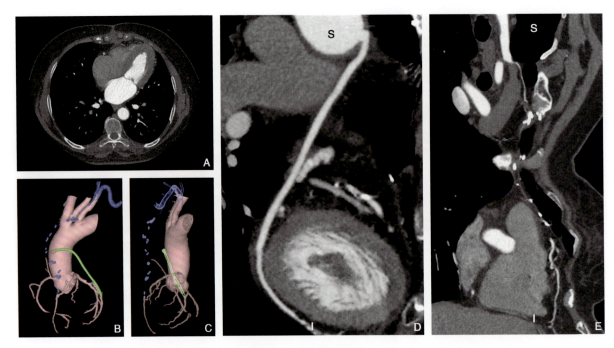

图 3-6 冠脉搭桥术后

A. 冠脉薄层扫描,显示四腔心层面;B、C. 冠脉容积成像,清晰显示冠脉解剖结构;D、E. 冠脉曲面重建,显示两支搭桥血管情况

对比剂方案:非离子碘对比剂,碘海醇或碘佛醇350mgI/ml;对比剂用量为0.8ml/kg,流速5.0ml/s;盐水40ml,流速5.0ml/s。注射时间与扫描同时开始。

【诊断】

冠脉搭桥术后桥血管通畅良好。

【病例小结】

冠脉搭桥术能够重建病变冠状动脉的血流,恢复心肌供血,改善缺血症状。

冠脉CTA能够直观地显示冠脉搭桥术后搭桥血管状况,无创且方便。

(七) 冠脉异位起源

【病例摘要】

男性,39岁,体检,心律齐,检查时心率63次/min(图3-7)。

【扫描方案】

扫描参数:冠脉扫描范围为气管分叉水平至膈肌下2cm,采用监测触发扫描,触发阈值为100HU,达到阈值之后5.9s开始扫描。采用100kVp联合前置50%ASIR-V,自动管电流(smart mA,10~620mA)技术,依据心脏纵向范围采用16cm探测器宽度,采用单个心动周期扫描数据,扫描层厚0.625mm。

对比剂方案:非离子碘对比剂,碘海醇或碘佛醇350mgI/ml;对比剂用量为0.8ml/kg,流速5.0ml/s;盐水40ml,流速5.0ml/s。注射时间与扫描同时开始。

【诊断】

右冠状动脉起源异常。

【病例小结】

冠脉开口异常属于冠脉先天性发育异常,患者一般无明显症状,在偶然间发现。冠脉CTA检查可直观地显示冠脉开口情况,是筛查心脏及冠脉异常的重要检查方式之一。对于冠脉异位起源的筛查,宽体探测器扫描有其独到的优势,首先对于心率过高、心律不齐的患者,很可能由于设备的因素导致无法正常的扫描,可是宽体探测器可以一个心动周期可以完成扫描,并进行任意时相的重建;其次如果冠脉开口位

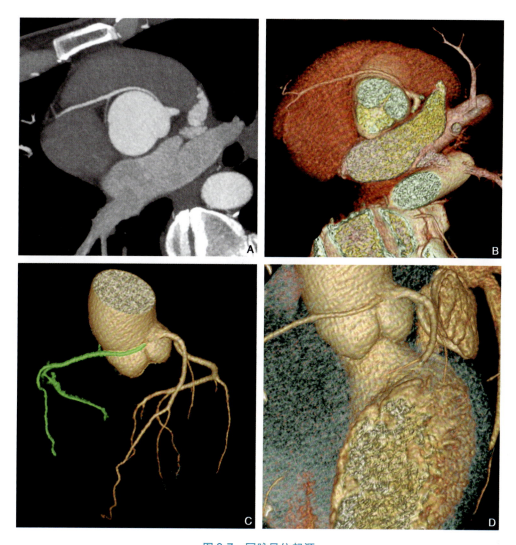

图 3-7　冠脉异位起源
A、B. 冠脉厚层图像,显示右冠状动脉开口于左侧冠状窦;C、D. 冠脉容积成像,清晰显示冠脉解剖结构

置较高,亦可选用"one more"的采集模式,随机灵活的采用两个心动周期进行扫描,使得扫描模式的变换更加方便、快捷,成功率高。

(八)心肌病患者冠脉检查

【病例摘要】

女性,70 岁,心律齐,检查时心率 89 次/min,劳累后出现间断胸闷、心前区不适半年,休息后缓解,伴有水肿、多汗、头晕、乏力。至医院检查示"扩张型心肌病,心功能不全"(图 3-8)。

【扫描方案】

扫描参数:扫描范围为气管分叉水平至膈肌下 2cm,采用监测触发扫描,触发阈值为 100HU,达到阈值之后 5.9s 开始扫描。采用 100kVp 联合前置 50%ASIR-V,自动管电流(smart mA,10~620mA)技术,依据心脏纵向范围采用 16cm 探测器宽度,采用单个心动周期扫描数据,扫描层厚 0.625mm。

对比剂方案:非离子碘对比剂,碘海醇或碘佛醇 350mgI/ml;对比剂用量为 0.8ml/kg,流速 5.0ml/s;盐水 40ml,流速 5.0ml/s。注射时间与扫描同时开始。

【诊断】

右心房、左心室增大,三支冠状动脉严重钙化。

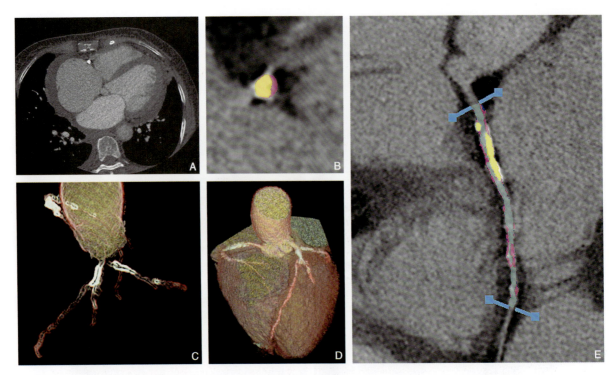

图 3-8 心肌病

A. 冠脉薄层扫描，显示四腔心层面，心脏明显增大，右心房、左心室增大为著；C、D. 冠脉容积成像，清晰显示冠脉解剖结构；B、E. 冠脉曲面重建显示冠状动脉多发钙化斑块

【病例小结】

心肌病患者，在心脏增大、心功能不全的情况的同时，还可能伴有冠脉的多发粥样硬化斑块，冠脉 CTA 的扫描可同时了解患者冠脉和心脏的情况，避免了患者重复检查。对于心肌病的患者，宽体探测器扫描有其独到的优势，除了可以解决患者心率过高、心律不齐的技术难点，还能解决心肌病患者由于心脏太大超出扫描范围的问题。通过选用"one more"的采集模式，随机灵活的采用两个心动周期进行扫描，可以使得扫描模式的变换更加方便、快捷，成功率高。心肌病患者扫描时，触发的峰值时间是个难点，所以监测对比剂触发时，如果冠脉显影慢，可以更好地根据经验值进行手动触发，而且一旦触发，最短时间只需要 1.3s 即可扫描，这样可以捕捉到最佳的扫描时间窗。

（九）心脏瓣膜疾病患者冠脉检查

【病例摘要】

女性，54 岁，心律齐，检查时心率 71 次/min，劳累后出现间断胸闷、气短 8 年，休息后缓解，双下肢水肿半年。彩超示二尖瓣重度狭窄，三尖瓣中重度关闭不全，肺动脉高压，右心及左房增大（图 3-9）。

【扫描方案】

扫描参数：冠脉扫描范围为气管分叉水平至膈肌下 2cm，采用监测触发扫描，触发阈值为 100HU，达到阈值之后 5.9s 开始扫描。采用 100kVp 联合前置 50%ASIR-V，自动管电流（smart mA，10~620mA）技术，依据心脏纵向范围采用 16cm 探测器宽度，采用单个心动周期扫描数据，扫描层厚 0.625mm。

对比剂方案：非离子碘对比剂，碘海醇或碘佛醇 350mgI/ml；对比剂用量为 0.8ml/kg，流速 5.0ml/s；盐水 40ml，流速 5.0ml/s。注射时间与扫描同时开始。

【诊断】

肺动脉高压，主动脉瓣钙化。

【病例小结】

对于瓣膜病患者，冠脉成像扫描不仅可以从轴位显示心脏、肺动脉的情况，还能够通过容积成像和曲

第三章 心血管检查 23

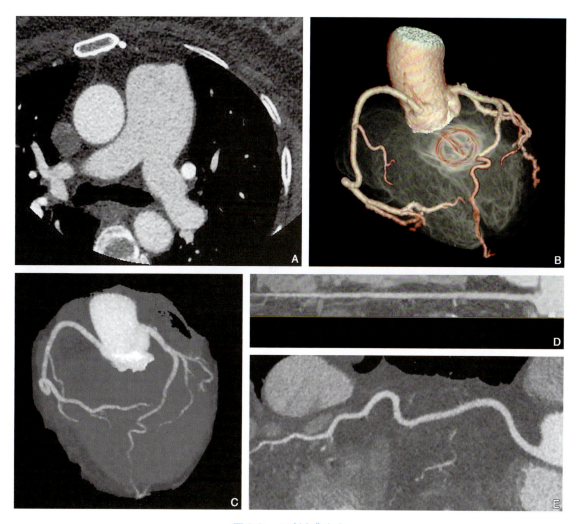

图3-9 心脏瓣膜疾病
A. 冠脉薄层扫描,可清晰显示肺动脉增粗;B、C. 冠脉容积成像,清晰显示冠脉解剖结构;D、E. 冠脉曲面重建,显示冠状动脉情况

面重建获得冠脉的信息。对于瓣膜疾病的患者,宽体探测器扫描有其独到的优势,除了可以解决患者心率过高、心律不齐的问题,还能解决瓣膜疾病患者由于心功能的问题所导致的主动脉和冠脉延迟显影的可能性。在患者扫描时,触发的峰值时间是个难点,所以监测对比剂触发时,如果主动脉和冠脉显影慢,可以更好地根据经验值进行手动触发,而且一旦触发,最短时间只需要1.3s即可扫描,这样可以捕捉到最佳的扫描时间窗。

(十)房颤患者冠脉扫描

【病例摘要】

女性,52岁,无明显诱因出现心慌,劳累后加重,行心电图示:频发室早,部分导联低平,性质待定(图3-10)。

【扫描方案】

扫描参数:扫描范围为气管分叉水平至膈肌下2cm,采用监测触发扫描,触发阈值为100HU,达到阈值之后5.9s开始扫描。采用100kVp联合前置50%ASIR-V,自动管电流(smart mA,10～620mA)技术,依据心脏纵向范围的不同采用16cm探测器宽度,采用单个心动周期扫描数据,扫描层厚0.625mm。

对比剂方案:非离子碘对比剂,碘海醇或碘佛醇350mgI/ml;对比剂用量为0.8ml/kg,流速5.0ml/s;盐水40ml,流速5.0ml/s。注射时间与扫描同时开始。

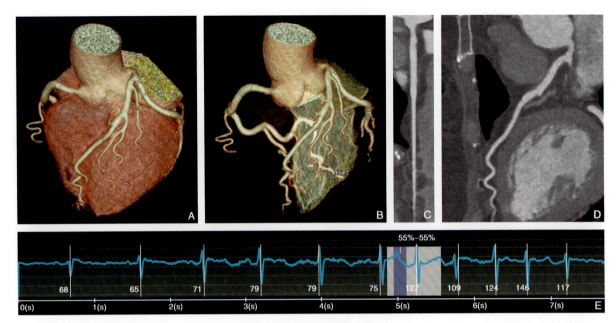

图 3-10 房颤患者冠状动脉

A、B. 冠脉容积成像,清晰显示冠脉解剖结构及冠脉形态;C、D. 冠脉曲面重建,显示左前降支(LAD)未见异常增厚及斑块征象;E. 心电图图像,显示心律不齐,房颤

【影像诊断】

冠脉分支未见异常。

【病例小结】

采用宽体探测器 CT 对房颤患者行冠状动脉 CT 成像具有可行性,可以显著降低辐射剂量,并保证诊断所需图像质量。房颤扫描是 CT 冠脉成像的难点,主要表现在心律不齐的患者在扫描结束后,无论是回顾性门控扫描还是前瞻性门控扫描,都要进行心电编辑。简单的心律不齐可以通过删除、插入等方法进行操作,而复杂的心律不齐就很可能失败,所以心电编辑的如果处理不好,患者就要面临重新检查的风险,所以最好的方法就是能够在一个心动周期内采集完毕,这样避免更多的其他因素的干扰。宽体探测器就可以避免这种情况,它只采集一个心动周期,这样增加房颤患者的检查成功率。

二、左心房检查

(一)病例一

【病例摘要】

女性,49 岁,10 年前出现间断心慌,持续 5min 后自行缓解,近 1 个月心慌时出现胸闷、头晕,心电图示:心律失常,房颤(图 3-11)。

【扫描方案】

扫描参数:扫描范围为气管分叉水平至膈肌下 2cm,采用监测触发扫描,触发阈值为 100HU,达到阈值之后 5.9s 开始扫描。采用 100kVp 联合前置 50%ASIR-V,自动管电流(smart mA,10~620mA)技术,依据心脏纵向范围采用 16cm 探测器宽度,采用单个心动周期扫描数据,扫描层厚 0.625mm。以同样的条件延迟 15s 后再扫描第二期以确定心耳是否充盈和栓子是否强化。

对比剂方案:非离子碘对比剂,碘海醇或碘佛醇 350mgI/ml;对比剂用量为 0.8ml/kg,流速 5.0ml/s;盐水 40ml,流速 5.0ml/s。注射时间与扫描同时开始。

【诊断】

左心房栓子。

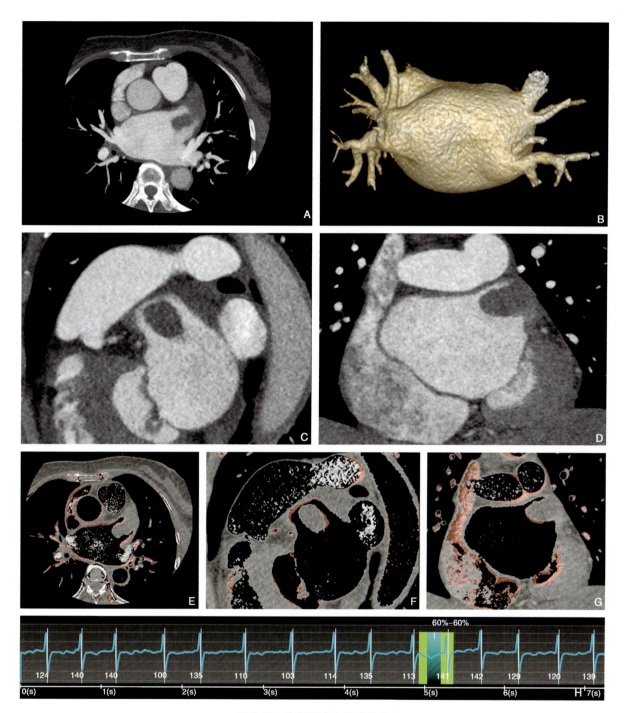

图 3-11 房颤患者左心房栓子

A.心房轴位图像,清晰显示左心房及左心耳内低密度充盈缺损;B.心房容积成像,清晰显示心房及肺静脉结构及形态;C、D.心房冠状位图像及矢状位图像,显示心房内低密度充盈缺损;E~G.心房轴位冠、矢状位图像显示心房内栓子形成;H.心电图图像显示心律不齐,房颤

【病例小结】

多层螺旋 CT 能准确检出房颤患者左心房血栓,且可以一次成像,同时显示肺静脉及左心房形态,对指导治疗具有重要的价值。房颤患者在进行扫描时,除了可以解决心率高和心律不齐的问题以外,最大的难点就是左心房显影延迟,出现左心房很大,心耳充盈很慢,患者扫描时,触发的峰值时间是个难点,所以监测对比剂触发时,如果左心房和心耳显影慢,可以更好地根据经验值进行手动触发,而且一旦触发,最短时间只需要 1.3s 即可扫描,这样可以捕捉到最佳的扫描时间窗。如果患者出现左心耳或者栓子没有强化,一定要延迟 15s 再进行第

二期的扫描。

(二) 病例二

【病例摘要】

男性,59岁,发现心律失常10余天,心电图示:心律失常,房颤,未自觉明显心悸、心前区不适(图3-12)。

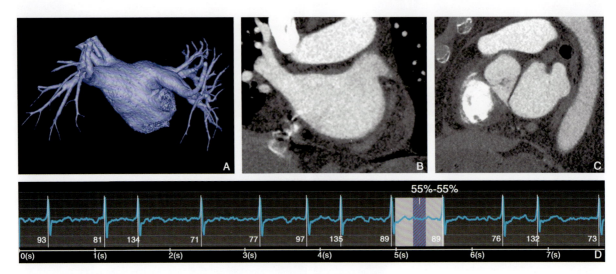

图3-12 房颤患者无左心房栓子

A. 心房容积成像,清晰显示心房及肺静脉结构及形态;B、C. 心房冠、矢状位图像,显示心房及所示肺静脉未见明确充盈缺损;D. 心电图图像,显示心律不齐,房颤

【扫描方案】

扫描参数:扫描范围为气管分叉水平至膈肌下2cm,采用监测触发扫描,触发阈值为100HU,达到阈值之后5.9s开始扫描。采用100kVp联合前置50%ASIR-V,自动管电流(smart mA,10~620mA)技术,依据心脏纵向范围采用16cm探测器宽度,采用单个心动周期扫描数据,扫描层厚0.625mm。

对比剂方案:非离子碘对比剂,碘海醇或碘佛醇350mgI/ml;对比剂用量为0.8ml/kg,流速5.0ml/s;盐水40ml,流速5.0ml/s。注射时间与扫描同时开始。

【诊断】

左心房未见异常。

【病例小结】

宽体探测器CT能准确检出房颤患者左心房血栓,且可以一次成像,同时显示肺静脉及左心房形态,对指导治疗具有重要的价值。房颤患者在进行扫描时,除了需要解决心率高和心律不齐的问题以外,最大的难点就是左心房显影延迟,出现左心房很大,心耳充盈很慢的情况。患者扫描时,触发的峰值时间是个难点,所以监测对比剂触发时,如果左心房和心耳显影慢,需要更好地根据经验值进行手动触发,而且一旦触发,最短时间只需要1.3s即可扫描,这样可以捕捉到最佳的扫描时间窗。如果患者左心耳充盈很好,而且左心房也没有栓子,就不需要第二期的延迟扫描。

三、成人先天性心脏病扫描

【病例摘要】

女性,36岁,无明显诱因出现间断心慌、胸闷,无恶心、呕吐等不适(图3-13)。

【扫描方案】

扫描参数:范围为气管分叉水平至膈肌下2cm,采用监测触发扫描,触发阈值为100HU,达到阈值之后5.9s

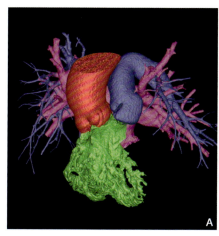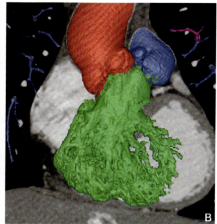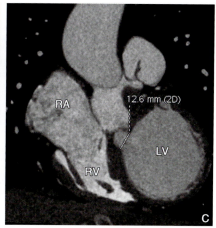

图 3-13 成人先天性心脏病

A、B. 心脏容积成像,清晰显示主动脉及肺动脉均起源于右心室;C. 冠状位重建图像,显示左心室见一管道影与右室流出道相通,缺损直径约 12.6mm

开始扫描。采用 100kVp 联合前置 50%ASIR-V,自动管电流(smart mA,10~620mA)技术,依据心脏纵向范围的不同采用"one more"的扫描模式,采用两个心动周期扫描数据,两个心动周期所采用的探测器的宽度分别是 12cm 和 16cm,扫描层厚 0.625mm。

对比剂方案:非离子碘对比剂,碘海醇或碘佛醇 350mgI/ml;对比剂用量为 0.8ml/kg,流速 5.0ml/s;盐水 40ml,流速 5.0ml/s。注射时间与扫描同时开始。

【影像诊断】

室间隔缺损。

【病例小结】

宽体探测器 CT 扫描无创、迅速、图像分辨率高,对心脏大血管连接部分及心外大血管畸形的诊断清楚,辐射剂量低,可作为无创性检查较为理想的选择。对于成人先心病的患者,宽体探测器扫描有其独到的优势,除了可以解决心率过高、心律不齐的检查技术难点以外,还能解决先心病患者由于扫描范围需要从胸廓入口处扫描至心底结束所引起的扫描范围较大的问题。这时可以选用"one more"的采集模式,随机灵活的采用 8cm、12cm、14cm 和 16cm 任意两种组合的宽度进行扫描,这样可以使得扫描模式的变换更加方便、快捷,成功率高。先心病患者扫描时,触发的峰值时间是个难点,所以监测对比剂触发时,如果冠脉显影慢,可根据经验值进行手动触发,而且一旦触发,最短时间只需要 1.3s 即可扫描,这样可以捕捉到最佳的扫描时间窗。

四、静息态心肌灌注

【病例摘要】

男性,62 岁,一年前搭桥,近一周来感觉间断心慌、胸闷,无恶心、呕吐等不适(图 3-14)。

【诊断】

心肌缺血。

【扫描方案】

扫描参数:扫描范围为气管分叉水平至膈肌下 2cm,采用轴扫模式延迟 5s 开始扫描。采用 100kVp 联合前置 80%ASIR-V,管电流 150mA,依据心脏纵向范围采用 14cm 探测器宽度,采用单个心动周期扫描数据,重建层厚 1.25mm。一共扫描 12 个"PASS"。

对比剂方案:非离子碘对比剂,碘海醇或碘佛醇 350mgI/ml;对比剂用量为 50ml,流速 5.0ml/s;盐水 40ml,流速 5.0ml/s。

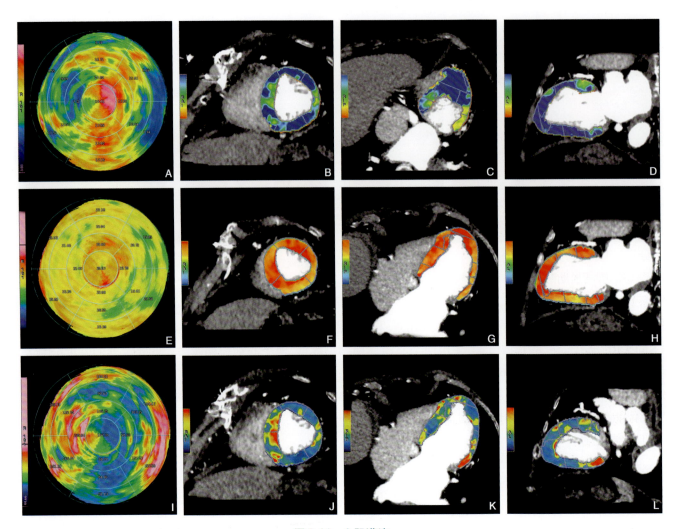

图 3-14 心肌灌注

A~D. 平均通过时间,清晰显示心尖、心肌前壁、下壁、外侧壁血流平均通过时间显著延长;E~H. 血容量显示整体心肌血容量未见明显减低改变;I~L. 血流量显示心尖、心肌前壁、下壁、外侧壁血流速明显减低改变

【病例小结】

冠状动脉 CTA 检查已经可以明确告诉我们是否有冠脉疾病,明确了冠脉疾病,可是我们依然有很多没有解决的问题,比如冠脉血流是否有受阻?血液到达心肌的时间是否比"正常"要长?是冠脉疾病而导致的心肌组织死亡吗?所以只是从形态学上无法评估心肌的功能,所以采用宽体探测器进行心肌灌注成像可以很好地了解患者在做完搭桥手术后是否出现心肌的坏死或者异常,使得做一次检查可以同时评估血管和功能一站式的成像方式,在临床中具有很好的临床推广价值。

第三节 分析总结

一、宽体探测器 CT 在冠脉 CTA 检查中的应用

冠状动脉粥样硬化性心脏病会严重影响心脏功能,无症状性冠心病的发病年龄日趋年轻化,发病率亦逐年增加,因此尽早发现冠状动脉病变为临床提供预防及治疗方案具有十分重要的意义。MSCT 冠状动脉成像是多年来逐渐发展并走向成熟的一种影像学检查手段,新一代的宽体探测器 CT 极大地提高了容积覆盖面积成像、实时成像的速度和空间分辨率,并且能够利用心电图进行心电门控操作,可以作为显示冠状动脉病变的新方

法。自MSCT问世后,8层、16层MSCT相继推出,但其实际应用受到了时间、空间分辨率的严重限制。2005年推出的64层MSCT的时间、空间分辨率虽均有显著提高,但心率过快导致的心脏搏动伪影仍限制其在临床中的应用。2006年出现的双源CT,其时间分辨率虽然比64层CT提高1倍,但心率快及心律不齐对冠状动脉图像质量的影响仍然存在。而256层宽体探测器CT应用多层探测器一次容积扫描就可以完成多角度、多切面的图像重建,国外相关研究表明,应用前瞻性心电门控技术可以减少患者受辐射剂量,并且对患者要求低、费用低,能在短期内重复检查;其强大的后处理功能,不仅可以有效地显示冠状动脉血管树及冠状动脉管腔狭窄,还可以直接显示粥样斑块形态、大小以及管壁的改变,并且能对斑块成分进行评价,能满足临床无创性评价冠状动脉粥样斑块的要求,是一种有发展前途的影像学检查新技术。因此,宽体探测器CT冠状动脉成像已逐渐成为冠状动脉病变无创筛查的手段。通过结合图像后处理工作站,利用平面重建、最大密度投影、容积再现、曲面重建和仿真内镜等技术,同时结合智能化血管分析软件进行冠状动脉狭窄程度及动脉粥样硬化斑块的具体形态学分析(分为定性分析和定量分析,包括斑块的位置、数量、大小、密度、偏心情况、重构情况等),能立体、直观、准确地判断冠状动脉病变,显示冠状动脉管腔内外情况、血管直径、斑块大小,对冠状动脉中、重度狭窄和完全闭塞的阴性预测值更高。Lin等指出,MSCT能有效预测不同心肌缺血患者冠状动脉斑块的发生情况。根据CT值的不同,宽体探测器CT冠状动脉血管成像可以反映斑块的病理组成:冠状动脉内钙化斑块较稳定不易破裂,较大的条形钙化斑块类似放置的支架一样能够支持管腔,管腔一般正性扩张,不易引起急性心肌梗死;非钙化斑块则可同时在多部位出现,经常是呈偏心性突向管腔内,其中一个破裂或进展就会完全堵塞血管,引起心绞痛、急性心肌梗死及猝死等。因此,进行影像学诊断更应注意非钙化斑块的诊断。宽体探测器CT冠状动脉血管成像能清晰地显示斑块的形态、位置、范围,特别是斑块和血管腔壁的关系,对指导冠状动脉病变治疗方案的制订和疾病的随访有重要意义。

在冠心病外科手术治疗中,冠状动脉支架置入术凭借其创伤小、恢复快等优点,在临床上应用越来越广泛,但是置入的支架极易再发生斑块、扭曲、断裂、闭塞等情况,导致冠状动脉支架置入术后远期并发症的发生。Lim等指出,64层MSCT的良好的空间分辨率及时间分辨率,行心脏冠脉检查能很好地显示支架的断裂情况。Van Mieghem报道,64层MSCT冠状动脉成像能准确反映支架内再狭窄情况,评价支架再狭窄的灵敏度、特异度都达到90%以上。宽体探测器CT冠状动脉CTA能显示轻微狭窄、无明显的血流动力学改变的支架内的内膜增生情况。通过多种图像后处理技术能够很好地显示冠状动脉支架的位置、形态结构和支架前后有无狭窄及其周围情况,可作为冠状动脉支架术后一种新的安全、有效、无创的评价方法。

冠状动脉旁路移植术,是治疗冠状动脉严重狭窄患者的一种有效的治疗方法,但术后部分旁路移植血管会出现再狭窄甚至堵塞,心肌梗死的发生率也在术后显著提高,所以需要及时正确地评价术后旁路移植血管的状况。冠状动脉造影创伤性大、技术难度较大和费用高,使其对旁路移植血管的评价受限。MSCT冠状动脉成像可直观、立体地显示移植血管的位置、近远端吻合口情况、移植血管通畅情况及旁路移植血管以远的受体血管是否发生再狭窄等。Martuscelli等通过对冠状动脉旁路移植术研究发现,MSCT诊断移植血管的狭窄和通畅有很高的准确率。Ropers等发现,MSCT对冠状动脉移植血管闭塞的灵敏度、特异度、准确度均>95%;对移植血管狭窄的灵敏度、特异度、准确度都在75%以上。宽体探测器CT血管成像可成功地显示移植血管的通畅与否,发现移植血管的狭窄、钙化,还能对狭窄的程度和吻合口进行评估,尤其对诊断移植血管的开通、完全闭塞和重度狭窄的准确性高,更是一种直接对冠状动脉移植血管显影并评估其开放状态的有效工具,具有无创、简单、快速、易行的特点,是用于旁路移植血管术后跟踪随访的首选方法。但冠状动脉旁路移植术经常使用金属夹(内乳动脉与冠状动脉旁路移植术时较多采用),会产生伪影,对移植血管的形态学尤其是管腔的评价有一定影响。

二、宽体探测器CT在评估左心房功能中的应用

左心房起着调节左心室充盈和维持正常心搏量的功能,并且具有储存血液、输送血液以及泵血功能。心房

颤动的发生和复发是临床上较为棘手的问题,准确有效地预测心房颤动的发生和复发,有助于及时、正确地识别高危者,降低患者的风险等级,减少患者的医疗费用,而且对治疗决策的制定有重要意义。Shi等的动物实验表明,左心房扩大引起心脏几何形状变化,心脏表面积扩大,心电活动的折返环路增多,再加上存在不同程度的心房纤维化,使得心肌电活动的非均质性程度加重和各向异性增加,促使心房颤动的发生和持续。Framingham等研究表明左心房内径每增加5mm,发生心房颤动危险度为1.39。Koki等研究了正常窦性心律、阵发性房颤和慢性持续性房颤患者的左心房前壁厚度,结果显示三组病例的左房前壁厚度逐渐增加,表明房颤的发生和左心房前壁厚度密切相关。以往研究已经表明,左心房形态、大小的改变与房颤的发生、复发有着密切关系,准确评价左房大小对房颤的发生、诊疗及预后有着重要意义。宽体探测器CT与以往MSCT比较,其扫描速度更快,分辨率更高,覆盖范围更广,同时降低了患者的X射线辐射剂量,实现了真正意义上的各向同性,可获得任意角度的无失真重组图像。应用宽体探测器CT进行冠脉CTA扫描,不仅能完成对冠脉的分析评估,而且能提供较为完整的心脏影像信息。后处理工作站具有强大的后处理功能,对冠脉CTA扫描采集的心脏信息进行多种图像的重建,如多层面重建、最大密度投影、容积再现及曲面重建技术即可快速、准确地对心房心室解剖结构和功能做出分析评估。综上所述,宽体探测器CT在行冠脉CTA检查过程中对心腔、解剖结构以及心脏功能进行评估是客观的、准确的、可重复的。

1998年,haissaguerre等首次报道肺静脉的多个异常位点在房颤的发生、发展中起重要作用,左心房心肌延伸至肺静脉,这部分延长的心肌袖是异常电活动的释放点,94%的异常电活动起源于肺静脉。然而,左心房、肺静脉解剖复杂。约70%的患者具有典型的四个肺静脉,30%的患者存在解剖变异,这些变异包括肺静脉共干、副肺静脉和其他肺静脉畸形(如永存左上腔静脉、异常肺静脉引流)等。Wongcharoen首次发现左心房顶部的囊样结构(憩室),会使消融线不连续,不能有效阻断异常房电的传导,导致消融治疗失败。对于比较薄弱的憩室壁而言,轻微的消融便可导致穿孔,而左心房穿孔引起的心包填塞是房颤消融的致命并发症之一。因此消融治疗时应尽可能避免消融囊样结构,以减少并发症的发生。另外囊样结构由于其心耳样的形态容易诱发左心房血栓。因此,房颤消融前了解左心房肺静脉解剖非常重要。MSCT是临床上常用的左心房、肺静脉检查方法,多层CT空间和时间分辨率高,覆盖范围大,可减少心脏运动和伪影,改进图像质量,而且不受操作者手法影响,解剖显示真实。三维重建图像对电生理学家非常重要,以往的研究用常规MSCT及双源CT来评价左心房、肺静脉解剖,取得了很好的效果。宽体探测器CT有16cm的探测器宽度,有两个焦点位置使扫描层数翻倍,心脏容积扫描技术可使心脏完全覆盖,可以更好地显示左心房、肺静脉解剖。这项新技术既可以减少辐射剂量,减少对比剂用量,又可以减少房颤对图像质量的影响,减少阶梯状伪影和失调伪影。

三、宽体探测器CT在先天性心脏病中的应用

先天性心脏病是先天性畸形中最常见的一类,约占各种先天畸形的28%,指在胚胎发育时期由于心脏及大血管的形成障碍或发育异常而引起的解剖结构异常,或出生后应自动关闭的通道未能闭合(在胎儿属正常)的情形。小儿先天性心脏病常有多种畸形,超声心动图是小儿先心病术前诊断及术后评估的主要手段,但评价大血管结构异常的准确率较低。心导管检查和心血管造影仍是诊断小儿先心病的金标准,但为有创检查,而且受限于造影体位,心脏与大血管位置和结构常存在重叠。MR对于小儿先天性心脏病检查成功率有限。MSCT操作简便易行,且能采用多种后处理方法,有助于明确诊断,特别是能够准确评价心外大血管解剖形态、排列关系、冠状动脉的解剖变异及心外侧支循环。但小儿患者对射线极其敏感,因此,在对小儿患者行心脏检查时,射线剂量控制成为检查中的重中之重。宽体探测器CT球管旋转时间0.28s,时间分辨率140ms,其256×0.625mm的覆盖宽度可极大缩短小儿心脏扫描时间,减少运伪影,减少对比剂用量,降低辐射剂量。

四、宽体探测器CT在心肌灌注中的应用

常规64层螺旋CT在进行心肌的灌注过程中,由于受到心率、探测器窄等原因的影响,不能够很真实地反

映心肌活性的状况,当明确了冠脉疾病之后,需要通过 SPECT、PET 等核医学方法对心肌组织的活性进行评定。经典的核素心肌灌注显像:利用核医学设备获得心肌血流灌注及细胞功能状态的技术,能真实反映冠脉狭窄的血流动力学。有功能的心肌细胞摄取核素药物的多少与局部心肌血流量呈正比,Alexia 等在文献报道,动态负荷心肌灌注的心肌血流量是有意义的参数,而且优于 FFR-CT 与核素心肌灌注。通过宽体探测器对冠脉搭桥患者的图像显示,通过平均通过时间、血流量、血容量等灌注参数可以很好地评估心肌的血流灌注情况。

宽体探测器 CT 心脏及冠状动脉成像检查是一种安全、无创、简便、可靠的检查手段,对冠状动脉血管斑块类型、管腔中重度狭窄、血管支架、移植血管等显影效果好,对诊断冠心病有很高的准确性,可作为冠心病高危人群的一种无创普查及冠状动脉支架术后随访的手段。宽体探测器 CT 的时间分辨率不断提高,冠状动脉数据采集不再依赖心率,不需要检查前控制心率,大大降低了 CT 检查对患者的要求,适用范围更加广阔。宽体探测器 CT 探测器宽度的增加可明显缩短扫描时间,从而有效降低了辐射剂量,同时获得满足临床诊断的影像,并且从血管近端到末端对比剂浓度值都相对一致,可以更好地评价斑块及管腔,CT 图像的清晰度进一步提高,能够很好地显示 2.0mm 以下的远节段及细小分支。在一次冠脉检查的同时,可通过多种后处理软件对心功能及解剖结构进行分析。所以,宽体探测器 CT 的应用必将使心脏及冠脉疾病的诊断与治疗水平得到显著地提高。

(刘杰　张永高　李培杰　崔明雨　董晓美)

参 考 文 献

[1] NIEMAN K,PATTYNAMA P M,RENSING B J,et al. Evaluation of patients after coronary artery bypass surgery:CT angiographic assessment of grafts and coronary arteries. Radiology,2003,229(3):749-756.

[2] JUERGENS K U,GRUDE M,FALLENBERG E M,et al. Using ECG-gated multidetector CT to evaluate global left ventricular myocardial function in patients with coronary artery disease Ajr American Journal of Roentgenology,2002,179(6):1545.

[3] JUERGENS K U,GRUDE M,FALLENBERG E M,et al. Using ECG-gated multidetector CT to evaluate global left ventricular myocardial function in patients with coronary artery disease. Ajr American Journal of Roentgenology,2002,179(6):1545.

[4] OTERO H J,STEIGNER M L,RYBICKI F J. The "Post-64" Era of Coronary CT Angiography:Understanding New Technology from Physical Principles. Radiologic Clinics of North America,2009,47(1):79-90.

[5] 罗俊,彭瑛,燕纯伯. 超声心动图评价左心室功能的研究进展. 心血管病学进展,2007,28(5):812-815.

[6] 邹冬梅,刘卓敏. 心肌磁共振显像、超声心动图及 X 线左室造影测定左心功能的对比研究. 护理研究,2007,21(6):528-529.

[7] FAZZALARI N L,GOLDBLATT E,ADAMS A P. A composite three-dimensional echocardiographic technique for left ventricular volume estimation in children:comparison with angiography and established echographic methods. Journal of Clinical Ultrasound,2010,14(9):663-674.

[8] PANDIAN N G,NANDA N C,SCHWARTZ S L,et al. Three-dimensional and four-dimensional transesophageal echocardiographic imaging of the heart and aorta in humans using a computed tomographic imaging probe. Echocardiography,2010,9(6):677-687.

[9] SAPIN P M,SCHRÖDER K M,GOPAL A S,et al. Comparison of two-and three-dimensional echocardiography with cineventriculography for measurement of left ventricular volume in patients. Journal of the American College of Cardiology,1994,24(4):1054.

[10] NAVIN C N M D,LUIZ P M D,RAJAT S M D,et al. Multiplane Transesophageal Echocardiographic Imaging and Three-Dimensional Reconstruction. Echocardiography,2010,9(6):667-676.

[11] MARTIN R W,BASHEIN G,NESSLY M L,et al. Methodology for three-dimensional reconstruction of the left ventricle from transesophageal echocardiograms. Ultrasound in Medicine & Biology,1993,19(1):27.

[12] CLAY S,ALFAKIH K,RADJENOVIC A,et al. Normal range of human left ventricular volumes and mass using steady state free precession MRI in the radial long axis orientation. Magma,2006,19(1):41.

[13] ARNOLDI E,RAMOS-DURAN L,ABRO J A,et al. CT-Angiographie der Koronarien mit prospektivem EKG-Triggering. Der Radiologe,2010,50(6):500-506.

[14] SCHEFFEL H,ALKADHI H,PLASS A,et al. Accuracy of dual-source CT coronary angiography:First experience in a high pre-test

probability population without heart rate control. European Radiology,2006,16(12):2739-2747.

[15] MESSALLI G,PALUMBO A,MAFFEI E,et al. Assessment of left ventricular volumes with cardiac MRI:comparison between two semiautomated quantitative software packages. La Radiologia Medica,2009,114(5):718-727.

[16] SIEVERS B,KIRCHBERG S,BAKAN A,et al. Impact of Papillary Muscles in Ventricular Volume and Ejection Fraction Assessment by Cardiovascular Magnetic Resonance. J Cardiovasc Magn Reson,2004,6(1):9-16.

[17] 吴迪,黄希正,马淑平. 核素心室造影评价不同部位心肌梗死患者的左室整体和局部功能. 心脏杂志,2008(5):610-612.

[18] VOURVOURI E C,POLDERMANS D,BAX J J,et al. Evaluation of left ventricular function and volumes in patients with ischaemic cardiomyopathy:gated single-photon emission computed tomography versus two-dimensional echocardiography. . European Journal of Nuclear Medicine,2001,28(11):1610-1615.

[19] 张兆琪. 心血管疾病64排CT诊断学. 北京:人民卫生出版社,2008.

[20] 王振平,罗是是,袁利,等. 256层螺旋CT低管电压冠状动脉成像技术的应用研究. 海南医学,2015(13):1923-1925.

[21] SCHEFFEL H,ALKADHI H,PLASS A,et al. Accuracy of dual-source CT coronary angiography:First experience in a high pre-test probability population without heart rate control. European Radiology,2006,16(12):2739-2747.

[22] NIKOLAOU K,KNEZ A,RIST C,et al. Accuracy of 64-MDCT in the diagnosis of ischemic heart disease. Ajr Am J Roentgenol,2006,187(1):111-117.

[23] 张兆琪,马晓海. 64层螺旋CT冠状动脉成像——无创性冠状动脉检查的新纪元. 中华放射学杂志,2006,40(8):789-791.

[24] 孟冷,张兆琪,吕飙. 64层螺旋CT在冠状动脉疾病诊断中的价值. 中华放射学杂志,2006,40(8):792-796.

[25] 夏思良,周建松,XIASi-liang,等. 多层螺旋CT冠状动脉成像的临床应用现状. 医学综述,2008,14(10):1568-1571.

[26] 孙龙,吴华,官泳松. 多层螺旋CT诊断冠状动脉疾病的发展趋势. 中国医学影像技术,2007,23(7):1092-1096.

[27] SHUMAN W P,BRANCH K R,MAY J M,et al. Prospective versus retrospective ECG gating for 64-detector CT of the coronary arteries:comparison of image quality and patient radiation dose. International Journal of Medical Radiology,2008,248(2):431-437.

[28] HERZOG B A,HUSMANN L,BURKHARD N,et al. Accuracy of low-dose computed tomography coronary angiography using prospective electrocardiogram-triggering:first clinical experience. European Heart Journal,2008,29(24):3037-3042.

[29] 陈洁,殷焱,华佳,等. 冠状动脉先天性异常的MSCT分析. 放射学实践,2008,23(2):131-134.

[30] LIN F,SHAW L J,BERMAN D S,et al. Multidetector computed tomography coronary artery plaque predictors of stress-induced myocardial ischemia by SPECT. Atherosclerosis,2008,197(2):700-709.

[31] 毛定飚,滑炎卿,张国桢,等. 多层螺旋CT冠状动脉造影重建技术的比较. 中国临床医学影像杂志,2004,15(3):149-151.

[32] LIM H B,HUR G,KIM S Y,et al. Coronary stent fracture:detection with 64-section multidetector CT angiography in patients and in vitro. International Journal of Medical Radiology,2009,249(3):810-819.

[33] VAN MIEGHEM CA,CADEMARTIRI F,MOLLET NR,et al. Multislice spiral computed tomography for the evaluation of stent patency after left main coronary stenting:a comparision with conventional coronary artery angiography and intravascular ultrasound. Circulation,2006,114(7):645-653.

[34] NIEMAN K,PATTYNAMA P M,RENSING B J,et al. Evaluation of patients after coronary artery bypass surgery:CT angiographic assessment of grafts and coronary arteries. . Radiology,2003,229(3):749-56.

[35] MARTUSCELLI E,ROMAGNOLI A,D'ELISEO A,et al. Evaluation of venous and arterial conduit patency by 16-slice spiral computed tomography. Circulation,2004,14(4):23-23.

[36] ROPERS D,ULZHEIMER S,WENKEL E,et al. Investigation of aortocoronary artery bypass grafts by multislice spiral computed tomography with electrocardiographic-gated image reconstruction. American Journal of Cardiology,2001,88(7):792-795.

[37] 张竹花,金征宇,李冬晶,等. 冠状动脉多层螺旋CT成像与常规冠脉造影对照研究. 临床放射学杂志,2004,23(9):772-776.

[38] 李澄,周丹,杜先懋,等. 多层螺旋CT冠状动脉成像的临床应用探讨. 中国医学计算机成像杂志,2003,9(1):29-33.

[39] 吴春根,周康荣,汤敏,等. 冠状动脉多层螺旋CT检查技术及价值初步探讨. 临床放射学杂志,2003,22(5):373-376.

[40] CASACLANGVERZOSA G,MALOUF J F,SCOTT C G,et al. Does left atrial size predict mortality in asymptomatic patients with severe aortic stenosis? Echocardiography,2010,27(2):105-109.

[41] BARBIER P,SOLOMON S B,SCHILLER N B,et al. Left atrial relaxation and left ventricular systolic function determine left atrial reservoir function. Circulation,1999,100(4):427-436.

[42] STOLZMANN P,SCHEFFEL H,LESCHKA S,et al. Reference values for quantitative left ventricular and left atrial measurements in cardiac computed tomography. European Radiology,2008,18(8):1625-1634.

[43] SHI Y,DUCHARME A,LI D,et al. Remodeling of atrial dimensions and emptying function in canine models of atrial fibrillation. Cardiovascular Research,2001,52(2):217.

[44] VAZIRI S M,LARSON M G,BENJAMIN E J,et al. Echocardiographic predictors of nonrheumatic atrial fibrillation. The Framingham Heart Study..Circulation,1994,89(2):724-730.

[45] NAKAMURA K,FUNABASHI N,UEHARA M,et al. Left atrial wall thickness in paroxysmal atrial fibrillation by multislice-CT is initial marker of structural remodeling and predictor of transition from paroxysmal to chronic form. International Journal of Cardiology,2011,148(2):139-147.

第四章

联合检查

第一节 简要技术应用介绍

多器官联合检查是为了最大限度地降低辐射剂量及对比剂用量,缩短扫描时间,满足临床多项检查任务要求而采取的检查技术。利用宽体探测器 CT 软、硬件技术优势,可在一次对比剂注射时间内完成多个部位解剖及功能信息的采集,可有效地解决以往需要两次单独检查时重复注射对比剂、辐射剂量大、检查效率低等弊端,是合理且值得推广的检查技术,具有广阔的应用前景。目前较为成熟的联合检查技术包括不同部位的动脉血管成像,不同或相同部位的动脉血管联合增强检查及同一部位的动静脉联合检查等。

一、宽体探测器 CT 在冠脉与头颈 CTA 联合检查中的技术优势

冠状动脉 CT 血管造影(computed tomography angiography,CTA)是经静脉注射对比剂后利用螺旋 CT 扫描再经过计算机处理重建得出的心脏冠状动脉成像的一种检查方法,既往由于心脏自主神经支配的持续自主运动特性、冠脉复杂特殊的解剖结构及患者心率(律)及屏气配合等限制了其广泛的临床应用,但随着近年来 CT 软、硬件技术的迅猛发展和不断更新,冠脉 CTA 已成为冠心病患者筛查、术前规避冠脉意外风险的常规首选影像检查技术。

宽体探测器 CT 在 0.28s/周旋转速度的基础上,应用了冠脉运动追踪冻结技术,实现了 29ms 的单扇区时间分辨率。结合 16cm 宽体探测器,宽探测器体 CT 具备了在任意心率和心律条件下的单心动周期成像能力,这种能力极大地降低了检查准备时间,提高了检查效率,拓展了冠脉 CTA 的适应证。研究表明,患者在未服用降心率药物、屏气训练等特殊准备的情况下宽体探测器 CT 冠脉 CTA 图像质量及诊断效能令临床满意。

头颈部动脉也是动脉粥样硬化等全身疾病最常累及的部位,头颈部 CTA 对评估头颈部动脉粥样硬化程度、制订治疗方案及监测预后均有着不可替代的作用,目前临床已广泛开展。宽体探测器 CT 的 z 轴覆盖范围为 16cm,球管旋转一周可以覆盖整个脑组织,除获得各向同性全脑信息外,还可以进行多部位连续容积扫描,可在单次注射对比剂的有限的时间窗内完成冠脉 CTA 及头颈 CTA 的联合检查,在缩短曝光时间、减少辐射剂量的同时,极大地提高了采集峰值期血管信息的能力,外加低管电压技术,在减少对比剂用量的同时使血管管腔对比度增高,边缘更为锐利,保证了图像的质量。对于冠脉搭桥患者术后的评估,冠脉与头颈部 CTA 联合检查可一次注射对比剂即完成桥血管行程及吻合口的清晰显示,并能有效避免桥血管内对比剂分布不均问题的出现,具有整体、直观评价桥血管连接关系及管腔通畅情况的能力。

二、宽体探测器 CT 在主动脉与下肢动脉 CTA 联合检查中的技术优势

目前,主动脉 CTA 是确诊主动脉及其主要分支病变的主要检查手段,适应证包括不明原因剧烈胸腹部撕裂样疼痛可疑主动脉夹层、四肢血压差别较大可疑主动脉缩窄或大动脉炎及可疑肾动脉、腹腔干、肠系膜血管狭窄、闭塞等。下肢动脉通畅是下肢运动生理功能的保障,其血运情况受主动脉病变影响最大,此外,对动脉粥样硬化、糖尿病等全身疾病造成的下肢动脉闭塞的诊断也需要行主动脉与下肢动脉 CTA 的联合检查。

宽探测器体 CT 具有 16cm 高清探测器、3D 蜂巢准直器及静音超高速旋转系统，这些先进的设备是顺利完成主动脉与下肢动脉 CTA 联合扫描的根本保证。在进行主动脉与下肢动脉 CTA 联合检查前，应先根据患者个体情况，如身高、体重指数（body mass index，BMI）等对检查方案进行合理的设置，适当选择全模型实时迭代重建（adaptive statistieal iterative reconstruction-V，ASIR-V）的重建比例，从而保证辐射剂量不会明显增加。联合检查扫描后所获得的是具有 0.23mm 空间分辨率及 2mm@0.30% 密度分辨率的容积信息，通过 VHD（volume high definition）宽体高清重建后处理平台及 AW4.7 工作站可得到客观、真实、精细的整体及局部高清图像。

三、宽体探测器 CT 在冠脉与主动脉 CTA 联合检查中的技术优势

主动脉 CTA 是诊断主动脉瘤、主动脉夹层或壁间血肿等发病突然、进展迅速、病死率高等特点的主动脉疾病的有效手段，但在诊断主动脉疾病时需要排除急性冠脉病变，冠脉 CTA 与主动脉 CTA 的联合检查是临床评估急性胸痛患者迅速、高效的检查方法，对于主动脉夹层尤其是怀疑夹层累及冠状动脉窦的Ⅰ、Ⅱ型患者尤其重要。对于升主动脉瘤治疗前冠脉情况的评估也亟须冠脉与主动脉 CTA 联合检查这种简便、高效的检查技术。

对于分秒必争的急性胸痛急诊 CT 检查，治疗时间的耽误可能造成不可逆转的严重后果。既往患者在分次检查的过程中不仅要经历多次注射的痛苦，有时还会受到监测、抢救设备妨碍通过 CT 机孔径的影响而延误检查。为此，宽体 CT 专门设计了 80cm 的业界最大孔径，确保在检查过程中各种连接设施无需调整，同时也提供了宽阔的监视视野，保证了无意识患者的检查安全。此外，16cm 宽体探测器和 29ms 时间分辨率，使得冠脉与主动脉 CTA 联合检查对屏气的要求也极大地降低，更适用于无法主动配合的患者。

四、宽体探测器 CT 在冠脉 CTA 与腹部联合检查中的技术优势

既往研究指出，围手术期因心血管事件死亡的患者中，约一半发生在非心脏手术的患者。因此，术前对围手术期发生心脏事件的危险程度进行评估非常重要。冠状动脉 CTA 作为诊断冠心病的可靠方法，判断冠脉解剖异常和动脉粥样硬化准确而实用。对非心脏手术患者术前冠状动脉行 CTA 检查，初步判断其动脉硬化程度，对于临床手术计划的取舍具有重要意义。腹部多期增强 CT 检查是为了增加组织对比度，以便更好地观察和区别组织结构，提高病变检出率及诊断正确率。对于肿瘤患者，有助于准确地判断肿瘤的位置和侵犯程度和指导治疗方式正确选择，对治疗效果的评价也很有意义。

宽体探测器 CT 利用其技术优势可完成冠脉 CTA 检查与腹部增强检查的联合扫描，既排除了部分不适合手术者，降低了心血管并发症，确保了手术安全，又获得了多期增强检查提供的病灶或器官组织结构的数据，极大地提高了检查效率。宽体探测器 CT 采用了全新的高解析度（high definition，HD）扫描模式，实现了 0.23mm 的可视空间分辨率。其视网膜集成化数据采集系统，利用高集成芯片，实现了 12 000Hz 的超高采样频率，超高的采样频率可以为图像重建中提供更多的"数据"，能够精确地确定其形状、空间位置和细节。

五、宽体探测器 CT 在上肢动静脉造瘘术后检查中的技术优势

上肢动-静脉造瘘是慢性肾衰竭患者进行血液透析的重要通路，目前公认使用自体血管动-静脉造瘘是提高患者的生活质量和生存率最安全、有效的血液通路。大部分造瘘血管使用上肢腕部上方的桡动脉与头静脉造瘘，毋庸置疑，瘘道的通畅程度将直接影响血液透析的效果，维持瘘道的畅通依赖于影像学检查对瘘道及相关血管的精准显示。

超声检查在血液透析动静脉造瘘术前与术后均具有一定的应用价值，但也具有检查视野局限、即时成像诊断受操作者因素影响大、图像不便于长期随访等不足。宽体探测器 CT 具有 0.28s/周超高速旋转系统和无碳刷、非接触式滑环技术，可在快速完成上肢动静脉联合检查的同时进行超高速数据传输，外加 ASIR-V，可迅速获得低噪声、高对比度、高空间、密度分辨率的原始图像，经工作站简单处理，就可最终获得客观真实、全面、立体、直观、便于储存和长期随访的重建图像，对慢性肾衰上肢内瘘的评估有重要价值。

第二节 临床应用病例

一、冠脉与头颈部 CTA 联合检查

（一）病例一

【病例摘要】

男，67 岁，头晕、恶心 1 年余、加重 1 个月，既往高血压 30 年，冠心病史 31 年，13 年前行"冠脉搭桥术"，1 年前"经皮冠状动脉介入治疗（percutaneous coronary intervention，PCI）"植入心脏支架 6 枚（图 4-1、图 4-2）。

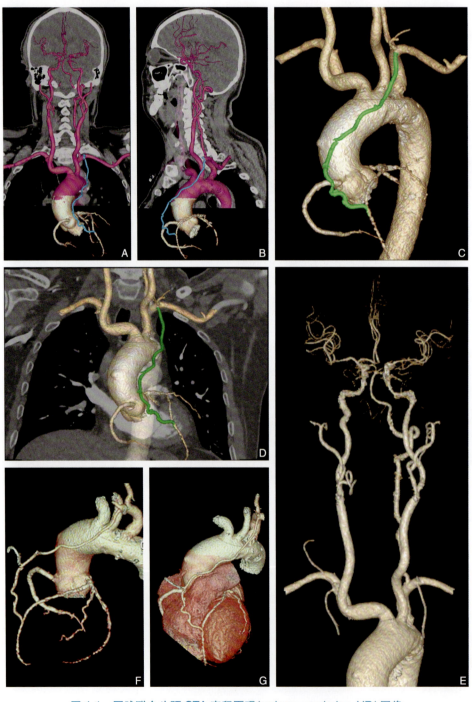

图 4-1　冠脉联合头颈 CTA 容积再现（volume rendering，VR）图像

A、B. 大范围联合扫描，显示冠脉与头颈部动脉融合图像；C、D. 显示了桥血管的起源、走行及吻合情况；E~G. 分别显示冠脉与头颈部 CTA VR 图像

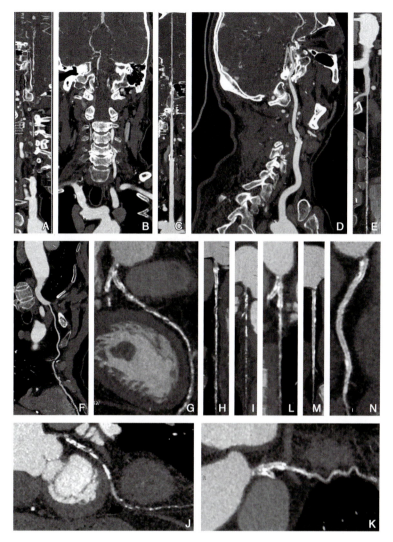

图 4-2　冠脉联合头颈 CTA 主干血管与桥血管曲面重建图像

显示冠脉与头颈部动脉主干血管的管腔、管壁情况、支架通畅情况及桥血管管腔与吻合口情况。A、B. 右侧椎动脉曲面重建；C、D. 左侧颈内动脉曲面重建；E、F. 桥血管 b1 曲面重建；G、H. 前降支曲面重建图像；I、J. 左回旋支曲面重建图像；K、L. 中间支曲面重建图像；M、N. 右冠曲面重建图像

【扫描方案】

扫描参数：冠脉 CTA 采用自动触发延迟扫描，感兴趣区（region of interest，ROI）设在升主动脉，阈值 70HU，扫描范围为冠脉开口至心底，扫描时间 0.3s，采用轴扫模式，探测器宽度 16cm，通道数 256，旋转速度 0.28s/周，管电压 100kVp，管电流自动毫安技术，噪声指数 21.0HU，重建层厚 0.625mm，标准算法重建，ASIR-V 前置 30% 联合后置 70%，容积 CT 剂量指数（volume CT dose index，CTDIvol）：4.6mGy，剂量长度乘积（dose length product，DLP）：73.63mGy·cm。

头颈 CTA：冠脉 CTA 扫描完成后立即进行，转换延迟 1.1s，扫描范围为主动脉弓至颅顶，扫描时间 1.8s，采用螺旋扫描方式，螺距 0.992∶1，探测器宽度 80mm，通道数 128，旋转速度 0.28s/周，管电压 100kVp，管电流自动毫安，噪声指数 25HU，重建厚度 0.625mm，标准算法重建，ASIR-V 前置 30% 联合后置 50%，辐射剂量 CTDIvol：3.46mGy，DLP：142.71mGy·cm。

对比剂方案：非离子碘对比剂，浓度 370mgI/ml，注射速度 5ml/s，剂量 65ml。

【诊断】

头颈 CTA：右侧椎动脉横突孔段及颅内段大部分闭塞；左侧颈内动脉起始处管腔中重度狭窄。冠脉 CTA：冠脉搭桥术后，桥血管 b1 发自左锁骨下动脉，与前降支吻合，管腔通畅；前降支近段支架植入术后，前降支及左回旋支全程多发粥样斑块，管腔重度狭窄；中间支近段支架植入术后改变，支架管腔通畅，近、中段管壁散在钙斑，管腔轻度狭窄；右冠起始处局限性中度狭窄，以远管腔多个支架植入术后改变，支架管腔通畅。

【病例小结】

冠脉与头颈 CTA 联合检查应首先进行冠脉检查，宜采用单心跳轴扫方式，冠脉扫描结束立即进行头颈 CTA 扫描，要尽量缩短冠脉扫描时间及冠脉与头颈 CTA 两次扫描的间隔时间。联合检查满足了冠脉搭桥术后需要大范围扫描的基本要求，但为保证图像的分辨率，进行扫描时应同时注意选择尽可能薄的扫描层厚。头颈 CTA 剪影处理的效果直接影响头颈部主干血管的显示及评估，故应在注射对比剂前首先进行头颈部平扫扫描，且扫描范围及参数均需要与头颈 CTA 保持一致。

（二）病例二

【病例摘要】

男，73 岁，头晕、头痛半月余，近 5 日来进行性加重，高血压病 20 余年、糖尿病 12 年（图 4-3、图 4-4）。

【扫描方案】

扫描参数：冠脉 CTA 采用自动触发延迟扫描，ROI 设在升主动脉，阈值 70HU，扫描范围为冠脉开口至心底，扫描时间 0.3s，采用轴扫模式，探测器宽度 16cm，通道数 256，旋转速度 0.28s/周，管电压 100kVp，管电流自动毫安技术，噪声指数 21.0HU，重建层厚 0.625mm，标准算法重建，ASIR-V 前置 30% 联合后置 70%，辐射剂 CTDI-vol：5.6mGy，DLP：89.64mGy·cm。

头颈 CTA：冠脉 CTA 扫描完成后立即进行，转换延迟 1.1s，扫描范围为主动脉弓至颅顶，扫描时间 1.8s，采用螺旋扫描方式，螺距 0.992:1，探测器宽度 8cm，通道数 128，旋转速度 0.28s/周，管电压 100kVp，管电流自动毫安技术，噪声指数 21HU，重建厚度 0.625mm，标准算法重建，ASIR-V 前置 30% 联合后置 50%，辐射剂量 CTDI-vol：3.52mGy，DLP：145.20mGy·cm。

对比剂方案：非离子碘对比剂，浓度 370mgI/ml，注射速度 5ml/s，剂量 65ml。

【诊断】

头颈 CTA：颈部血管多发粥样硬化改变，右侧颈内动脉为著，C_1 段明显纤细狭窄，$C_{2\sim7}$ 段管壁多发钙化斑块，管腔约中重度狭窄；双侧大脑中动脉主干闭塞，右侧为著，周围多发迂曲小血管，远端分支显影稀疏。冠脉 CTA：前降支近段管壁条片状混合斑块，局部管腔中度狭窄，狭窄程度约 60%；左回旋支中段管壁小斑片状钙斑，局部管腔中度狭窄。

【病例小结】

动脉内膜切除术是治疗颈动脉狭窄的有效方法，但为避免围手术期心脏不良事件，既往常需再行单独的冠脉 CTA 检查。宽体探测器 CT 具备冠脉与头颈 CTA 联合扫描的能力，在进行联合检查前，应首先采集患者的心电信息，以便合理设置扫描门控。检查中推荐以 5ml/s 的速率团注对比剂 65ml，生理盐水 40ml，注射 8s 后开始阈值监测，ROI 位于升主动脉，当 CT 值达到 70HU 后，移床至冠脉轴扫范围中心处，若扫描过程中患者心律整齐，设备自动选择扫描期相，若患者心律出现异常，设备可跳过异常心动周期，选择下一个心动周期的相同时相进行扫描。冠脉扫描结束后立即行头颈 CTA 扫描，期间设备需要完成轴扫至螺旋扫描模式转换及移床等操作，应合理设置扫描范围，尽量缩短切换时间，使头颈 CTA 图像符合诊断要求。

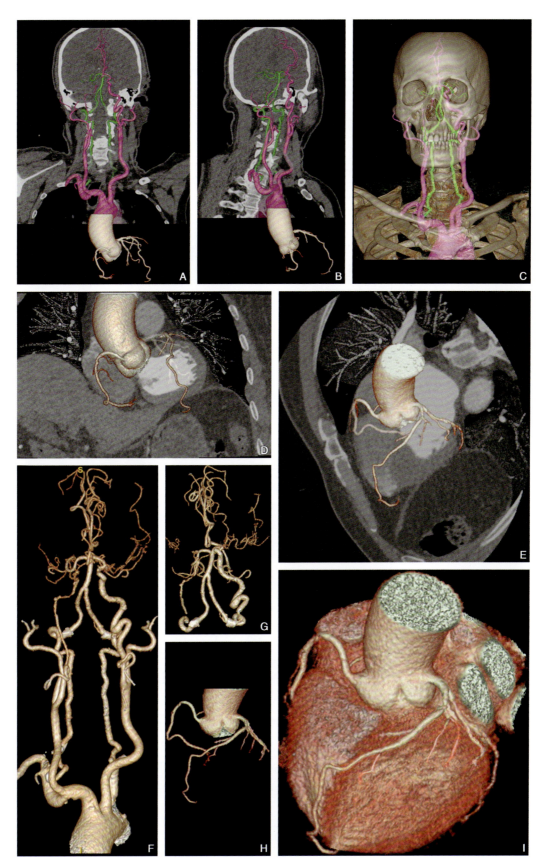

图 4-3 冠脉与头颈 CTA 联合扫描 VR 重组融合图像
A、B. 头颈动脉血管与心脏冠脉融合显示；C~E. 与周围组织融合显示；F~I. 冠脉与头颈 VR 分别显示

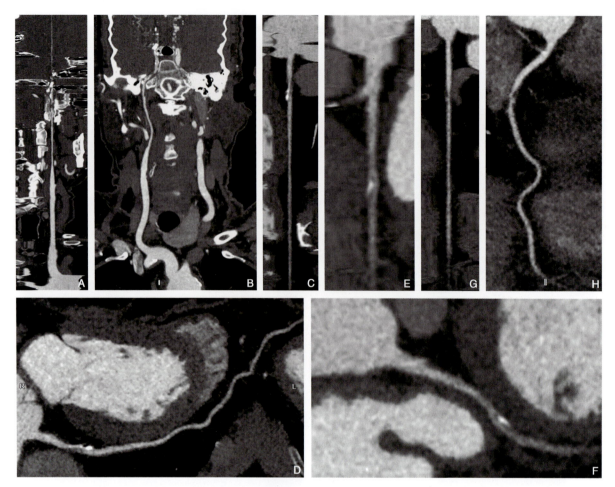

图 4-4 头颈与冠脉主干血管曲面重组图像

头颈与冠脉主干血管管腔、管壁情况。A、B. 右侧颈内动脉;C、D. 左前降支;E、F. 左回旋支;G、H. 右冠状动脉

二、主动脉与下肢动脉 CTA 联合检查

(一) 病例一

【病例摘要】

男,59岁,PCI 术后 3 个月余,间断夜间畏寒、乏力 1 个月,高血压 20 年余(图 4-5、图 4-6)。

【扫描方案】

扫描参数:主动脉 CTA 扫描范围为主动脉弓至股骨下段 1/3,扫描时间 3s,采用螺旋扫描模式,探测器宽度 8cm,通道数 128,旋转速度 0.28s/周,管电压 100kVp,管电流自动毫安技术,噪声指数 25HU,重建层厚 0.625mm,标准算法重建,ASIR-V 前置 30%联合后置 70%,辐射剂量 CTDIvol:3.12mGy,DLP:340.64mGy·cm。

下肢 CTA:主动脉 CTA 扫描完成后延迟 15s,扫描范围为股骨下段 1/3 至双侧足底,扫描时间 10s,采用螺旋扫描方式,螺距 0.516∶1,探测器宽度 40mm,通道数 64,旋转速度 0.28s/周,管电压 100kVp,管电流自动毫安技术,噪声指数 25HU,重建厚度 0.625mm,标准算法重建,ASIR-V 前置 30%联合后置 70%,辐射剂量 CTDIvol:6.72mGy,DLP:477.74mGy·cm。

对比剂方案:非离子碘对比剂,浓度 370mgI/ml,注射速度首先 5ml/s,随后 3ml/s,剂量 80ml。

【诊断】

主动脉 CTA:主动脉、双侧髂总动脉、双侧髂外动脉及主动脉部分大分支起始处管壁散在粥样斑块形成,局部管腔轻度狭窄;双下肢 CTA:双侧胫前动脉远段粥样斑块形成,相应管腔重度狭窄、几近闭塞。

图 4-5　主动脉与下肢动脉重组融合图像
A~D. 整体显示主动脉与下肢动脉主干血管情况

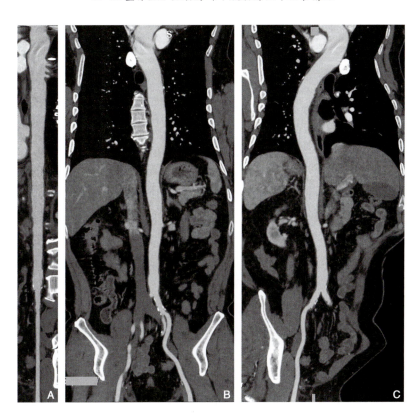

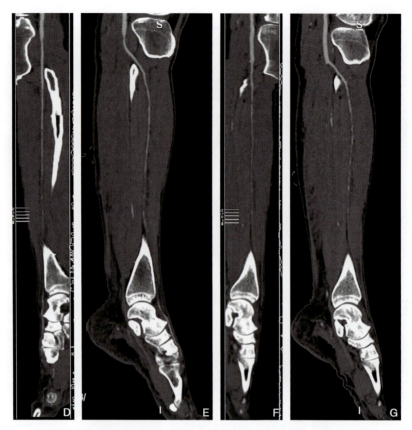

图 4-6 主动脉与下肢动脉主干血管曲面重建图像

主动脉与下肢动脉主干血管管壁、管腔情况。A~C. 主动脉曲面重建图像；D、E. 右侧胫前动脉；F、G. 左侧胫前动脉

【病例小结】

在进行主动脉与下肢动脉联合检查时,注射对比剂后,行主动脉至双下肢动脉扫描,主动脉 CTA 采用阈值触发启动扫描,选取气管隆凸下层面,感兴趣区设定在升主动脉或降主动脉。由于下肢血流较慢,需要采用较小的螺距来减慢扫描速度,且应适当降低注射流率,增强对比剂峰值维持时间,以避免在下肢 CTA 扫描中出现扫描速度快于对比剂充盈速度的情况,以利于对比剂更好地充盈末梢血管。此外,由于主动脉联合下肢动脉扫描范围大,涉及多个不同的检查部位,每个部位的血流动力学特点各不相同,这就需要对 CT 设备进行合理的扫描参数设置和条件测试,也需要对对比剂的用量及注射速率进行相应的调整,统筹兼顾,达到最佳的检查效果。

(二) 病例二

【病例摘要】

男,60 岁,后背疼痛 6 小时,高血压病 10 余年,左下肢酸困 3~4 年,伴上坡间歇性跛行约 100m,平时间歇性跛行 300m(图 4-7、图 4-8)。

【扫描方案】

扫描参数:主动脉 CTA,扫描范围为主动脉弓至股骨下段 1/3,扫描时间 3s,采用螺旋扫描模式,探测器宽度 8cm,通道数 128,旋转速度 0.28s/周,管电压 100kVp,管电流自动毫安技术,噪声指数 25HU,重建层厚 0.625mm,标准算法重建,ASIR-V 前置 30% 联合后置 70%,辐射剂 CTDIvol:3.35mGy,DLP:365.75mGy·cm。

下肢 CTA:主动脉 CTA 扫描完成后延迟 15s,扫描范围为股骨下段 1/3 至双侧足底,扫描时间 10s,采用螺旋扫描方式,螺距 0.516∶1,探测器宽度 4cm,通道数 64,旋转速度 0.28s/周,管电压 100kVp,管电流自动毫安

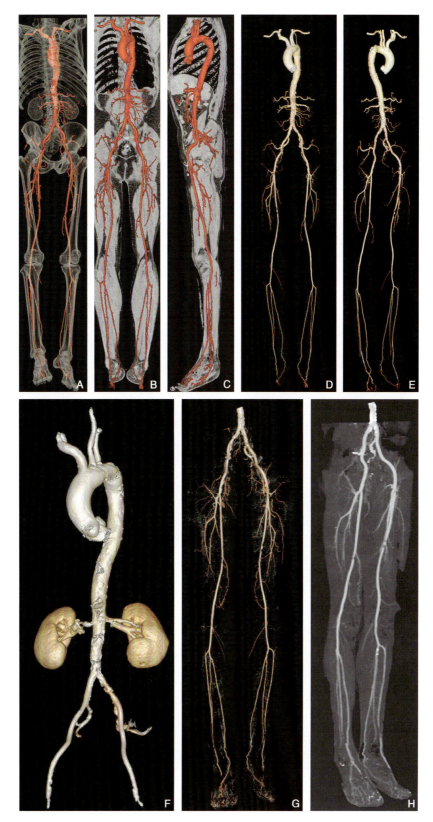

图 4-7 主动脉与下肢动脉重组融合图像
A~E. 显示主动脉与下肢动脉整体情况；F~H. 分别局部显示

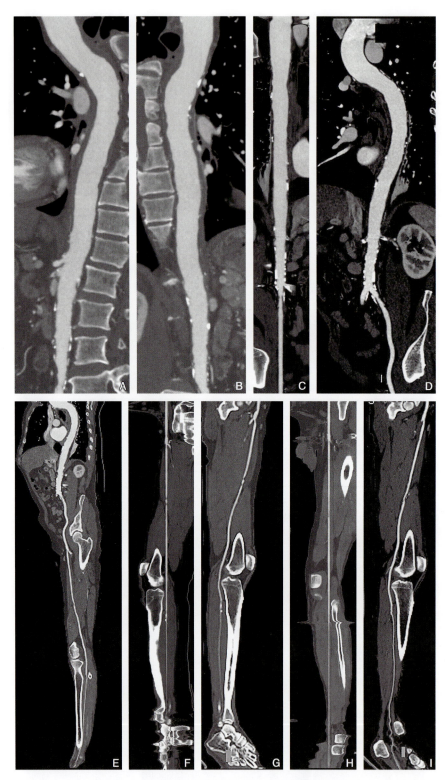

图 4-8 主动脉与下肢动脉血管曲面重建图像

主动脉与下肢动脉血管管壁、管腔情况。A~E. 主动脉与髂动脉；F、G. 右侧股动脉；H、I. 左侧股动脉

技术,噪声指数 25HU,重建厚度 0.625mm,标准算法重建,ASIR-V 前置 30%联合后置 70%,辐射剂量 CTDIvol: 6.85mGy,DLP:486.98mGy·cm。

对比剂方案:非离子碘对比剂,浓度 370mgI/ml,注射速度首先 5ml/s,随后 3ml/s,剂量 80ml。

【诊断】

主动脉 CTA:主动脉不典型夹层。左侧髂总及髂内动脉多发小溃疡,左侧髂内动脉局部双腔形成。双下肢 CTA:右侧股动脉近中段局限性重度狭窄,左侧股动脉中段轻度狭窄。

【病例小结】

行主动脉联合下肢动脉 CTA 扫描时,由于扫描范围大,移床距离长,检查前要仔细检查高压注射器的连接管、心电门控的电极线等,以免在移床过程中受到影响,必要时在检查前尝试手动移床,模拟扫描状态,判断并及时处理管线问题。检查前应反复叮嘱患者下肢保持制动,对于意识不清患者应绑带固定。由于躯干部扫描速度相对较快,此时下肢血管内对比剂浓度尚未达到需要,故应在螺旋扫描至股骨下段 1/3 处时停顿并延迟 15s,然后再扫描至足尖,以适应下肢血液循环相对较慢的特点,得到对比剂充盈较好的末梢血管图像。

三、冠脉与主动脉 CTA 联合检查

(一) 病例一

【病例摘要】

男,46 岁,PCI 术后 25 天,胸前区疼痛 20 天余,突发加重 3 小时。既往 CTA 诊断主动脉夹层(图 4-9、图 4-10)。

【扫描方案】

扫描参数:冠脉 CTA,采用自动触发扫描,ROI 设在降主动脉,阈值 100HU,扫描范围为冠脉开口至心底,延迟时间 8s,扫描时间 0.3s,采用单心跳轴扫模式,探测器宽度 16cm,通道数 256,旋转速度 0.28s/周,管电压 100kVp,管电流自动毫安技术,噪声指数 21HU,重建层厚 0.625mm,标准算法重建,ASIR-V 前置 30%联合后置 70%,辐射剂量 CTDIvol:5.1mGy,DLP:81.64mGy·cm。

主动脉 CTA:冠脉 CTA 扫描完成后立即进行,转换延迟 1.1s,扫描范围为主动脉弓至颅顶,方向头侧至足侧,扫描时间 10s,采用螺旋扫描方式,螺距 0.992:1,探测器宽度 16cm,通道数 256,旋转速度 0.28s/周,管电压 100kVp,管电流自动毫安技术,噪声指数 25HU,重建厚度 0.625mm,标准算法重建,ASIR-V 前置 30%联合后置 70%,辐射剂量 CTDIvol:3.23mGy,DLP:352.65mGy·cm。

对比剂方案:非离子碘对比剂,浓度 370mgI/ml,注射速度 5ml/s,剂量 100ml。

【诊断】

主动脉 CTA:主动脉夹层(Debakey Ⅰ型),假腔内附壁血栓形成。冠脉 CTA:冠脉窦未见受累。左回旋支近段及钝缘支近段管腔支架植入术后,支架管腔通畅。

【病例小结】

主动脉 Ⅰ 型夹层患者由于夹层累及升主动脉,冠状动脉窦有受累可能,临床在制订治疗方案前需要了解冠脉窦受累及冠脉血运情况。冠脉与主动脉联合扫描可以减少对比剂用量,同时评估主动脉夹层及冠脉窦受累情况,并且明确冠状动脉与主动脉及其分支的情况。冠脉与主动脉 CTA 联合检查时,只需要患者一次屏气即可完成,故在检查前对患者进行屏气训练非常重要,对于无法自主配合的患者,应请家属协助屏气,尽量减少呼吸伪影对检查的影响。此外,由于注药速率快,注药量大,检查中应始终注意患者静脉留置针通畅情况,谨防跑针、鼓包、渗漏等情况发生。

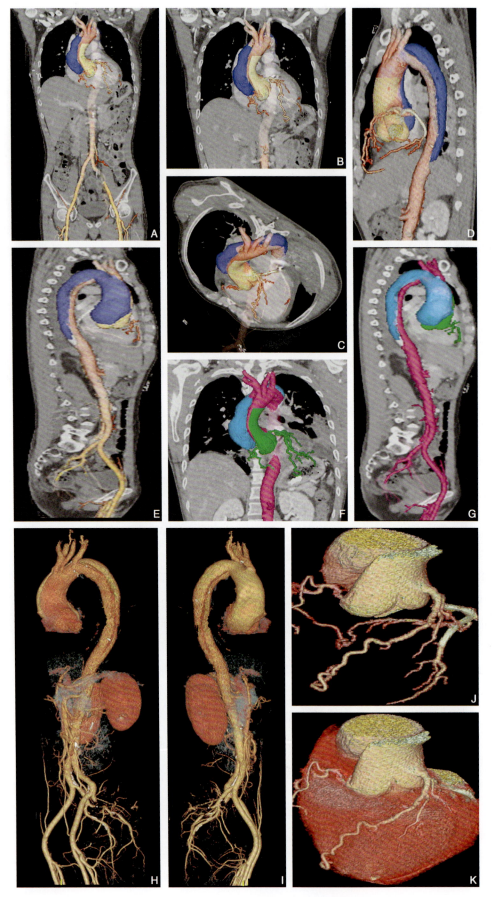

图 4-9 冠脉与主动脉重组融合图像及单独显示

A~G.显示主动脉夹层假腔(紫色、蓝色);H、I.显示主动脉;J、K.显示冠脉

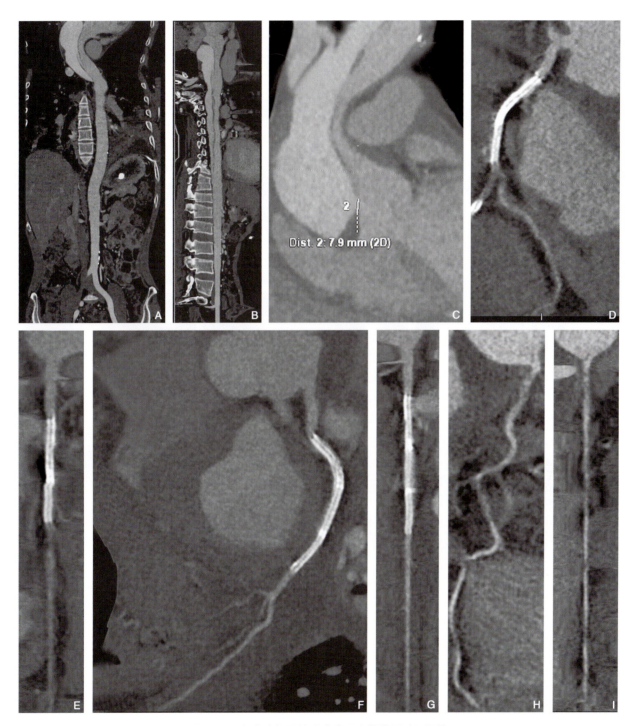

图4-10 主动脉与冠状动脉主干血管曲面重组图像

A、B.主动脉真腔曲面重建;C.破口测量;D、E.左回旋支曲面重建图像;F、G.钝缘支曲面重建图像;H、I.右冠状动脉曲面重建图像

(二) 病例二
【病例摘要】
女,37岁,胸闷、心悸1个月余,既往超声提示:主动脉窦部瘤样扩张(图4-11、图4-12)。

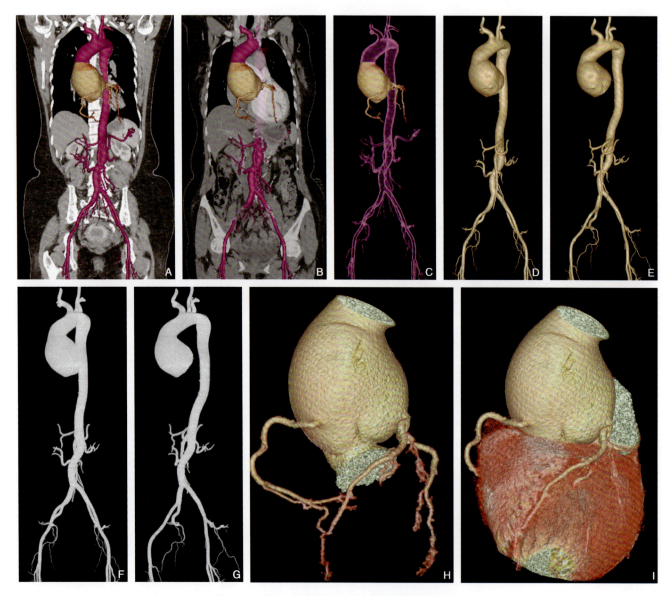

图4-11 主动脉与冠脉重组融合图像及分别显示
A~C.重组VR融合图像;D、E.主动脉VR图像;F、G.MIP图像;H、I.冠脉VR图像

【扫描方案】

扫描参数:冠脉CTA采用自动触发扫描,ROI设在降主动脉,阈值100HU,扫描范围为冠脉开口至心底,延迟时间8s,扫描时间0.3s,采用单心跳轴扫模式,探测器宽度16cm,通道数256,旋转速度0.28s/周,管电压100kVp,管电流自动毫安技术,噪声指数21HU,重建层厚0.625mm,标准算法重建,ASIR-V前置30%联合后置70%;辐射剂量CTDIvol:4.2mGy;DLP:67.23mGy·cm。

主动脉CTA:冠脉CTA扫描完成后立即进行,转换延迟1.1s,扫描范围为主动脉弓至颅顶,方向头侧至足侧,扫描时间10s,采用螺旋扫描方式,螺距0.992:1,探测器宽度16cm,通道数256,旋转速度0.28s/周,管电压100kVp,管电流自动毫安技术,噪声指数25HU,重建厚度0.625mm,标准算法重建,ASIR-V前置30%联合后置70%,辐射剂量CTDIvol:2.87mGy,DLP:313.34mGy·cm。

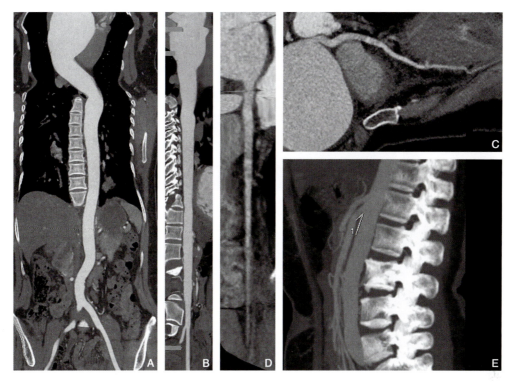

图 4-12 主动脉与冠状动脉主干血管曲面重组图像
A、B. 主动脉管壁、管腔情况；C、D. 前降支管壁、管腔情况；E. 肠系膜上动脉管壁、管腔情况

对比剂方案：非离子碘对比剂，浓度 370mgI/ml，注射速度 5ml/s，剂量 100ml。

【诊断】

主动脉 CTA：升主动脉瘤；心影增大，左心室为著；肠系膜上动脉与腹主动脉夹角缩小，符合胡桃夹综合征改变；肺动脉高压表现。冠脉 CTA：前降支远段壁冠状动脉形成，管腔狭窄不明显。

【病例小结】

升主动脉瘤的首选治疗方法是外科治疗，外科治疗涉及冠状动脉开口的移植，且手术较为复杂需要建立体外循环，故需要术前对冠脉开口的解剖及心功能进行评估，以提高手术成功率及避免围手术期心脏不良事件。冠脉与主动脉 CTA 联合检查时，需要在一次对比剂注射后，先进行冠脉 CTA 扫描，再行主动脉 CTA 扫描。冠脉扫描结束后，应尽快启动主动脉扫描，在此期间设备需要完成扫描模式切换、管电压切换及移床的准备工作。利用宽体探测器覆盖范围广的技术优势，冠脉与主动脉 CTA 联合检查可做到患者一次屏气即完成冠脉轴扫及主动脉螺旋扫描。

四、冠脉 CTA 与腹部增强联合检查

（一）病例一

【病例摘要】

女，67 岁，胸闷、憋气、头晕 1 天，加重 2 小时，自行口服降压药物或休息后好转，高血压病史 1 年，糖尿病病史 2 年（图 4-13、图 4-14）。

【扫描方案】

扫描参数：冠脉 CTA 采用自动触发扫描，ROI 设在降主动脉，阈值 100HU，扫描范围为冠脉开口至心底，扫描时间 0.3s，采用单心跳轴扫模式，探测器宽度 16cm，通道数 256，旋转速度 0.28s/周，管电压 100kVp，管电流自动毫安技术，噪声指数 21HU，重建层厚 0.625mm，标准算法重建，ASIR-V 前置 30% 联合后置 70%；辐射剂量

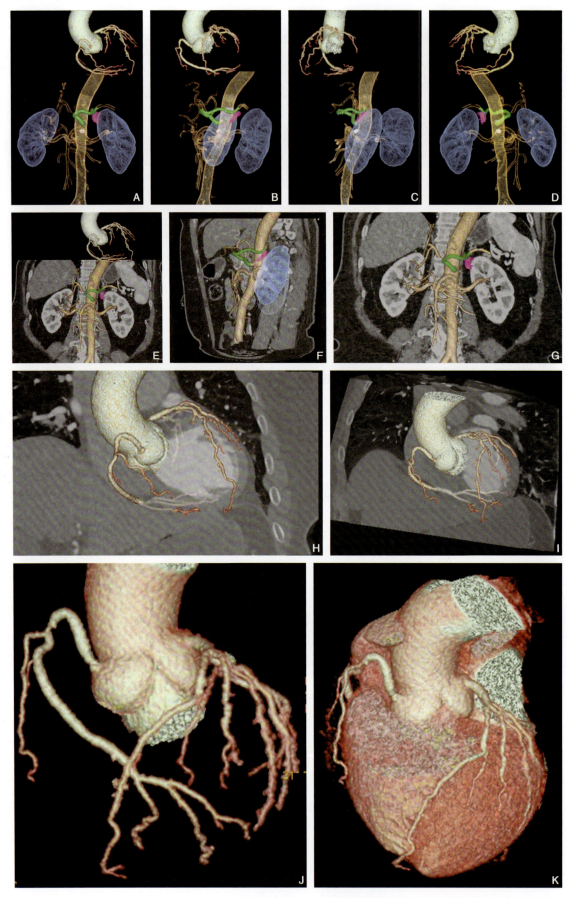

图 4-13 VR 重组融合图像及冠脉单独显示

A~G. 冠状动脉与左肾上腺增强扫描融合图像;H~K. 冠脉 VR 图像

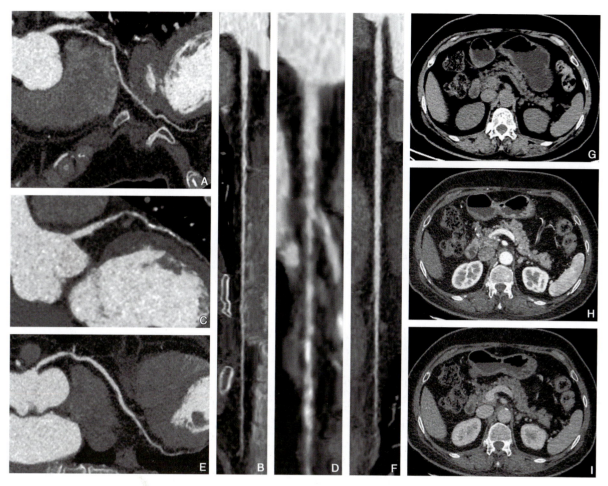

图 4-14 冠脉曲面重建图像及腹部增强薄层图像
A、B. 前降支；C、D. 第二对角支；E、F. 右冠及左侧肾上腺平扫图像；G~I. 增强图像

CTDIvol：6.45mGy；DLP：90.24mGy·cm。

多期增强 CT 动脉期：冠脉 CTA 扫描完成后 2.4s，静脉期：动脉期后 35s，扫描范围为膈顶至耻骨联合，方向头侧至足侧，扫描时间 1.76s，采用螺旋扫描方式，螺距 0.992:1，探测器宽度 8cm，通道数 128，旋转速度 0.28s/周，管电压 100kVp，管电流自动毫安技术，噪声指数 21HU，重建厚度 0.625mm，标准算法重建，ASIR-V 前置 30%联合后置 50%，辐射剂量 CTDIvol：5.87mGy，DLP：364.49mGy·cm。

对比剂方案：非离子碘对比剂，浓度 370mgI/ml，注射速度首先 5ml/s，随后 3ml/s，剂量 100ml。

【诊断】

冠脉 CTA：左冠状动脉前降支近段管壁钙斑形成，相应管腔约中度狭窄。第二对角支近段多发钙斑，管腔约轻中度狭窄，远端显影可。右冠状动脉近段软斑，管腔约呈重度狭窄，中远段点状钙斑及条形软斑形成，管腔轻度狭窄。腹部三期增强：左侧肾上腺增生。

【病例小结】

对于不稳定高血压伴胸闷、憋气患者，冠脉 CTA 联合腹部多期增强检查可帮助鉴别高血压、胸闷原因，通过腹部多期增强扫描可排查嗜铬细胞瘤的可能，嗜铬细胞瘤会分泌产生大量儿茶酚胺，大量儿茶酚胺作用于心肌，可使冠状动脉负荷增大，导致冠状动脉痉挛引起心肌缺血、缺氧，产生胸闷、憋气等症状，易误诊为急性冠脉综合征，通过冠脉 CTA 又能帮助排查冠脉自身病变。联合检查时，首先进行腹部平扫，然后利用宽体探测器 CT 技术优势，进行心脏冠脉扫描大范围单心跳轴扫。在一次对比剂注射完成后应先行冠脉 CTA 扫描，紧接着扫描腹部多期增强检查的动脉期、静脉期，推荐打药后 25s 左右行动脉期扫描，60s 左右行静脉期扫描。同时注意尽可能缩短冠脉与腹部多期增强检查的间隔时间。

（二）病例2

【病例摘要】

男，55岁，3个月前体检发现肝占位，无高血压病史，冠心病病史半年余，心脏支架植入术后7个月余（图4-15、图4-16）。

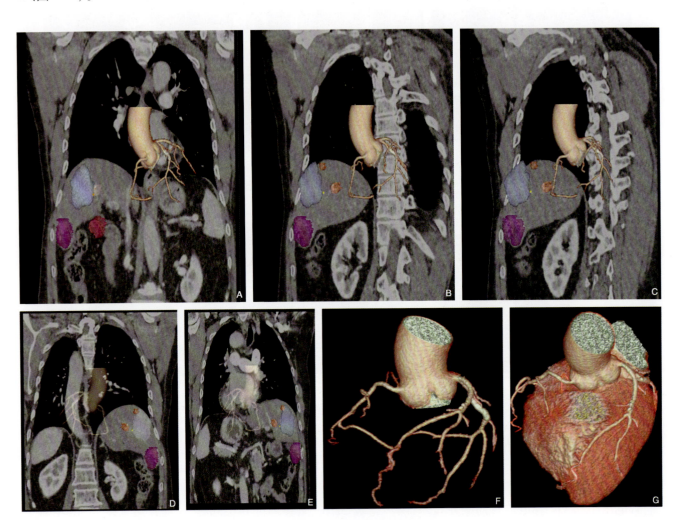

图4-15 重组融合图像及冠脉单独显示

A~E.显示冠状动脉与腹部增强扫描重组融合图像；F、G.冠脉单独显示

【扫描方案】

扫描参数：冠脉CTA采用自动触发扫描，ROI设在降主动脉，阈值100HU，扫描范围为冠脉开口至心底，扫描时间0.3s，采用单心跳轴扫模式，探测器宽度16cm，通道数256，旋转速度0.28s/周，管电压100kVp，管电流自动毫安技术，噪声指数21HU，重建层厚0.625mm，标准算法重建，ASIR-V前置30%联合后置70%，辐射剂量CTDIvol：6.98mGy，DLP：97.66mGy·cm。

多期增强CT动脉期：冠脉CTA扫描完成后2.4s，静脉期：动脉期后35s，扫描范围为膈顶至耻骨联合，方向头侧至足侧，扫描时间1.76s，采用螺旋扫描方式，螺距0.992∶1，探测器宽度8cm，通道数128，旋转速度0.28s/周，管电压100kVp，管电流自动管电流技术，噪声指数21HU，重建厚度0.625mm，标准算法重建，ASIR-V前置30%联合后置50%，辐射剂量CTDIvol：6.26mGy，DLP：388.71mGy·cm。

对比剂方案：非离子碘对比剂，浓度370mgI/ml，注射速度首先5ml/s，随后3ml/s，剂量100ml。

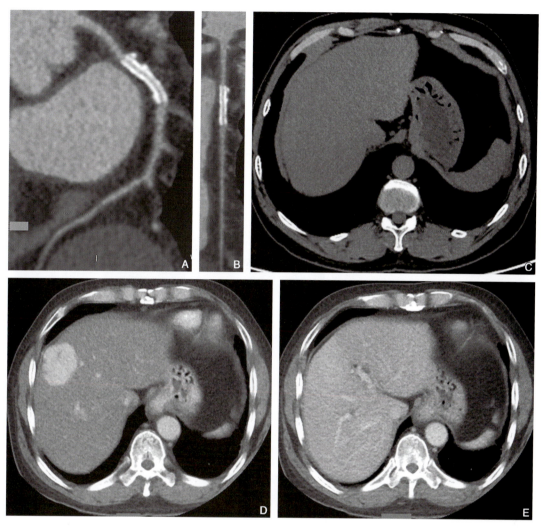

图 4-16 冠脉曲面重建图像及腹部增强薄层图像
A、B.显示冠脉左回旋支;C~E.肝脏平扫及增强图像

【诊断】

冠脉 CTA:左旋支近段支架植入术后,支架内管腔通畅;腹部增强:肝内占位,考虑 HCC。

【病例小结】

肝脏多期增强 CT 检查是评估肝脏占位疾病的有效手段,对于既往有冠脉疾病或怀疑冠脉疾病的肝占位患者,采用宽体探测器 CT 冠脉 CTA 与腹部增强联合检查可有效减少辐射剂量及对比剂用量,提高检查效率,避免围手术期不良心脏事件的发生。进行联合检查时,应观察冠脉与腹部脏器情况,在冠脉 CTA 扫描结束后,立即进行腹部多期增强扫描,患者一次屏气过程中完成冠脉轴扫及动脉期的螺旋扫描,这就要求缩短两次扫描间隔,扫描前应对扫描方式、SFOV、球管转速、螺距、球管热容量、散热、两次扫描起止位置、扫描范围等多种参数进行合理设置,以尽可能缩短两次扫描时间间隔,保证图像质量符合诊断要求。

五、上肢造瘘术后动静脉联合检查

(一) 病例一

【病例摘要】

男,49 岁,规律透析 6 年半余,5 天前出现动静脉内瘘处血管震颤减弱。既往左前臂外伤致骨折,现已愈合(图 4-17、图 4-18)。

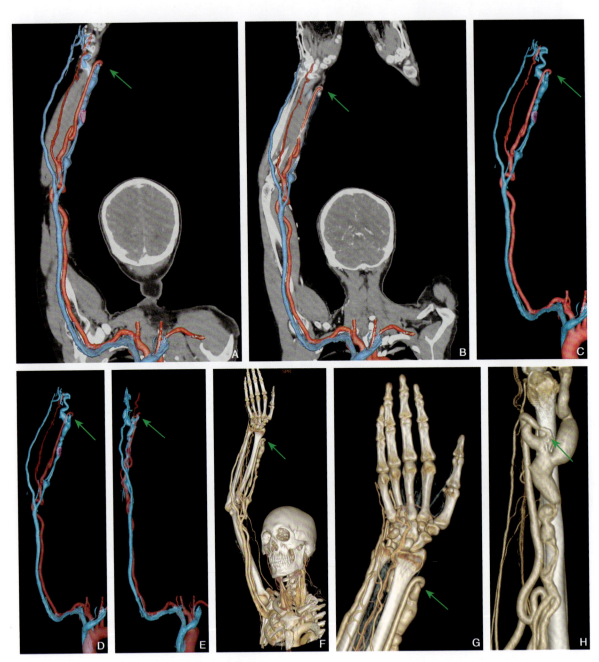

图 4-17 上肢动静脉、瘘口重组融合及 VR 图像

A~E. 同时显示上肢动(红)、静脉(蓝)、瘘口(绿箭)及静脉血栓(紫);F. 整体显示;G、H. 放大显示掌动脉弓及瘘口

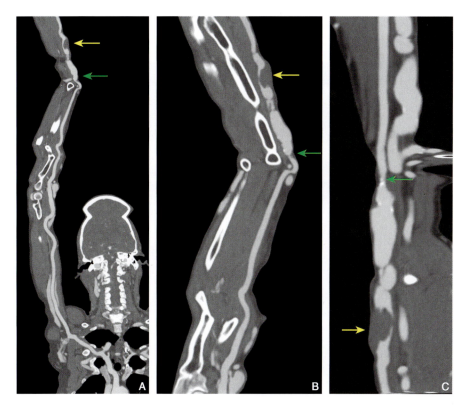

图 4-18 上肢动、静脉及瘘口曲面重组图像
A~C.显示瘘口（绿箭）、静脉血栓（黄箭）

【扫描方案】

扫描参数：注射对比剂后延迟扫描时间 30s，扫描范围为肩胛骨至指尖，扫描时间 3.8s，采用螺旋扫描，轴距：0.992∶1，探测器宽度 8cm，通道数 128，旋转速度 0.5s/周，管电压 100kVp，管电流自动毫安技术，噪声指数 21HU，重建层厚 0.625mm，标准算法重建，ASIR-V 前置 30%联合后置 50%，辐射剂量 CTDIvol：6.34mGy，DLP：538.9mGy·cm。

对比剂方案：非离子对比剂，浓度 370mgI/ml，注射速度 3ml/s，剂量 90ml。

【诊断】

头静脉血栓形成，相应管腔中重度狭窄；尺动脉纤细，掌深、掌浅弓显示模糊。

【病例小结】

健康通畅的血管通道是血液透析得以有效实现的基本条件，保护好体内动静脉瘘管，延长其使用寿命就是延长患者的生命。上肢动静脉造瘘术后静脉血栓形成是静脉流出道进行性狭窄的主要原因，血栓后治疗方法的选择依赖于对血栓范围、管腔狭窄程度、周围及远端动静脉血管的整体评估。宽体探测器 CT 上肢动、静脉联合检查前，应在造瘘对侧上肢植入留置针，严禁通过非耐高压 PICC 管注射对比剂，检查时应做到快速扫描、慢对比剂流速、延迟时间长，保证静脉内对比剂回流到上腔静脉使上肢动脉-瘘-静脉通路完整显影。检查完应尽快行透析治疗避免对比剂长时间滞留体内。

(二) 病例二

【病例摘要】

男，21 岁，发现肾功能不全 4 年余，高血压病 2 年余（图 4-19、图 4-20）。

【扫描方案】

扫描参数：注射对比剂后延迟扫描时间 30s，扫描范围为肩胛骨下部至指尖，扫描时间 3.8s，采用螺旋扫描，

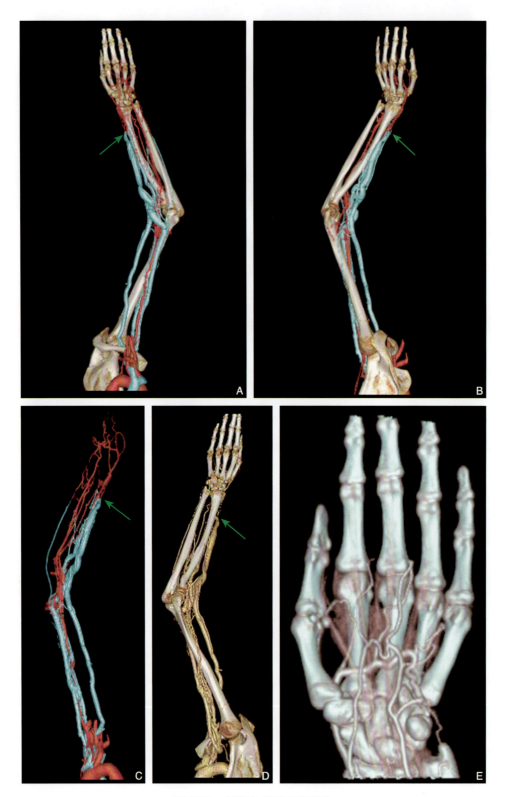

图 4-19 上肢动、静脉 VR 图像

A~C.同时显示上肢动脉(红)、静脉(蓝)、瘘口(绿箭);D.整体显示;E.放大显示掌动脉弓

第四章 联合检查 57

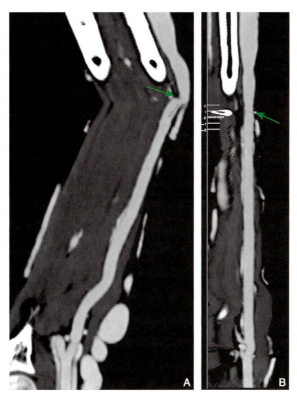

图 4-20　上肢动、静脉及瘘口曲面重组图像
A、B. 显示上肢动脉、静脉及瘘口（绿箭）情况

轴距：0.992：1，探测器宽度 8cm，通道数 128，旋转速度 0.5s/周，管电压 100kVp，管电流自动毫安技术，噪声指数 21HU，重建层厚 0.625mm，标准算法重建，ASIR-V 前置 30% 联合后置 50%，辐射剂量 CTDIvol：6.18mGy，DLP：494.4mGy·cm。

对比剂方案：非离子碘对比剂，浓度 370mgI/ml，注射速度 3ml/s，剂量 90ml。

【诊断】

上肢动静脉造瘘术后改变，瘘口通畅，双侧尺、桡动脉、头静脉未见明显异常，掌深、掌浅弓未见明显异常。

【病例小结】

动静脉造瘘术是运用血管外科技术人为的建立一条动静脉之间的短路，为血液透析提供长期而有效的能进行体外循环的血管通路。前臂远端桡动脉和头静脉直接吻合是透析患者首选的长期血管通路，称为标准内瘘。由于是将动脉血引入静脉，这种循环通路直接具有动脉效果，更适合于进行 CT 血管造影检查。宽体探测器 CT 在进行上肢动、静脉联合检查前要将对比剂充分稀释，以免造成对比剂硬化伪影，延迟时间要足够长，以保证静脉内对比剂和血液充分混合，防止发生层流，以免出现血栓假象。此外，还需注意内瘘的流量不能过小，以免影响静脉显影效果。

第三节　分析总结

一、宽体探测器 CT 在冠脉与头颈 CTA 联合检查中的应用

宽体探测器 CT 冠状动脉与头颈部 CTA 联合检查可显示心脏、颅内及颈部正常及异常血管形态，评价血

管阻塞部位及程度、观察肿瘤与血管的关系等信息,已经成为临床采用的常规检查,对于怀疑动脉粥样硬化患者及体检工作,冠状动脉与头颈部CTA联合检查也是提高检查效率、降低辐射剂量及对比剂用量的最佳选择。宽体探测器CT具有16cm高清探测器、29ms单扇区时间分辨率、0.23mm空间分辨率等高新技术优势,可在一次注射对比剂的较窄时间内完成冠状动脉及头颈部动脉CTA的全部检查过程,利用其可快速进行连续容积扫描的能力,使联合检查扫描时间大幅减少,从而保证对比剂峰值时间可被捕捉,可根据需要对增强的任意时相进行剪影,外加低管电压成像技术,这将使感兴趣血管边缘更为锐利,也同时减少了对比剂用量及辐射剂量。联合检查中,球管常需要进行不同检查方式的切换,包括轴扫与螺旋扫描、心电门控与非心电门控,这也需要CT球管能够在短时间内在不同的检查方式间进行快速的切换,只有这样才能在一次对比剂时间内完成心脑血管的联合检查。由于冠状动脉和头颈部动脉都属于对人体重要脏器供血的血管,同时也是动脉粥样硬化等全身性疾病常见的受累部位,两者有着同样的发病基础和机制,临床实际工作中也经常发现冠状动脉与头颈部动脉同时发生动脉粥样硬化的情况,心脑联合检查技术有效地避免了以往需要两次单独检查带来的种种弊端,宽体探测器冠状动脉与头颈部CTA联合检查具有很大的临床应用价值。

在进行冠状动脉与头颈部CTA联合检查时,首先需要确定各自的扫描范围和触发扫描的监测层面:头颈部CTA扫描范围主动脉至颅顶,冠状动脉CTA扫描是从隆凸下至心脏膈面水平,触发层面选取气管隆凸下水平升主动脉或降主动脉。定位像扫描完成后先行冠脉CTA检查,方法同常规冠脉扫描,采用心电门控技术,采用单心跳轴扫模式,要尽可能缩短冠状动脉CTA扫描时间及冠脉CTA与头颈部CTA两次扫描间隔时间,以保证在一次对比剂注射后完成全部扫描。当冠脉CTA扫描结束后,立即行头颈部CTA扫描,采用螺旋扫描模式,扫描范围自动与头颈部平扫图像匹配,对比剂、盐水用量及注射速率应根据患者BMI调整。两个部位检查完成后,在工作站进行图像的三维立体重建,采用容积再现、多平面重建、曲面重建等方式进行冠脉与头颈部动脉的血管分析。若患者有接受血管内介入治疗的病史,放置有支架、弹簧圈等内置物,联合检查时可采用金属伪影抑制技术降低植入物周围的线束硬化伪影,提高血管与周围组织对比,从而有利于临床准确评估治疗效果,使再发动脉瘤、再狭窄、血管破裂、继发出血等并发症得到及时、有效的救治。对于冠脉搭桥术后的复查,宽体探测器冠脉与头颈CTA联合检查可保证扫描野内桥血管全程包括两端吻合口,且强化程度基本一致,能清晰、直观、整体地显示桥血管及其连接关系、管腔、管壁等情况。

二、宽体探测器CT在主动脉与双下肢动脉CTA联合检查中的应用

双下肢动脉的血供直接受主动脉血管通畅程度的影响,主动脉与双下肢动脉也是动脉粥样硬化、糖尿病等全身性血管损害疾病的常见受累血管,由于下肢动脉血流相对缓慢、解剖相对复杂、血管管径相对纤细,双下肢动脉病变往往造成下肢动脉严重狭窄或闭塞,引起下肢皮温降低、缺血、坏死等严重的临床症状,对患者生活质量造成很大的影响。此外,如何确保主动脉夹层、主动脉瘤等的合理治疗并同时避免主动脉疾病及其外科或介入治疗对双下肢动脉血供造成的不良影响也是临床亟须解决的问题。因此,术前需要进行主动脉CTA及双下肢动脉CTA的检查以便全面准确地观察患者主动脉及双下肢动脉病变,针对病因统筹兼顾地制订治疗方案。术后更需要对治疗效果及并发症进行可重复性地、详细地评估。

宽体探测器CT的临床应用使主动脉与双下肢动脉CTA联合检查成为现实,联合检查采用螺旋扫描方式,扫描方向为头侧至足侧,扫描范围为主动脉弓至足底水平,由于主动脉与下肢动脉血液循环特点不同,扫描前需要对CT设备进行合理的扫描参数和条件设置,也需要对对比剂用量及注射速度进行调整,

以达到最佳合理的检查效果。下肢血液循环慢,扫描范围长,就需要CT设备降低扫描速度,增加对比剂峰值维持时间。对于心功能异常,循环状态不好的患者,应权衡联合检查的利弊,必要时根据临床情况单独进行检查。

三、宽体探测器CT在冠脉与主动脉CTA联合检查中的应用

主动脉疾病具有发病突然、进展迅速、病死率高等特点,常急诊收入院且临床症状有时与急性冠心病很难区分。因此,对于急性胸痛患者,临床怀疑冠脉或主动脉病变时,常需进行冠状动脉与主动脉联合检查。冠状动脉与主动脉联合检查时,需要观察包括冠状动脉在内的自主动脉弓至髂血管分叉在内的主动脉血管情况。心脏冠脉可采用大范围单心跳轴扫模式,极大地降低了冠状动脉的扫描时间,这就为首先进行冠脉CTA检查后立即进行主动脉CTA检查创造了时间上的可能性。冠脉CTA采用心电门控技术,阈值触发方式进行扫描,触发层面选取气管隆凸下层面,感兴趣区设定在升主动脉或降主动脉,手动或自动触发启动扫描。冠脉扫描前通常设置约8s的延迟时间,以提示患者吸气后屏气,并可使对比剂充分充盈冠脉的各支血管。尽可能缩短冠脉与主动脉两次扫描的间隔时间。主动脉CTA采用螺旋扫描模式,扫描范围自主动脉弓至耻骨联合水平,扫描方向为头侧至足侧。联合检查全部完成后,在工作站对冠脉及主动脉图像进行三维重建、多方位融合重组、曲面重组等方法进行冠脉及主动脉的血管分析。

宽体探测器CT结合0.28s/周的转速及冠状动脉追踪冻结技术进行联合检查,可在一个心动周期的收缩期和舒张期各进行一次图像采集并重建图像,可对主动脉夹层真腔在不同期相的情况进行评估,并对主动脉夹层真假腔及破口位置进行分别显示。结合低管电压技术,可对不典型主动脉夹层壁间血肿的累及范围、程度及穿透性溃疡的位置、大小等做出清晰显示。对于升主动脉瘤或升主动脉夹层患者,为了保证冠脉血供及避免围手术期心脏不良事件,术前需要评估冠脉窦受累及冠脉血供情况,冠脉与主动脉CTA联合检查可一站式获得所需信息,减少了对比剂用量,提高了检查效率,结合最新的迭代技术也使辐射剂量控制在满意的水平。

四、宽体探测器CT在冠脉CTA与腹部多期增强联合检查中的应用

腹部多期增强CT检查是为了充分评价腹部脏器病变的血供情况、更好地显示病灶特征及进行定位、定性诊断的检查技术。腹部多期增强检查通常采用平扫及两期增强模式,包括动脉期、静脉期,尤其对于血供丰富的脏器如肝脏,其多期增强的检查效果取决于肝实质与病灶的强化情况,肝实质强化越明显,与病变的密度差别越大,越有利于对病变位置、性质的准确诊断。腹部多期增强动脉期多采用个体化阈值触发方式来启动扫描,随后根据经验法确定后两期扫描对应的延迟时间节点。由于门脉期持续时间较长,一般都能取得比较满意的增强效果,而动脉期多持续时间较短,故如何使三期图像均达到最佳效果是腹部多期增强检查扫描中的关键。

研究表明,冠脉CTA检查可有效降低围手术期心脏不良事件的发生率,是术前发现冠脉病变、评估心脏功能的有效手段,是制订合理治疗方案的有效保证。宽体探测器CT的问世为同时进行冠脉CTA和腹部多期增强检查提供了技术保证,虽然两者都是在注射对比剂后进行不同期相和时间的扫描,但是两者的检查目的并不相同,腹部多期增强检查更侧重于腹部脏器的强化效果,而冠脉CTA检查只侧重于冠状动脉的管壁、管腔情况。冠脉CTA与腹部多期增强联合检查时,首先进行冠脉CTA检查,采用单心跳轴扫模式,自动触发启动扫描,冠脉CTA检查结束后,立即进行腹部多期增强扫描,采用螺旋扫描模式,为了保证动脉期目标腹部脏器强化效果,应尽量减少冠状动脉CTA扫描时间、扫描模式切换及移床的时间,

可采取适当增加对比剂注射速率等措施,此外,扫描前充分训练患者在短时间内多次成功屏气也是保证联合检查成功的重要前提。

五、宽体探测器 CT 在上肢造瘘术后动静脉联合检查中的应用

血液透析是治疗急慢性肾衰竭的有效方法。目前普遍采用的上肢自体动静脉造瘘为血液透析建立了通畅的血液通路,并能达到一定的血流量,保证血液透析充分、有效,且较中心静脉插管或人造血管建立透析通路优势明显。宽体探测器 CT 凭借其 16cm 高清宝石探测器、3D 蜂巢准直器、VHD 高清重建平台、ASIR-V 全模型实时迭代等技术优势,可对上肢动脉与静脉进行 CT 联合检查,为准确、全面评估造瘘相关血管提供了新的检查手段。联合检查扫描需要在造瘘对侧肘正中静脉高速注入对比剂。经经验时间延迟至靶血管内,使对比剂充盈达高峰期,采用螺旋扫描对感兴趣区进行快速连续的容积数据采集。然后将所采集的原始数据传输至工作站。对原始图像进行融合重组、容积再现、曲面重组等后期处理,重组出二维和三维血管图像,尤其是动脉-瘘口-静脉曲面三维处理可对瘘口的通畅程度进行综合评估,对瘘口维护的方案选择也有重要意义。由于宽体探测器大范围与薄层扫描的兼顾统一,所获得图像可达到 0.23mm 的空间分辨率及 2mm@0.30% 的密度分辨率。AW4.7 工作站强大的后处理功能,能够提供高质量精细的三维血管图像,不仅可以显示感兴趣区血管的解剖结构,而且能对血管进行任意角度分析,了解血管壁的内外细微结构。

综上所述,宽体探测器 CT 凭借其先进的技术优势使其在多器官联合检查中有着极高的应用价值。在今后的临床扫描工作中,要坚持个体化检查、以人为本的基本原则,理论联系实际,勇于实践,不断探索,使宽体探测器 CT 更好地服务于临床诊疗。

(巩青松　周志刚　王阳阳　张永远　李莉明　刘于嘉)

参 考 文 献

[1] LEE K, HUR J, HONG SR, et al. Predictors of Recurrent Stroke in Patients with Ischemic, Stroke: Comparison Study between Transesophageal Echocardiography and Cardiac CT. Radiology. 2015,276(2):381-389.

[2] CHOW BJ, WELLS GA, CHEN L, et al. Prognostic value of 64-slice cardiac computed tomography severity of coronary artery disease, coronary atherosclerosis, and left ventricular ejection fraction. J Am Coll Cardiol. 2010,55(10):1017-1028.

[3] DEBETTE S, COMPTER A, LABEYRIE MA. Epidemiology, pathophysiology, diagnosis and management of intracranial artery dissection. Lancet Neurol. 2015,14(6):640-654.

[4] YOO SM, LEE HY, WHITE CS. MDCT evaluation of acute aortic syndrome. Radiol Clin North Am. 2010,48(1):67-83.

[5] SHEIKH HU. Headache in Intracranial and Cervical Artery Dissections. Curr Pain Headache Rep. 2016,20(2):8.

[6] TAKAKUWA KM, HALPERN EJ. Evaluation of a "triple rule-out" coronary CT angiography protocol: use of 64-Section CT in low-to-moderate risk emergency department patients suspected of having acute coronary syndrome. Radiology. 2008,248(2):438-446.

[7] CHAO SP, LAW WY, KUO CJ, et al. The diagnostic accuracy of 256-row computed tomographic angiography compared with invasive coronary angiography in patients with suspected coronary artery disease. Eur Heart J. 2010,31(15):1916-1923.

[8] MACHIDA H, TANAKA I, FUKUI R, et al. Current and Novel Imaging Techniques in Coronary CT. Radiographics. 2015,35(4):991-1010.

[9] 冉峰,刘长建,黄佃,等.动静脉内瘘术用于血液透析的临床研究.中华显微外科杂志,2007,30(1):67-68.

[10] 金文韬,李斌,刘洪超,等.256 层 CT 上肢血管成像对血液透析患者自体动静脉内瘘功能不全的评价.实用放射学杂志,

2013,29(4):535-538.
[11] 雍防,张发林,徐志锋,等.256层iCT全景血管成像评价上肢动静脉内瘘功能不全.放射学实践,2017,32(9):967-970.
[12] 曾理,郭艳平,蒋利华,等.超声和CTA在血透患者上肢动静脉造瘘术前后的应用分析.西南国防医药,2017,27(8):850-852.

第五章 一站式扫描

第一节 简要技术应用介绍

CT 灌注成像是指经静脉注入对比剂,同时对选定层面进行连续扫描,以获取该层面内每一像素的时间-密度曲线,通过对比剂在靶组织中的浓度变化,间接反映器官和病变组织的血流灌注量,并通过不同的数学模型计算出多个血流灌注参数及灌注伪彩图,可获得活体组织微循环血流动力学及功能学的变化,对病变的诊断及疗效评价具有重要的指导价值。此成像技术具有相对无创、前瞻性、可重复性的特点。

宽体探测器 CT 拥有 16cm 宽体探测器,通过一次轴扫即可实现单器官的灌注成像,相比于传统的螺旋扫描,可使辐射剂量进一步降低。宽体探测器 CT 可以去除螺旋伪影,用更低的辐射剂量和对比剂量实现更高清的图像。全模型实时迭代重建(adaptive statistieal iterative reconstruction-V,ASIR-V),结合了自适应性统计迭代重建(adaptive statistical iterative reconstruction,ASIR)的实时重建优势和基于模型的迭代重建(model-based iterative reconstruction,MBIR)的多模型迭代优势。宽体 CT 一站式扫描联合 ASIR-V 全模型迭代重建技术有助于降低图像噪声,提高图像质量。

一、宽体探测器 CT 在脑灌注成像中的技术优势

CT 脑灌注成像临床应用广泛,可显示缺血灶的部位、范围,判定脑梗死前期的影像学分期、急性期脑梗死的缺血半暗带,通过结合宽体探测器 CT,一次轴扫可覆盖全脑组织范围;而头颈 CT 血管造影(computed tomography angiography,CTA)可显示颈部及颅内供血动脉是否存在狭窄、闭塞及病变的部位、程度,脑灌注结合头颈 CTA 联合应用可更好评价脑组织缺血情况及其原因,尤其对于颈部血管病变引起脑缺血的患者,可更有效地指导临床个体化治疗。而且,脑灌注联合头颈 CTA 扫描可以实现一次打药,同时获得脑灌注图像及头颈血管图像的目的,有利于缩短患者检查时间,减少射线暴露,同时降低对比剂摄入。扫描前,常采用小剂量对比剂测试方法,计算出头颈动脉 CT 值的达峰时间,注入对比剂后,常用扫描阶段分为头颈部平扫、灌注流入期、头颈 CTA、灌注流出期四个期相。在与灌注成像扫描范围和扫描参数(螺距、转速、探测器宽度)保持一致的前提下,CTA 数据可被计算入灌注曲线中。

二、宽体探测器 CT 在胸腹部器官灌注成像中的技术优势

CT 灌注也常应用于胸腹部器官灌注,如胰腺灌注临床应用十分广泛,也可用于肺部、肝脏、肾脏、胃等器官,可提供脏器或病变的微观血流动力学变化情况,尤其是肿瘤灌注,有助于肿瘤的诊断及鉴别、肿瘤治疗后的疗效评估、预后判断等。CT 灌注联合增强一站式扫描模式为注入对比剂后,CT 扫描进入脏器灌注流入期、增强动脉期、灌注流出期和门静脉期的扫描模式,也可根据临床需求加扫灌注或延迟期图像。常规灌注扫描模式前四个期相已可满足需要。通过一次注射对比剂同时获得灌注及常规增强图像的技术,不但可以提供肿瘤的解

剖和功能学信息,为疾病的发现、分期及分级提供更多的临床信息,还可以减少患者多次 CT 检查的等待时间和重复购买对比剂所造成的经济负担。宽体探测器 CT 联合 ASIR-V 重建技术还可明显降低图像噪声,在保证图像质量前提下,可有助于降低辐射剂量。需要注意的是由于胸腹部灌注联合增强检查时间较长,应注意呼吸运动的影响,嘱患者屏气,腹部扫描可应用腹带,减少腹部呼吸运动幅度。

三、宽体探测器 CT 在灌注联合能谱增强成像中的技术优势

CT 灌注联合能谱增强扫描是在常规 CT 增强扫描的基础上又开启能谱模式,可提供 40~140keV 单能量成像,物质分离图像,有效原子序数图和能谱曲线等多种参数成像,较原有的灌注联合增强扫描模式的基础上可提供更多的诊断信息并大大提高诊断能力。通过利用低单能量图像条件下高对比度和 ASIR-V 的降噪优势,有利于实现胸腹部灌注联合能谱增强扫描中血管优化重建的目的,从而在实现肿瘤功能学成像的同时还可提供肿瘤血管解剖关系图像,为临床手术提供参考和帮助。

第二节 临床应用病例

一、脑一站式扫描

(一) 脑灌注

1. 病例一

【病例摘要】

女性,54 岁,右侧肢体肌力减退 2 天,DSA 检查示左侧颈内动脉闭塞(图 5-1)。

【扫描方案】

扫描参数:采用轴扫模式行灌注扫描,管电压 80kVp,管电流 100mA。灌注流入期每 2s 采集一次灌注数据,采集 12 次,流出期每 3s 采集一次灌注数据,采集 7 次,转速 1.0s/周,探测器宽度 16cm,扫描层厚 5mm,重建层厚 0.625mm。图像数据均采用 ASIR-V 70% 进行迭代重建。辐射剂量:总剂量长度乘积(dose length product,DLP)为 2030.59mGy·cm。

对比剂方案:非离子碘对比剂,碘佛醇 350mgI/ml;对比剂用量为 50ml,流速 5ml/s,盐水 50ml。注射时间与扫描同时开始。

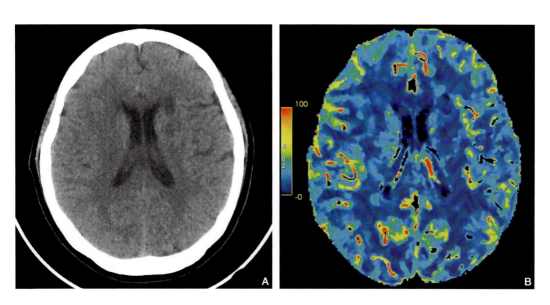

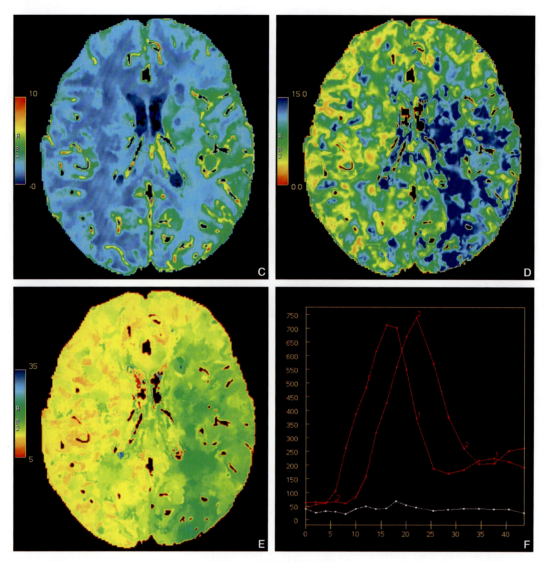

图 5-1 脑灌注病例图像

A~F. 脑平扫图、血流量（blood flow, BF）伪彩图、血容量（blood volume, BV）伪彩图、平均通过时间（mean transit time, MTT）伪彩图、达峰时间（time to peak, TTP）伪彩图、感兴趣区 CT 值-时间衰减曲线，左侧额颞顶叶 BF 较对侧稍减低，BV 较对侧稍升高，MTT、TTP 较对侧明显延长，符合脑梗死前Ⅰ2 期

【诊断】

左侧额颞顶叶脑灌注减低，符合脑梗死前Ⅰ2 期。

2. 病例二

【病例摘要】

女性，58 岁，头晕不适 1 个月余，外院头颈 CTA 示左侧大脑中动脉 M1 段重度狭窄（图 5-2）。

【扫描方案】

扫描参数和对比剂方案同病例一（图 5-1）。辐射剂量：总 DLP 为 2040.43mGy·cm。

【诊断】

双侧大脑半球脑灌注未见明显异常。

【病例小结】

脑灌注广泛应用于指导脑梗死溶栓治疗、短暂性脑缺血及颅内血管狭窄的治疗，对于脑梗死及脑缺血诊断具有较高的敏感度及特异度。对于短暂性脑缺血发作患者，通过脑灌注对脑梗死前期进行影像学分期，有助于临床医师了解患者的实际状况，从而制定有针对性的个体化治疗方案；对于超急性期脑梗死患者，灌注伪彩图

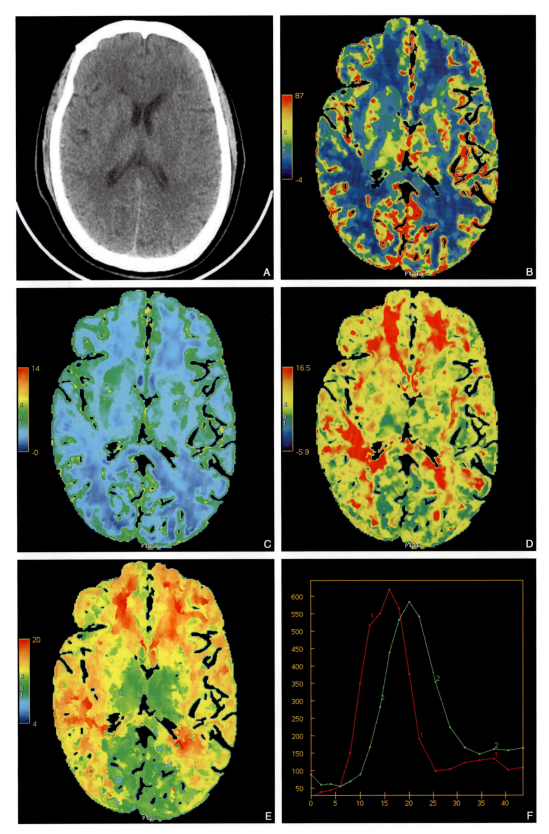

图 5-2　脑灌注病例图像

A～F. 脑平扫图、血流量伪彩图（BF）、血容量伪彩图（BV）、平均通过时间伪彩图（MTT）、达峰时间伪彩图（TTP）、感兴趣区 CT 值-时间衰减曲线，双侧大脑半球 BF、BV、MTT、TTP 基本对称

可显示脑血流灌注情况及和缺血半暗带区域,有效指导临床医生行溶栓治疗。宽体 CT 拥有 16cm 宽体探测器,通过一次轴扫可覆盖脑组织全部范围,相对于传统 4cm 的头颅轴扫模式,在保持良好图像质量的前提下可使辐射剂量进一步降低。

(二) 脑灌注联合头颈 CTA 一站式扫描

1. 病例一

【病例摘要】

男性,69 岁,右侧肢体无力 1 天(图 5-3)。

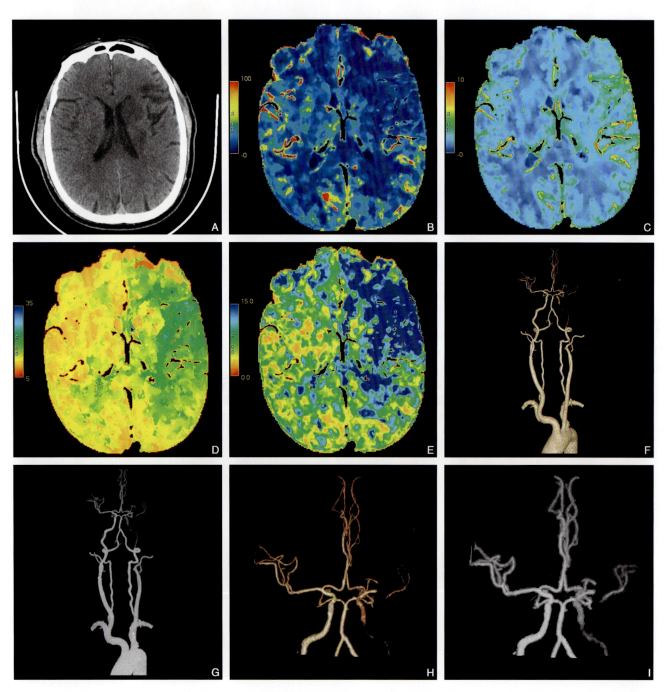

图 5-3　脑灌注联合头颈 CTA 一站式扫描病例图像

A~E. 脑平扫图、血流量伪彩图(BF)、血容量伪彩图(BV)、平均通过时间伪彩图(MTT)、达峰时间伪彩图(TTP),左侧额颞顶叶 BF 较对侧减低,BV 与对侧基本对称,MTT、TTP 较对侧明显延长,符合脑梗死前Ⅱ1 期;F~I. 头颈动脉 VR 及 MIP 图像、颅内动脉 VR 及 MIP 图像,左侧颈内动脉重度狭窄,左侧大脑中动脉 M1 段闭塞,远端分支显影稀疏、纤细

第五章 一站式扫描

【扫描方案】

扫描参数:共分四阶段进行扫描,第 1 阶段和第 3 阶段为头颈 CTA 平扫及动脉期,第 2 阶段和第 4 阶段为脑灌注流入期及流出期。脑灌注部分:采用轴扫模式,管电压 100kVp,管电流 200mA。灌注流入期每 2s 采集一次灌注数据,采集 6 次,流出期每 3s 采集一次灌注数据,采集 8 次,转速 0.28s/周,探测器宽度 16cm,扫描层厚 5mm,脑灌注图像数据均采用 ASIR-V 60%进行迭代重建。头颈 CTA 部分:采用螺旋扫描,管电压 100kVp,管电流自动 mA,噪声指数 6HU,转速 0.28s/周,探测器宽度 80mm,螺距 0.984∶1,扫描层厚 5mm,重建间隔 0.625mm,头颈图像数据采用 ASIR-V 40%进行迭代重建。辐射剂量:总 DLP 为 2894.8mGy·cm。

对比剂方案:非离子碘对比剂,碘佛醇 350mgI/ml;脑灌注:对比剂用量为 50ml,流速 5ml/s,盐水 50ml;头颈 CTA:对比剂用量为 60ml,流速 5ml/s,盐水 50ml。注射时间与扫描同时开始。正式扫描前采用小剂量测试,计算出颈动脉达峰时间。总体扫描时间平均约 56s。扫描结束采用原始灌注数据及增强数据重建灌注图像(共 15 个"PASS")及头颈 CTA 图像。

【诊断】

左侧大脑中动脉 M1 段闭塞;左侧额顶颞叶脑灌注减低。

2. 病例二

【病例摘要】

女性,62 岁,头晕耳鸣 10 余天(图 5-4)。

【扫描方案】

扫描参数和对比剂方案同病例一(图 5-3)。辐射剂量:总 DLP 为 2537.69mGy·cm。

【诊断】

左侧大脑中动脉 M1 段重度狭窄;双侧大脑半球脑灌注未见明显异常。

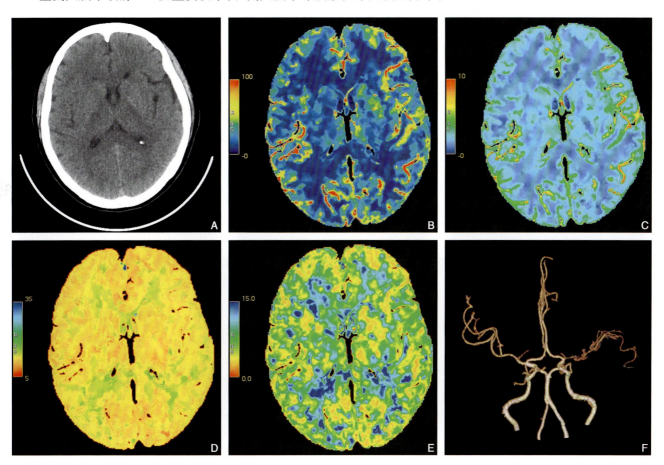

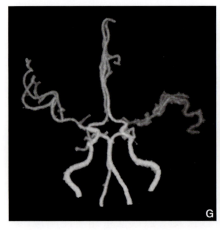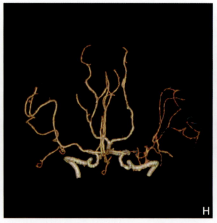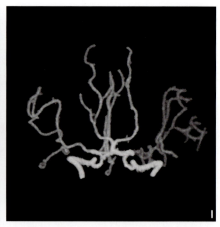

图 5-4 脑灌注联合头颈 CTA 一站式扫描图像

A~E. 脑平扫图、血流量伪彩图（BF）、血容量伪彩图（BV）、平均通过时间伪彩图（MTT）、达峰时间伪彩图（TTP），双侧大脑半球 BF、BV、MTT、TTP 基本对称；F、H. 脑动脉 VR 图；G、I. 脑动脉 MIP 图像，左侧大脑中动脉 M1 段局限性重度狭窄，远端分支显影较对侧纤细

【病例小结】

脑灌注加头颈 CTA 一站式扫描实现一次打药，同时获得脑灌注图像及头颈血管图像，有利于缩短患者检查时间并减少患者的对比剂使用量。其中脑灌注图像对于脑梗死前期的影像学分期具有重要临床价值，对于超急性期脑梗死患者，灌注伪彩图可显示脑血流灌注情况及和缺血半暗带。所产生的头颈 CT 血管图像显示颈部及颅内血管狭窄或闭塞情况，从而为指导临床个体化治疗具有重要应用价值。这种联合扫描模式对于颈动脉狭窄所致的脑灌注异常患者具有重要的临床意义。

二、肺一站式扫描

（一）肺肿瘤单纯灌注扫描

1. 病例一

【病例摘要】

女，75 岁，发现肺占位 1 个月（图 5-5）。

【扫描方案】

扫描参数：采用轴扫模式行灌注扫描，管电压 100kVp、管电流 70mA，探测器宽度 16cm，扫描及重建层厚 5mm。图像数据均采用 ASIR-V50% 进行迭代重建。于注入对比剂后 5s 开始扫描，每 2s 采集一次图像，共采集 25 次，总体扫描时间平均约 55s。辐射剂量：总 DLP 为 890.14mGy·cm。

对比剂方案：对比剂浓度为含碘 350mg/ml，用量 50ml；盐水 20ml，流速 4.0ml/s。

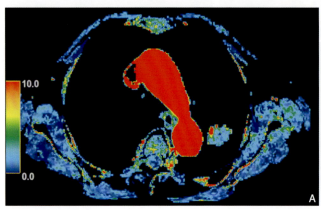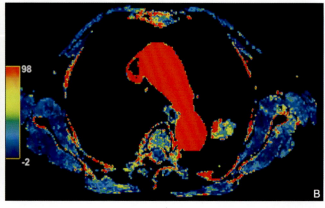

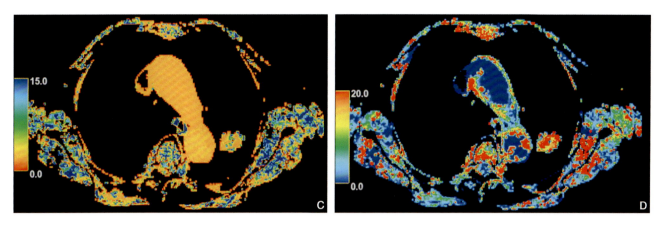

图 5-5　肺肿瘤单纯灌注扫描图像

肺灌注扫描，A~D. BV、BF、MTT、表面通透性（permeability surface, PS）伪彩图，通过选取病灶感兴趣区可获得灌注参数数值

【诊断】

左肺上叶尖后段占位，考虑肺癌。

2. 病例二

【病例摘要】

男，51岁，间断发热、咳嗽7天（图 5-6）。

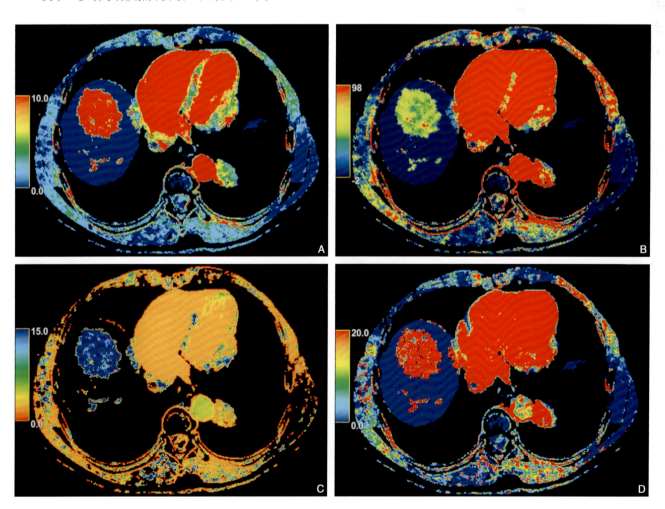

图 5-6　肺肿瘤单纯灌注扫描图像

A~D. 肺灌注扫描 BV、BF、MTT、PS 伪彩图，通过选取病灶感兴趣区可获得灌注参数数值

【扫描方案】

扫描参数和对比剂方案同病例一(图 5-5)。辐射剂量：总 DLP 为 921.87mGy·cm。

【诊断】

左肺下叶背段占位,考虑炎性病变。

【病例小结】

肺灌注扫描提供肿瘤组织的功能学参数,反映肺肿瘤组织内血流状态,从微循环水平定量或定性评估病灶病理生理学变化等功能改变,在判断肿瘤的性质、分级、转移、疗效和预后等方面具有重要的临床价值,也可用于鉴别肺结节的良恶性,肺肿瘤的血流灌注高于肺良性病变,且不同分化程度及分期、不同病理类型肺癌的灌注参数不同,宽体探测器通过一次旋转即可完成单器官成像,在肺肿瘤灌注方面具有独特的优势。

(二) 肺肿瘤一站式灌注联合增强扫描

1. 病例一

【病例摘要】

男 64 岁,发热伴咳嗽、咳痰 1 个月余(图 5-7)。

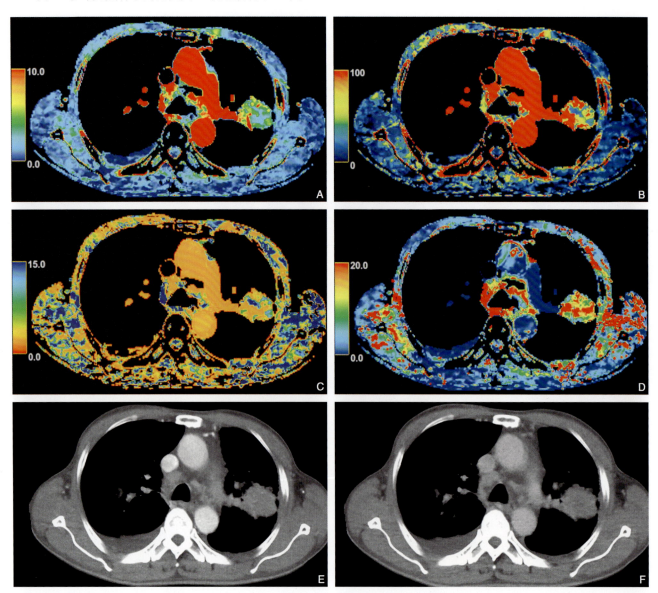

图 5-7 肺肿瘤一站式灌注联合增强扫描图像

一次对比剂注射同时实现肺结节灌注扫描与全肺增强扫描,A~D.灌注图像,依次为 BV、BF、MTT、PS 伪彩图;E、F.双期增强扫描图像

【扫描方案】

扫描参数：采用宽体CT一站式灌注联合增强扫描模式。灌注扫描参数：采用轴扫模式行灌注扫描，管电压80kVp，管电流100mA，探测器宽度16cm，扫描及重建层厚5mm，图像数据均采用ASIR-V 50%进行迭代重建。增强扫描参数：管电压120kVp，自动管电流技术，探测器宽度8cm，螺距0.992:1，扫描及重建层厚5mm。于注入对比剂后5s开始扫描，流入期每2s采集一次图像，共采集10次，流出期每3s采集一次图像，共采集6次；于注入对比剂后25s、50s行双期增强扫描，动静脉期各计一次灌注扫描，共18次，总体扫描时间平均约57s。辐射剂量：总DLP为879.94mGy·cm。

对比剂方案：对比剂浓度为含碘350mg/ml，用量为1.1ml/kg，流速1.1ml/kg×体重（kg）/16ml/s，盐水20ml。

【诊断】

左肺上叶占位，考虑肺癌。

2. 病例二

【病例摘要】

男43岁，咳嗽、咳痰、咯血、胸痛10余天（图5-8）。

【扫描方案】

扫描参数和对比剂方案同病例一（图5-7）。辐射剂量：总DLP为856.21mGy·cm。

【诊断】

左肺上叶占位，考虑肺癌。

【病例小结】

宽体CT通过一次打药完成灌注与增强一站式扫描，可减少患者对比剂使用量，在提供肺癌灌注参数的同时完成全肺组织增强扫描，其中灌注可提供肺癌的血流动力学信息，而全肺组织增强扫描可获得肿瘤的形态学特征，以及有无合并纵隔及肺门淋巴结转移。宽体CT灌注与增强一站式扫描不但对肺肿瘤的诊断及疗效评估

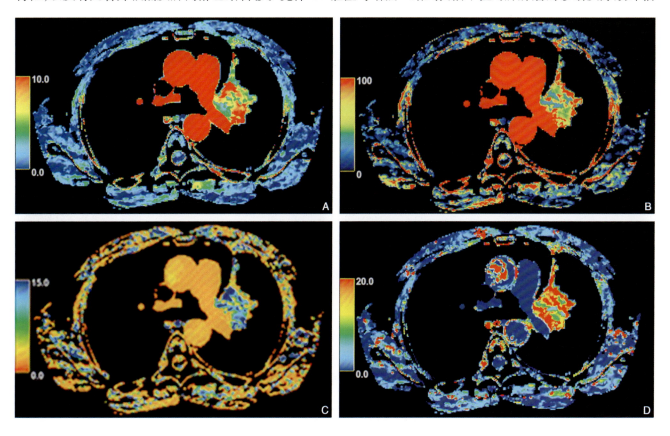

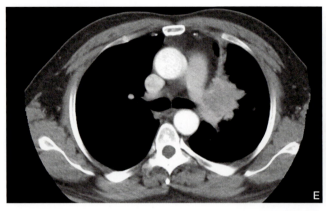
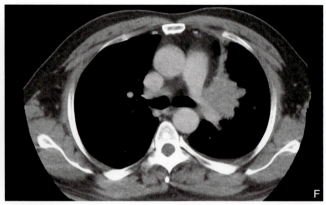

图 5-8 肺肿瘤一站式灌注联合增强扫描图像

一次对比剂注射同时实现肺结节灌注扫描与全肺增强扫描，A~D. 灌注图像，依次为 BV、BF、MTT、PS 伪彩图；E、F. 双期增强扫描图像，灌注图像获得病灶灌注功能参数，增强图像显示肿瘤形态学特征

具有重要价值，为临床综合评估病情提供参考，还可以减少患者经济负担。

（三）肺肿瘤一站式灌注联合能谱扫描

1. 病例一

【病例摘要】

男，64 岁，腹胀 20 天，痰中带血 1 天（图 5-9）。

【扫描方案】

扫描参数：采用宽体 CT 一站式能谱联合灌注扫描模式。灌注扫描参数：采用轴扫模式行灌注扫描，转速 2.0s/周，管电压 80kVp，管电流 100mA，探测器宽度 16cm，扫描及重建层厚 5mm，图像数据均采用 ASIR-V 50% 进行迭代重建。能谱扫描参数：采用 GSI Assist 模式行双期能谱增强扫描，80/140kVp 瞬时切换，智能匹配管电流水平技术，探测器宽度 80mm，螺距 0.992∶1，扫描及重建层厚 5mm。于注入对比剂后 5s 开始扫描，流入

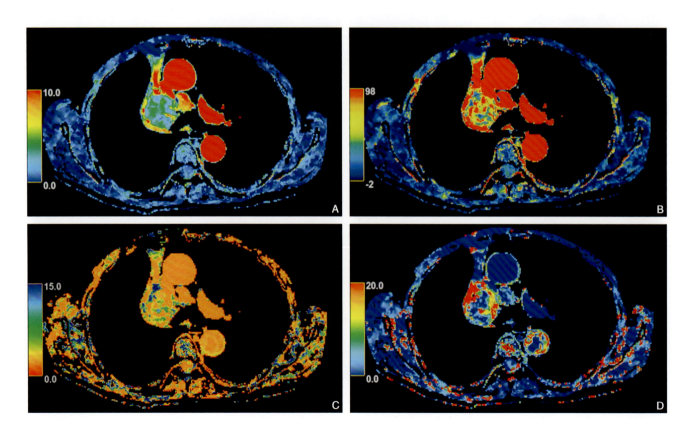

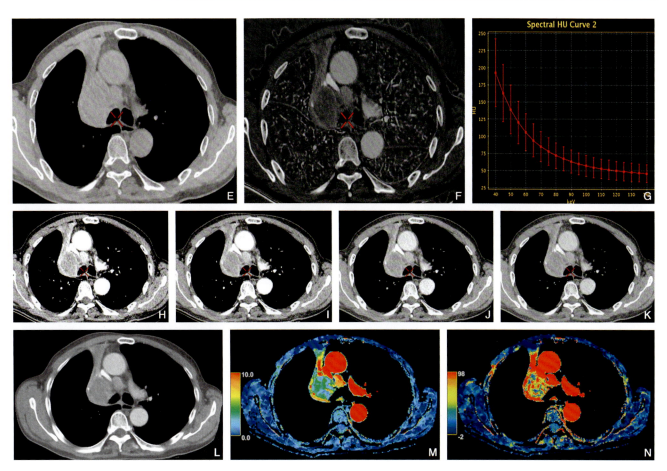

图 5-9 肺肿瘤一站式灌注联合能谱扫描图像

一次对比剂注射同时实现肺结节灌注扫描与能谱扫描,A~D.灌注图像,依次为 BV、BF、MTT、PS 伪彩图;E~G.能谱图像依次为水基图、碘基图、能谱衰减曲线(红色为肿瘤组织);H~K.40keV、50keV、60keV、70keV 水平单能量图像,低 keV 水平能够增加组织间对比度,清楚显示肿瘤组织及肺不张组织边界;L~N.最佳 keV 单能图像、BV、BF 伪彩图,调整灌注扫描中扫描时间点,可获得最佳显示肿瘤及肺不张组织图像;M、N.伪彩图显示两者边界

期每 2s 采集一次图像,共采集 10 次,流出期每 3s 采集一次图像,共采集 6 次;于注入对比剂后 25s、50s 采用能谱模式行双期增强扫描,动静脉期各计一次灌注扫描,共 18 次,总体扫描时间平均约 57s。辐射剂量:总 DLP 为 927.93mGy·cm。

对比剂方案:对比剂浓度为含碘 350mg/ml,用量为 1.1ml/kg,流速 1.1ml/kg×体重(kg)/16ml/s,盐水 20ml。

【诊断】

右肺占位,考虑肺癌。

2. 病例二

【病例摘要】

男,55 岁,咳嗽咳痰 20 天,痰中带血 5 天(图 5-10)。

【扫描方案】

扫描参数和对比剂方案同病例一(图 5-9)。辐射剂量:总 DLP 为 916.76mGy·cm。

【诊断】

右肺占位,考虑肺癌。

【病例小结】

宽体 CT 通过一次注入对比剂同时完成灌注成像及能谱成像,不但减少患者对比剂使用量,还可同时获得

第五章 一站式扫描

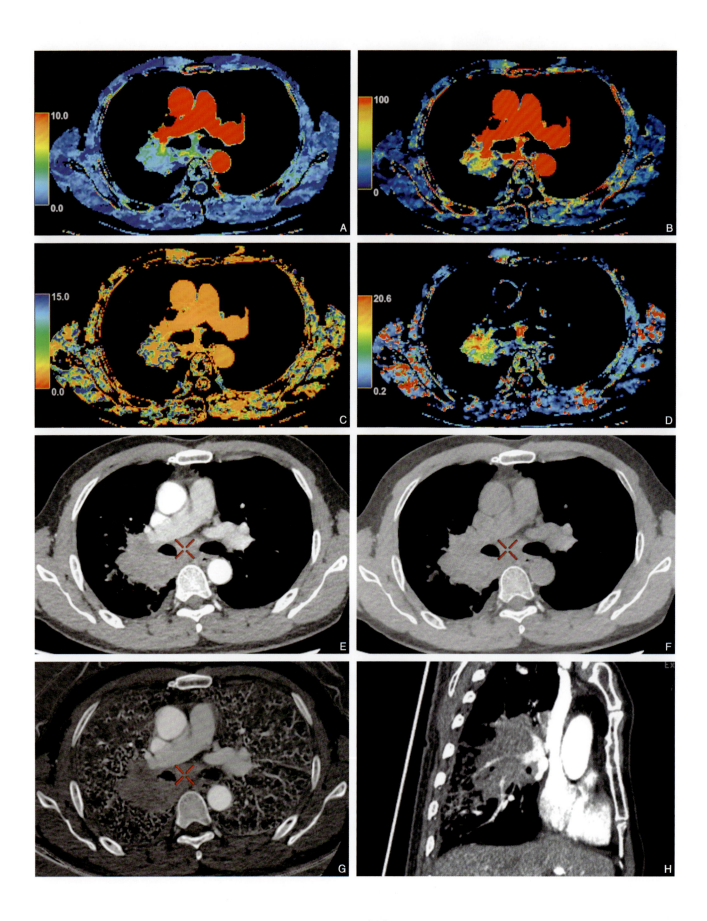

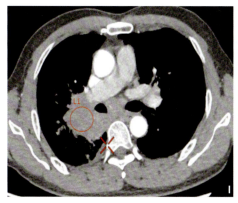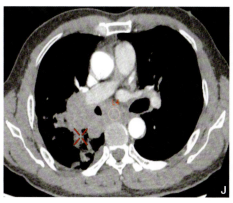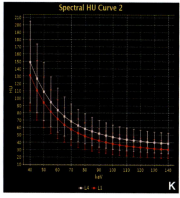

图5-10 肺肿瘤一站式灌注联合能谱扫描图像

一次对比剂注射同时实现肺结节灌注扫描与能谱扫描,A~D.灌注图像,依次为BV、BF、MTT、PS伪彩图;E~G.为能谱图像依次为水基图、碘基图、能谱衰减曲线(红色为肿瘤组织,粉色为纵隔淋巴结);H.50keV单能图像,低keV水平下单能量水平清晰显示肿瘤与血管之间的关系;I、J.分别选择肿瘤感兴趣区及淋巴结感兴趣区;K.能谱曲线图中显示肿瘤与纵隔淋巴结的能谱曲线(红色线-肿瘤组织;粉色线-纵隔淋巴结),能谱曲线斜率略一致

灌注及能谱多参数成像模式,有利于为临床诊断提供更丰富的信息,对于肺肿瘤的良恶性、肺癌的病理类型及分化程度均具有一定的应用价值。其中能谱低单能水平图像可提高图像对比剂噪声比,有利于肿瘤血管的优化显示,为外科手术治疗提供指导。

三、肝脏一站式扫描

(一)肝肿瘤灌注扫描

1. 病例一

【病例摘要】

女,55岁,发现肝占位3个月余(图5-11)。

【扫描方案】

扫描参数:管电压100kVp,管电流100mA,球管旋转时间0.5s,z轴覆盖范围160mm,矩阵512×512,图像数据均采用ASIR-V50%进行迭代重建。于注射5s后开始扫描,灌注流入期每2s采集一次灌注数据,灌注11次,灌注流出期每2.5s采集一次灌注数据,灌注9次,总扫描时间约50s。辐射剂量:总DLP为927mGy·cm。

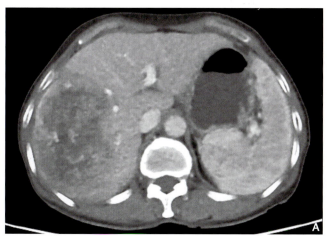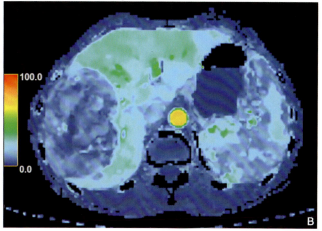

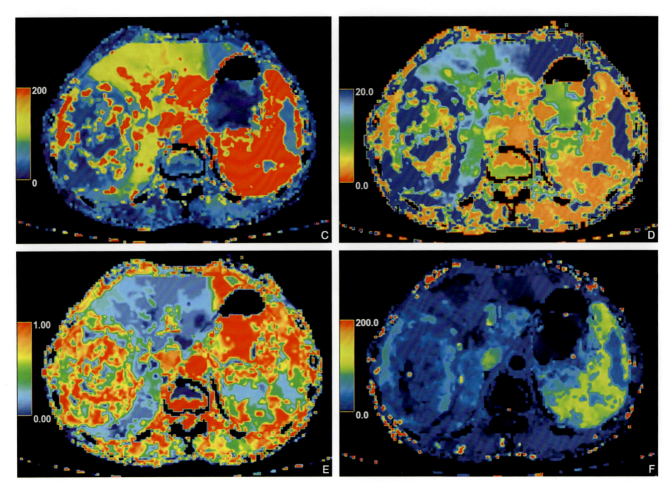

图 5-11　肝肿瘤灌注扫描图像

肝癌灌注，A.灌注常规图像；B~F.灌注彩图依次为 BV、BF、MTT、HAF、PS 图

对比剂方案：非离子碘对比剂，碘佛醇 350mgI/ml；对比剂用量为 50ml，流速 5ml/s，盐水 40ml。

【诊断】

肝右叶占位，考虑肝癌。

2. 病例二

【病例摘要】

女，67 岁，发现腹痛 2 个月余（图 5-12）。

【扫描方案】

扫描参数和对比剂方案同病例一（图 5-11）。辐射剂量：总 DLP 为 935mGy·cm。

【诊断】

肝右叶占位，考虑肝癌。

【病例小结】

宽体 CT 通过一次轴扫即可完成肝癌病灶的灌注成像，大范围的扫描模式有利于实现全肝灌注扫描，且辐射剂量没有增加。CT 灌注成像不仅可显示肝脏肿瘤的形态学改变，而且可以揭示靶组织或器官血流动力学特征，从微循环水平定量或定性评估病灶病理生理学变化等功能改变，在判断肿瘤性质、分级、转移、疗效和预后等方面有明显优势。灌注扫描对于肝肿瘤的良恶性、肝癌的病理类型均具有一定的应用价值，为临床提供诊断依据。

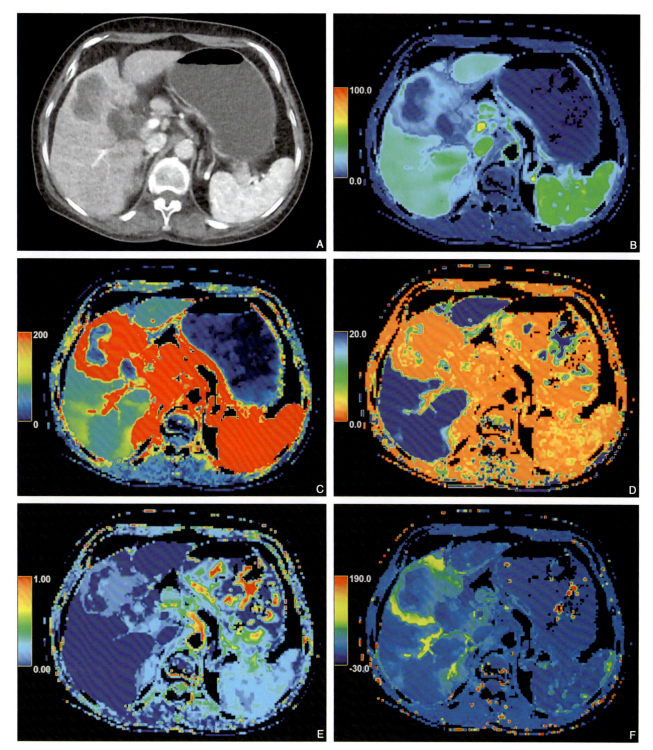

图 5-12 肝肿瘤灌注扫描病例图像

肝癌灌注,A. 灌注常规图像;B~F. 灌注彩图依次为 BV、BF、MTT、HAF、PS 图

(二)肝肿瘤灌注联合常规增强一站式扫描

1. 病例一

【病例摘要】

男性,66 岁,上腹部包块 2 个月(图 5-13)。

【扫描方案】

灌注扫描参数:管电压 100kVp,管电流 100mA,球管旋转时间 0.5s,z 轴覆盖范围 160mm,矩阵 512×512,

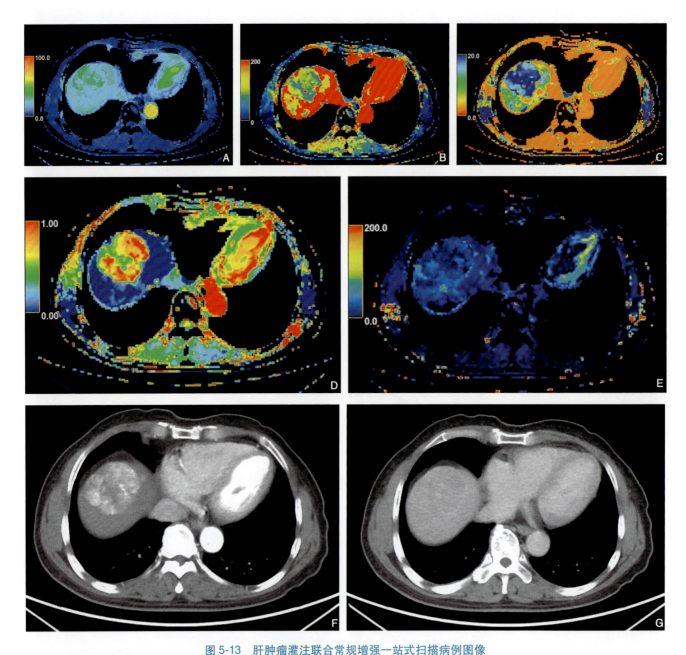

图 5-13 肝肿瘤灌注联合常规增强一站式扫描病例图像

A~E. 一次对比剂注射同时实现肝占位灌注，依次为 BV、BF、MTT、HAF、PS 图；F、G. 常规增强扫描，分别为动脉期图像、静脉期图像

扫描及重建层厚5mm，图像数据均采用ASIR-V 50%进行迭代重建。常规增强扫描参数：管电压100kV，管电流300mA，探测器宽度8cm，螺距为0.992∶1。扫描及重建层厚5mm。于注入对比剂后5s开始扫描，灌注流入期每2s采集一次灌注数据，灌注11次，灌注流出期每2.5s采集一次灌注数据，灌注9次。于注入对比剂后25s、55s行双期增强扫描，动静脉期各计一次灌注扫描，共22次，总体扫描时间平均约60s。辐射剂量：总DLP为1026mGy·cm。

对比剂方案：非离子碘对比剂，碘佛醇350mgI/ml；对比剂用量为1.1ml/kg，流速1.1ml/kg×体重（kg）/16ml/s，盐水20ml。

【诊断】

肝脏右叶占位，考虑肝癌。

2. 病例二

【病例摘要】

女性,65岁,发现肝占位6天(图5-14)。

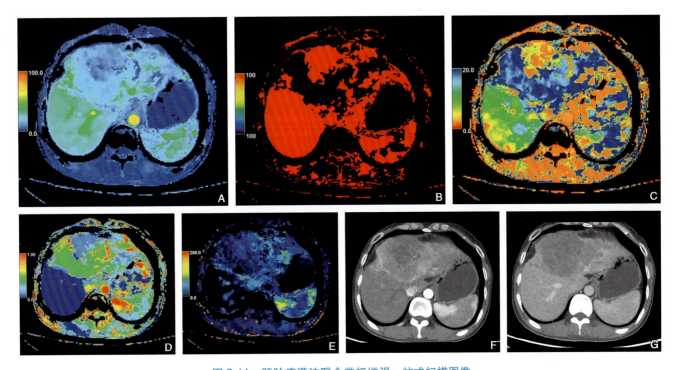

图5-14　肝肿瘤灌注联合常规增强一站式扫描图像

A~E.一次对比剂注射同时实现肝占位灌注,依次为BV、BF、MTT、HAF、PS图;F、G.常规增强扫描,依次为动脉期、静脉期

【扫描方案】

扫描参数和对比剂方案同病例一(图5-13)。辐射剂量:总DLP为1157mGy·cm。

【诊断】

肝脏内占位,考虑肝癌。

【病例小结】

肝癌为肝动脉供血,病灶早期强化,门静脉期及延迟期强化程度下降,多期增强扫描对于肝癌的诊断具有重要意义。宽体CT通过一次打药完成灌注与常规增强一站式扫描,可减少患者对比剂使用量,并提供更丰富的功能参数及形态学特征,灌注扫描与常规增强扫描揭示肝癌血流动力学特征,从微循环水平定量或定性评估病灶病理生理学变化等功能改变,在判断肝癌性质、分级、转移、疗效和预后等方面有明显的优势。灌注扫描联合常规增强扫描对于肝脏肿瘤的良恶性、肝占位的病理类型及分化程度均具有一定的应用价值,为临床提供更准确的诊断依据。

(三) 肝肿瘤灌注联合能谱增强一站式扫描

1. 病例一

【病例摘要】

男,46岁,肝占位2个月余(图5-15)。

【扫描方案】

灌注扫描参数:管电压100kVp,管电流100mA,球管旋转时间0.5s,z轴覆盖范围160mm,矩阵512×512,扫描及重建层厚5mm,图像数据均采用ASIR-V 50%进行迭代重建。能谱增强扫描参数:80kVp/140kVp瞬时切

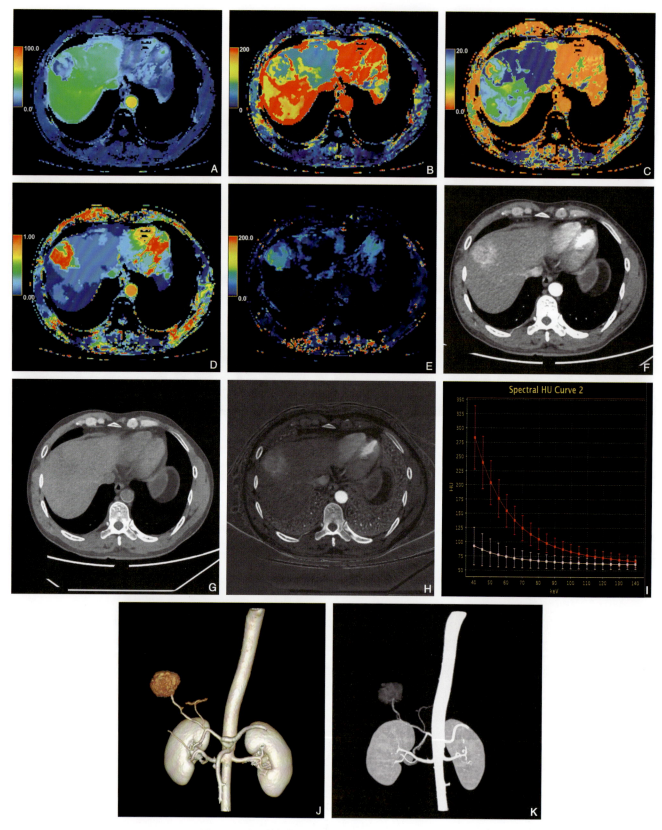

图 5-15　肝肿瘤灌注联合能谱增强一站式扫描图像

A~E. 注一次对比剂注射同时实现肝癌灌注,依次为 BV、BF、MTT、HAF、PS 图;F~I. 能谱增强扫描,依次为 68keV 单能图像、水基图、碘基图、能谱衰减曲线(粉线为肿瘤组织、绿线为正常肝实质);J、K. 血管成像图,血管成像图依次为 VR 像、MIP 像,可以清楚显示供血动脉为肝右动脉分支

换,自动管电流,转速 0.5s/周,探测器宽度 80mm,螺距 0.992∶1,扫描层厚 5mm,噪声指数为 8HU。于注入对比剂后 5s 开始扫描,灌注流入期每 2s 采集一次灌注数据,灌注 11 次,灌注流出期每 2.5s 采集一次灌注数据,灌注 9 次。于注入对比剂后 25s、55s 行能谱增强扫描,动静脉期各计一次灌注扫描,共 22 次,总体扫描时间平均约 60s。辐射剂量:总 DLP 为 1694mGy·cm。

对比剂方案:非离子碘对比剂,碘佛醇 350mgI/ml;对比剂用量为 70ml,流速 4.5ml/s,盐水 20ml。

【诊断】

肝右叶占位,考虑肝癌。

2. 病例二

【病例摘要】

男,49 岁,发现肝占位 1 周(图 5-16)。

【扫描方案】

扫描参数和对比剂方案同病例一(图 5-15)。辐射剂量:总 DLP 为 1579mGy·cm。

【诊断】

肝右叶占位,考虑肝癌。

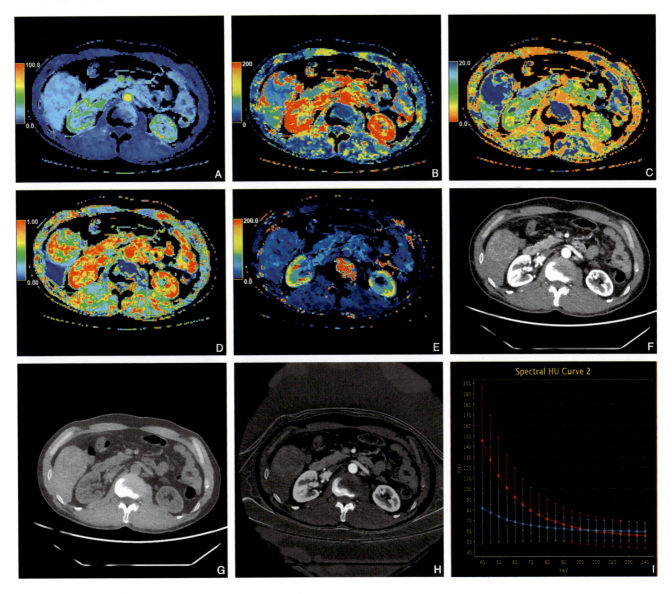

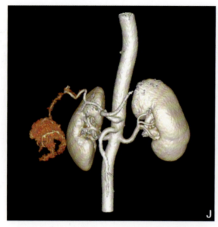
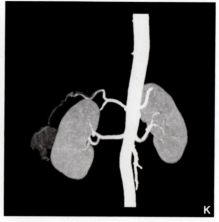

图 5-16　肝肿瘤灌注联合能谱增强一站式扫描图像

A~E.一次对比剂注射同时实现肝癌灌注,依次为 BV、BF、MTT、HAF、PS 图;F~I.能谱增强扫描,能谱增强图像依次为 68keV 单能图像、水基图、碘基图、能谱衰减曲线(红线为肿瘤组织、蓝线为正常肝实质);J、K.血管成像图依次为 VR 像、MIP 像,可以清楚显示供血动脉为肝右动脉分支

【病例小结】

灌注扫描与能谱增强扫描对于肝占位的良恶性具有一定的应用价值,能谱 CT 成像不仅可通过碘基值、能谱曲线斜率等参数对肿瘤病变的定性及定量研究进行综合分析,还可以通过选择最佳单能图像进行血管重建,清楚显示肿瘤的供血动脉及其与周围血管之间的关系。一次打药完成灌注与能谱增强一站式扫描,可减少患者对比剂使用量,并提供更丰富的功能参数,具有较高的临床应用价值。

四、胃一站式扫描

(一) 胃肿瘤灌注扫描

1. 病例一

【病例摘要】

男,68 岁,黑便半个月(图 5-17)。

【扫描方案】

灌注扫描参数:管电压 100kVp,管电流 100mA,球管旋转时间 0.5s,z 轴覆盖范围 160mm,矩阵 512×512,灌注流入期每 2s 采集一次灌注数据,灌注 11 次,灌注流出期每 2.5s 采集一次灌注数据,灌注 9 次。图像数据均采用 ASIR-V 50% 进行迭代重建。辐射剂量:总 DLP 为 633.57mGy·cm。

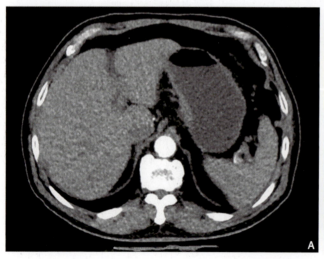
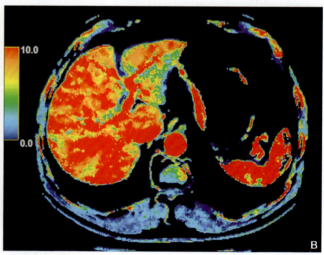

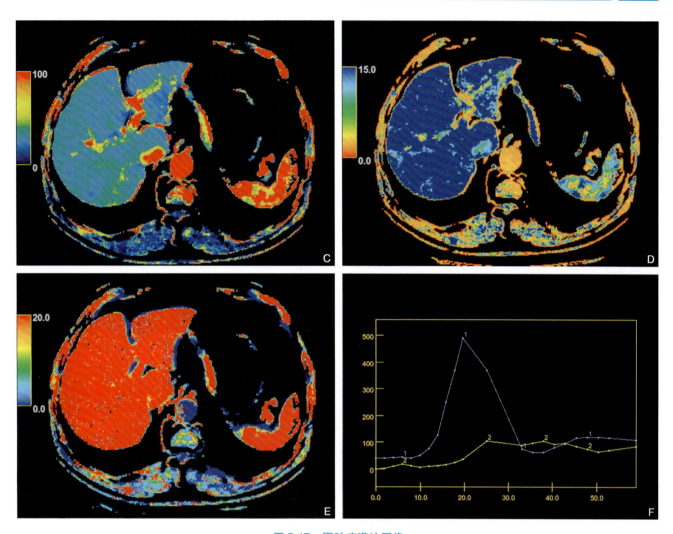

图 5-17　胃肿瘤灌注图像

胃肿瘤灌注,A.灌注常规图像;B~F.灌注彩图依次为 BV、BF、MTT、PS、时间密度曲线(time density curve,TDC)图(蓝线为主动脉,黄线为胃肿瘤病灶)

对比剂方案:非离子碘对比剂,碘佛醇 350mgI/ml;对比剂用量为 50ml,流速 5ml/s,盐水 40ml。注射时间与扫描同时开始。

【诊断】

贲门壁增厚,考虑癌。

2. 病例二

【病例摘要】

男,63 岁,吞咽困难 10 天(图 5-18)。

【扫描方案】

扫描参数和对比剂方案同病例一(图 5-17)。辐射剂量:总 DLP 为 617.56mGy·cm。

【诊断】

贲门壁增厚,考虑癌。

【病例小结】

宽体探测器 CT 通过一次轴扫完成胃肿瘤灌注成像,不仅可显示病灶的形态学改变,而且可以揭示靶组织或器官血流动力学特征,从微循环水平定量或定性评估病灶病理生理学变化等功能改变,在判断肿瘤性质、分级、转移、疗效和预后等方面有明显优势。灌注扫描对于胃肿瘤的良恶性、胃癌的病理类型及分化程度均具有

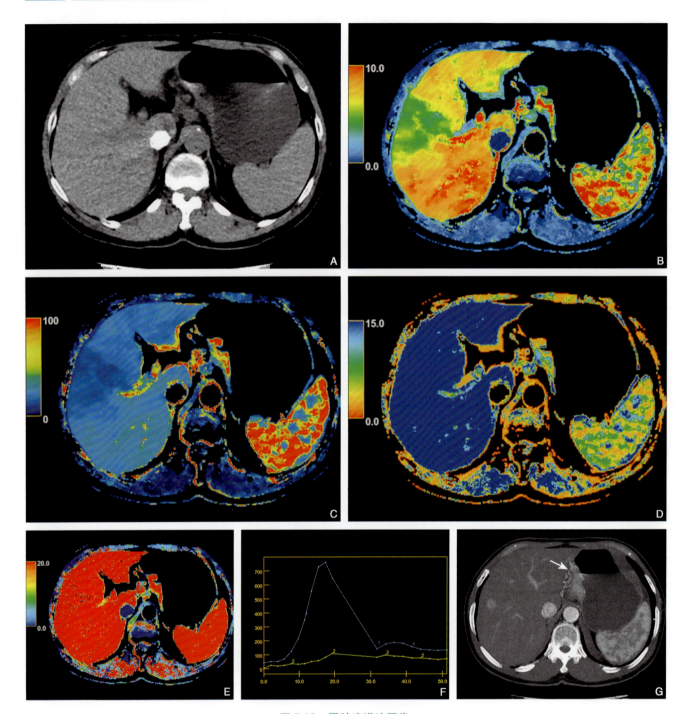

图 5-18 胃肿瘤灌注图像

胃肿瘤灌注，A. 灌注常规图像；B~F. 灌注彩图依次为 BV、BF、MTT、PS、TDC 图（蓝线为主动脉，黄线为胃肿瘤病灶）；G. 显示病灶供血动脉为胃左动脉

一定的应用价值，为临床提供诊断依据。

（二）胃肿瘤灌注联合常规增强一站式扫描

1. 病例一

【病例摘要】

男性，62岁，上腹痛伴腹胀间断黑便2个月（图5-19）。

【扫描方案】

扫描参数：管电压100kVp，管电流100mAs，球管旋转时间0.5s，z轴覆盖范围160mm，矩阵512×512，灌注流

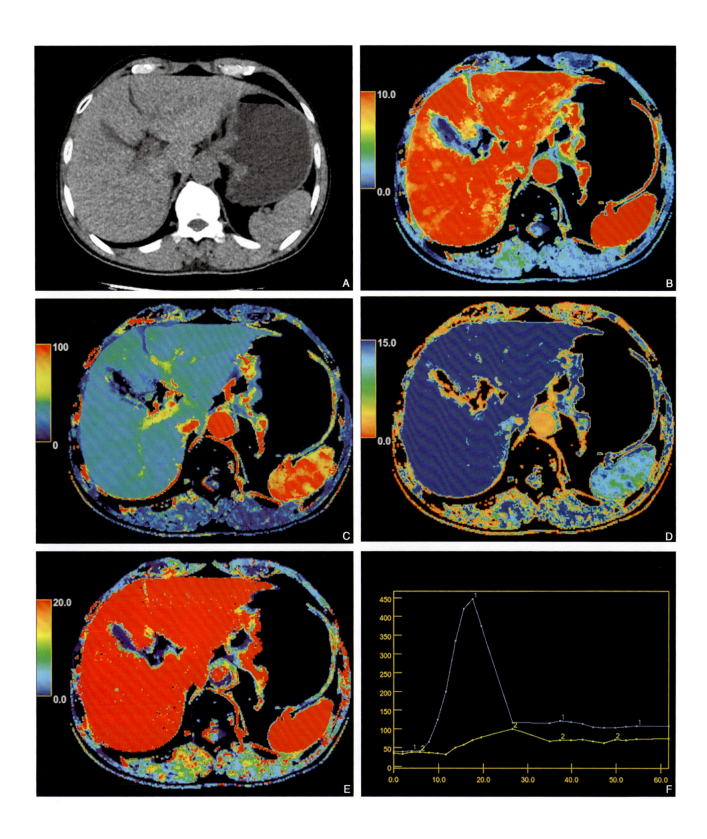

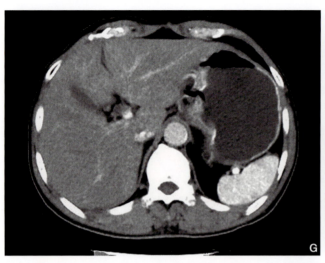
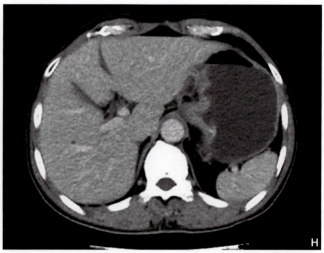

图 5-19 胃肿瘤灌注联合常规增强一站式扫描图像

A~F. 一次对比剂注射同时实现胃癌灌注,依次为灌注常规图像、BV、BF、MTT、PS、TDC 图(蓝线为主动脉,黄线为胃肿瘤病灶);G、H. 常规增强扫描,依次为动脉期、静脉期

入期每 2s 采集一次灌注数据,灌注 11 次,灌注流出期每 2.5s 采集一次灌注数据,灌注 9 次。常规增强扫描参数:管电压 100kV,管电流 300mA,螺距为 0.992∶1,旋转速度为 158.75mm/s。图像数据均采用 ASIR-V 50% 进行迭代重建。辐射剂量:总 DLP 为 886.27mGy·cm。

对比剂方案:非离子碘对比剂,碘佛醇 350mgI/ml;对比剂用量为 50ml,流速 5ml/s,盐水 40ml。注射时间与扫描同时开始。

【诊断】

食管胃结合处壁增厚,考虑胃贲门癌。

2. 病例二

【病例摘要】

男,67 岁,间断左上腹痛 3 年余,加重伴乏力 5 天(图 5-20)。

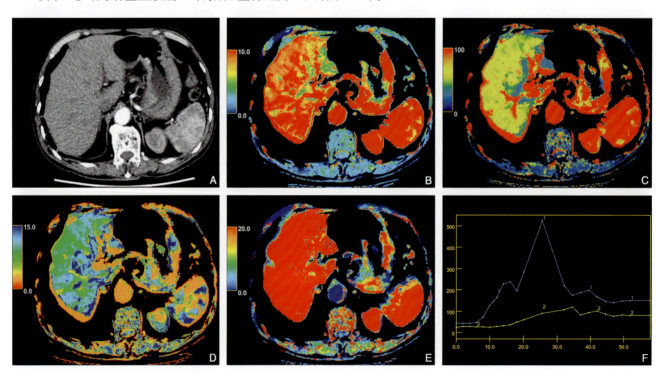

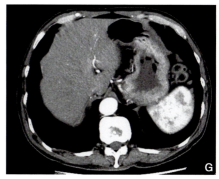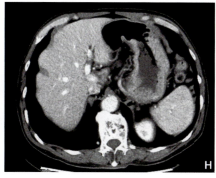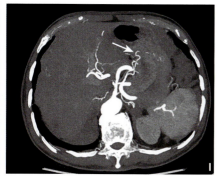

图 5-20　胃肿瘤灌注联合常规增强一站式扫描图像

A~F. 一次对比剂注射同时实现胃癌灌注,依次为灌注常规图像、BV、BF、MTT、PS、TDC 图(蓝线为主动脉,黄线为胃肿瘤病灶);G、H. 常规增强扫描,依次为动脉期、静脉期;I. 显示胃癌病灶供血动脉为胃左动脉分支,血管走行迂曲僵硬。

【扫描方案】

扫描参数和对比剂方案同病例一(图 5-19)。辐射剂量:总 DLP 为 920.66mGy·cm。

【诊断】

胃小弯侧胃壁增厚,考虑胃癌。

【病例小结】

Revolution 宽体探测器 CT 一站式扫描通过一次打药完成灌注与常规增强一站式扫描,可减少患者对比剂使用量,并在常规增强基础上通过灌注成像提供丰富的功能参数,灌注扫描与常规增强扫描对于胃肿瘤的良恶性、胃癌的病理类型及分化程度、胃癌肿瘤淋巴结转移(tumor node metastasis,TNM)分期均具有一定的应用价值,为临床提供诊断依据。

(三) 胃肿瘤灌注联合能谱增强一站式扫描

1. 病例一

【病例摘要】

女,56 岁,胃癌淋巴结及骨转移 4 个月余(图 5-21)。

【扫描方案】

灌注扫描参数:管电压 100kVp,管电流 100mAs,球管旋转时间 0.5s,z 轴覆盖范围 160mm,矩阵 512×512,灌注流入期每 2s 采集一次灌注数据,灌注 11 次,灌注流出期每 2.5s 采集一次灌注数据,灌注 9 次。能谱增强扫描参数:80kVp/140kVp 瞬时切换,自动管电流,转速 0.5s/周,探测器宽度 8cm,螺距 0.992:1,扫描层厚 5mm。图像数据均采用 ASIR-V 50% 进行迭代重建。辐射剂量:总 DLP 为 841.3mGy·cm。

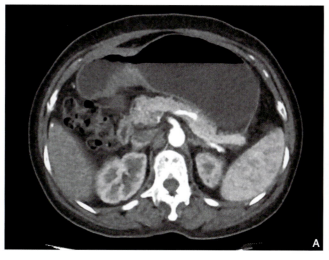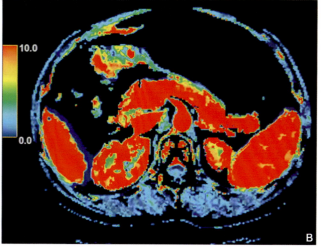

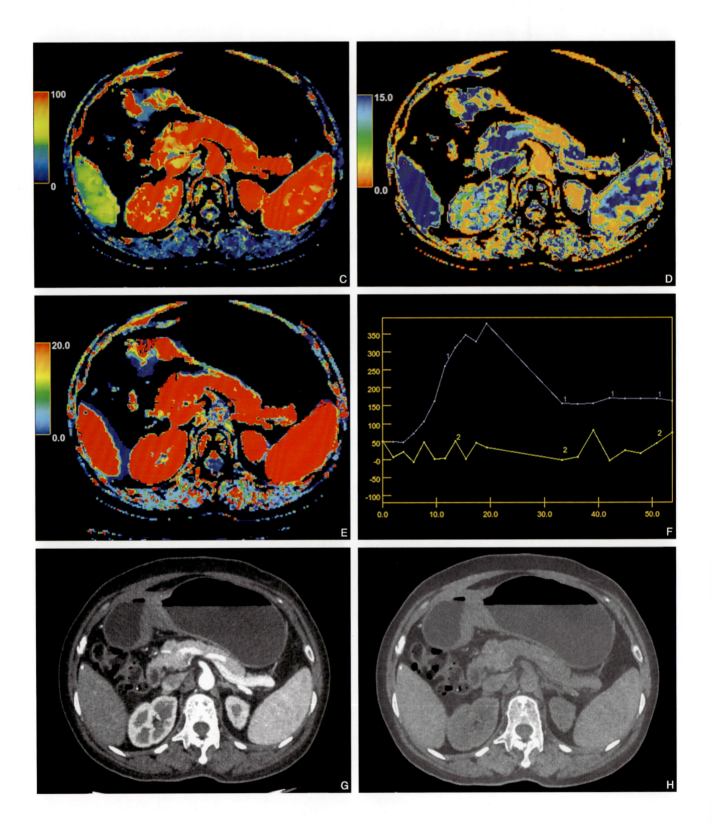

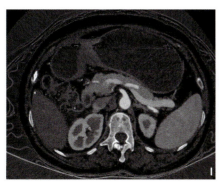
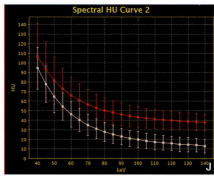
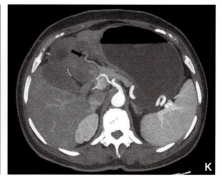

图 5-21 胃肿瘤灌注联合能谱增强一站式扫描图像

A~F. 一次对比剂注射同时实现胃癌灌注,依次为灌注常规图像、BV、BF、MTT、PS、TDC 图(蓝线为主动脉,黄线为胃肿瘤病灶);G~I. 能谱增强扫描,依次为 70keV 单能图像、水基图、碘基图、能谱衰减曲线(红色为胃肿瘤病灶,粉色为正常胃壁),病灶能谱曲线始终走行在正常胃壁上方;K. 病灶供血动脉为肝总动脉分支

对比剂方案:对比剂浓度为含碘 350mg/ml,用量为 50ml,流速 5ml/s,盐水 40ml。

【诊断】

胃窦壁增厚,考虑胃癌。

2. 病例二

【病例摘要】

女,51 岁,腹痛半个月,加重 3 天(图 5-22)。

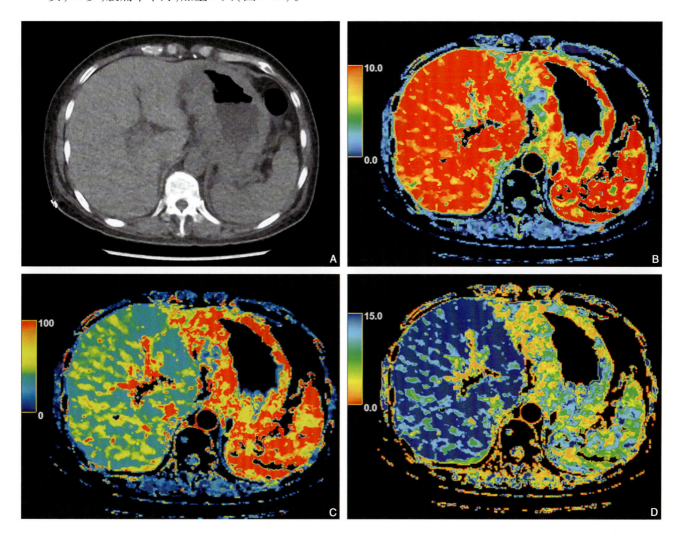

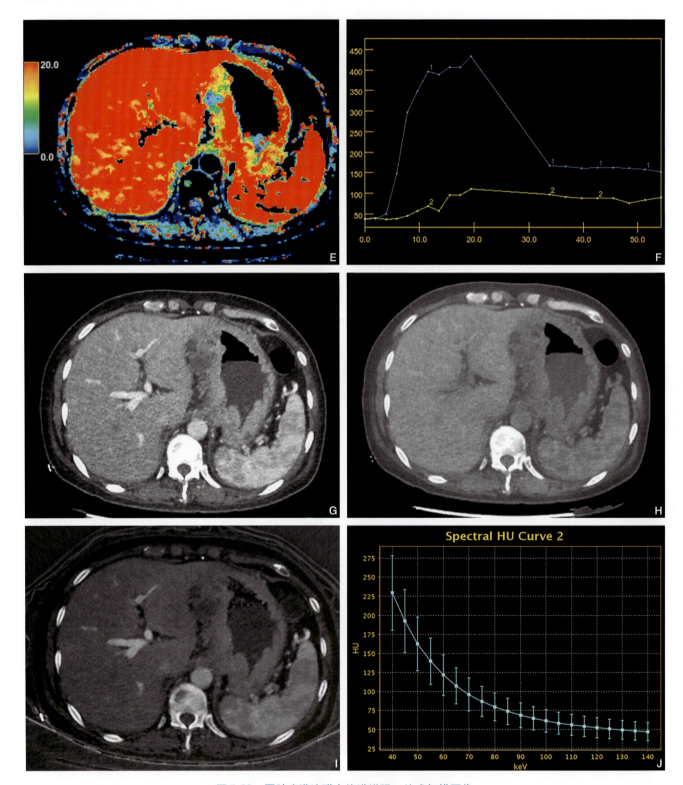

图 5-22 胃肿瘤灌注联合能谱增强一站式扫描图像

A~F. 一次对比剂注射同时实现胃癌灌注,依次为常规图像、BV、BF、MTT、PS、TDC 图(蓝线为主动脉,黄线为胃肿瘤病灶);G~J. 能谱增强扫描,依次为 70keV 单能图像、水基图、碘基图、胃肿瘤病灶能谱衰减曲线

【诊断】

胃壁增厚,考虑胃癌(弥漫浸润型)

【扫描方案】

扫描参数和对比剂方案同病例一(图 5-21)。辐射剂量:总 DLP 为 841.65mGy·cm。

【病例小结】

宽体CT通过一次打药完成灌注与能谱增强一站式扫描,可减少患者对比剂使用量,得到灌注及能谱两种重要的功能参数,灌注扫描与能谱增强扫描对于胃肿瘤的良恶性、胃癌的病理类型及分化程度、TNM分期均具有一定的应用价值,能谱CT成像不仅可通过碘基值、能谱曲线斜率等参数对肿瘤病变的定性及定量研究进行综合分析,还可用于胃癌患者的化疗疗效评估和预后判断可以为临床提供诊断依据,灌注联合能谱扫描可获得更具价值的诊断信息。

五、胰腺一站式扫描

(一)胰腺肿瘤单纯灌注扫描

1. 病例一

【病例摘要】

女,75岁,间断意识障碍9个月余,发现低血糖2个月余,再发2天(图5-23)。

【扫描方案】

灌注扫描参数:轴扫模式,自动管电压100kVp,自动管电流150mA。单纯灌注每2s采集一次灌注数据,总体曝光时间平均约12s。扫描结束采用原始灌注数据重建灌注图像(共24个"PASS")。图像数据均采用ASIR-V 60%进行迭代重建。辐射剂量:总DLP为999.75 mGy·cm。

对比剂方案:非离子碘对比剂,碘佛醇350mgI/ml;对比剂用量为50ml,流速5ml/s,盐水50ml。注射时间与扫描同时开始。

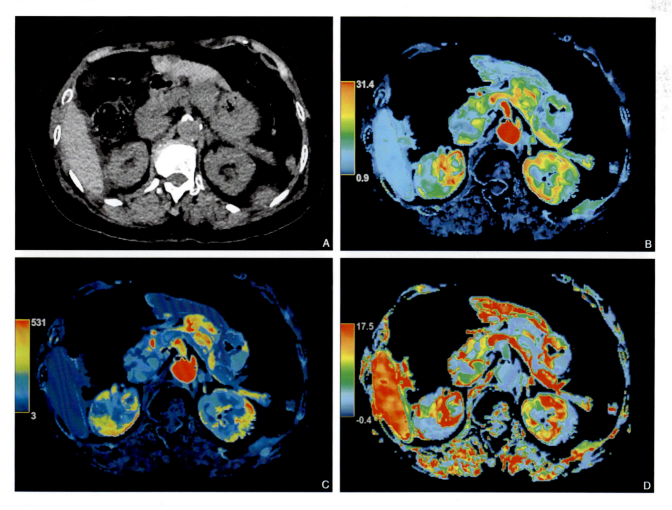

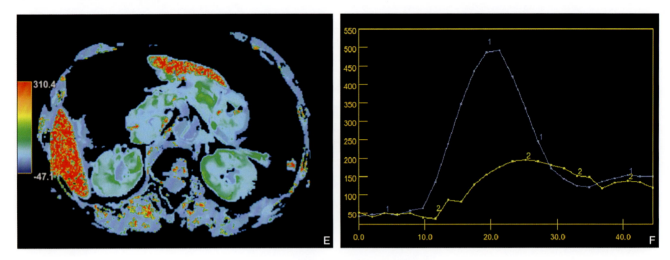

图 5-23 胰腺肿瘤单纯灌注扫描图像

A~F. 一次对比剂注射实现胰腺占位灌注扫描,依次为灌注常规图像、BV、BF、MTT、PS、TDC 图(1 代表主动脉,2 代表病灶)

【诊断】

胰腺体部前缘占位,考虑胰岛细胞瘤。

2. 病例二

【病例摘要】

女,54 岁,发现胰腺占位 12 天(图 5-24)。

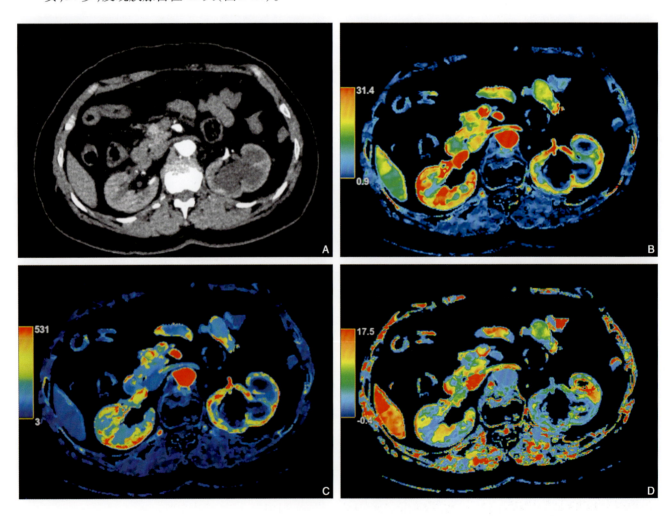

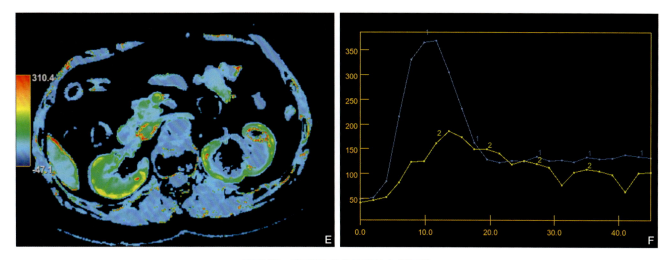

图 5-24 胰腺肿瘤单纯灌注扫描图像

A~F. 一次对比剂注射实现胰腺占位灌注扫描,依次为灌注常规图像、BV、BF、MTT、PS、TDC 图(1代表主动脉,2代表病灶)

【扫描方案】

扫描参数和对比剂方案同病例一(图 5-23)。辐射剂量:总 DLP 为 1095.25mGy·cm。

【诊断】

胰腺头部占位,考虑神经内分泌肿瘤。

【病例小结】

早期强化是胰腺神经内分泌肿瘤的强化特点,常规增强检查难以发现病灶,胰腺灌注扫描可在灌注早期准确发现病灶,目前,胰腺灌注已广泛应用于胰腺神经内分泌肿瘤患者。宽体探测器 CT 通过一次轴扫即可实现全胰腺灌注成像,相对于传统 CT 的螺旋扫描,其辐射剂量更低,灌注参数更加准确,且灌注扫描对于胰腺肿瘤的良恶性、肿瘤的病理类型及疗效评估具有一定的应用价值,为临床提供诊断依据。

(二)胰腺肿瘤灌注联合增强一站式扫描

1. 病例一

【病例摘要】

男,81岁,发现低血糖5年,再发加重6个月余(图 5-25)。

【扫描方案】

灌注扫描参数:自动管电压 100kVp,自动管电流 100mA。增强前灌注每 1.5s 采集一次灌注数据,增强后每 2s 采集一次灌注数据。增强扫描参数:自动管电压 100kVp,自动管电流 300mAs。噪声指数 10HU,转速

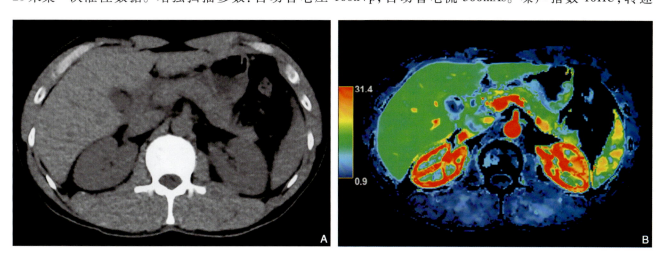

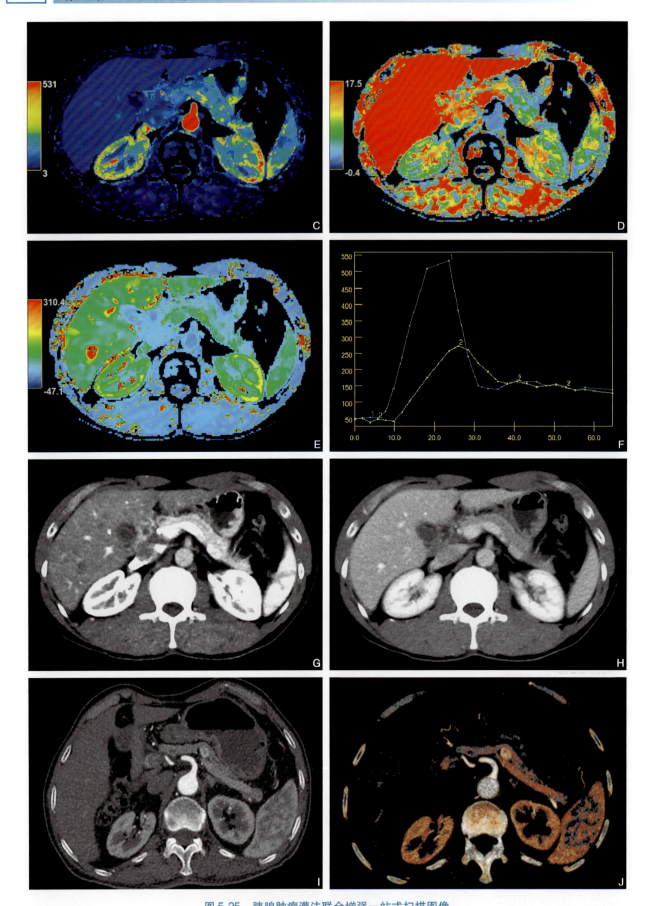

图 5-25 胰腺肿瘤灌注联合增强一站式扫描图像

A~F. 一次对比剂注射同时实现灌注扫描,依次为灌注常规图像、BV、BF、MTT、PS、TDC 图(1 代表主动脉,2 代表病灶);
G~J. 分别为增强图像(G、H)和肿瘤血管成像(I~J),显示肿瘤与周围血管分界清晰

0.28s/周,探测器宽度8cm,螺距0.992∶1,扫描层厚5mm。总体扫描时间平均约60s。扫描结束采用原始灌注数据及双期增强能谱数据重建灌注图像(共24个"PASS")。图像数据均采用ASIR-V 70%进行迭代重建。辐射剂量:总DLP为1210.25mGy·cm。

对比剂方案:非离子碘对比剂,碘佛醇350mgI/ml;对比剂用量70ml,流速5ml/s,盐水20ml。注射时间与扫描同时开始。

【诊断】

胰腺体部上缘占位,考虑胰岛细胞瘤。

2. 病例二

【病例摘要】

男,43岁,间断晕厥、意识丧失1年余,发现低血糖1年余(图5-26)。

【扫描方案】

扫描参数和对比剂方案同病例一(图5-25)。辐射剂量:总DLP为1195.18mGy·cm。

【诊断】

胰腺体尾交界部占位,考虑胰岛细胞瘤。

【病例小结】

宽体探测器CT通过一次打药完成胰腺肿瘤的灌注与增强一站式扫描,可减少患者对比剂使用量,灌注扫描对于微小胰腺神经内分泌肿瘤的检出具有较高的临床应用价值,目前已广泛应用于临床,而增强扫描可以获得腹部其他器官的影像学信息,灌注参数结合形态学特征使得诊断信息更加丰富,有助于胰腺肿瘤良恶性的鉴

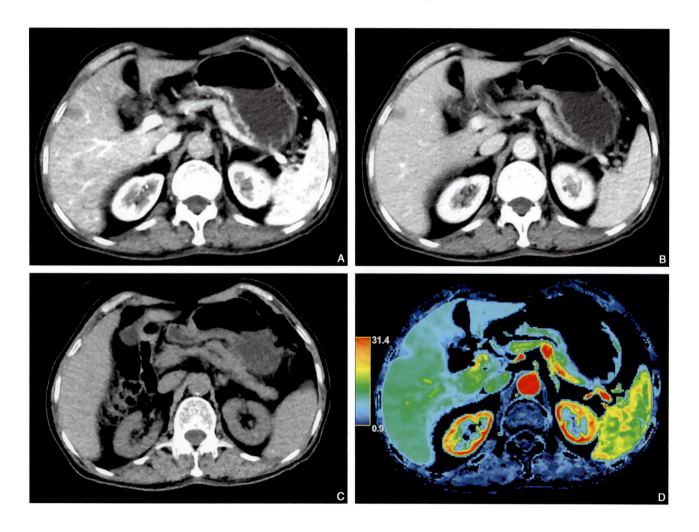

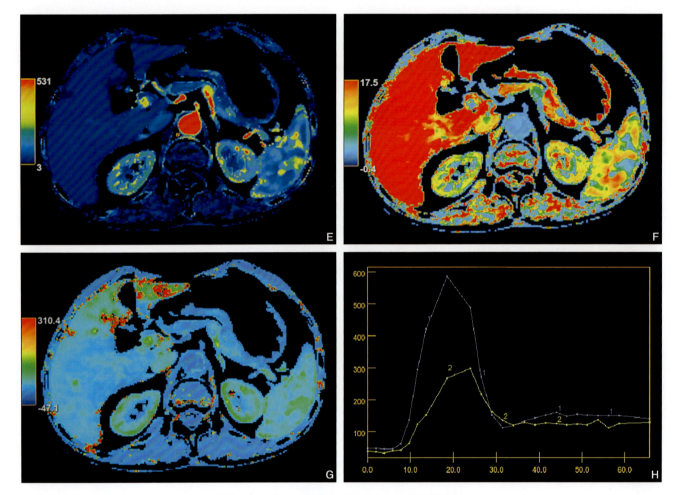

图 5-26　胰腺肿瘤灌注联合增强一站式扫描图像

A、B. 一次对比剂注射同时实现胰腺占位增强扫描；C～H. 灌注扫描，依次为灌注常规图像、BV、BF、MTT、PS、TDC 图（1 代表主动脉，2 代表病灶）

别，为临床提供更丰富的诊断依据。

（三）胰腺肿瘤能谱联合灌注一站式扫描

1. 病例一

【病例摘要】

女性，55 岁，发作性意识障碍 3 年（图 5-27）。

【扫描方案】

灌注扫描参数：自动管电压 100kVp，自动管电流 80mAs。能谱增强前灌注每 2s 采集一次灌注数据，能谱增强后每 3s 采集一次灌注数据。能谱扫描参数：80kVp/140kVp 瞬时切换，自动管电流，噪声指数 9HU，转速 0.5s/周，探测器宽度 8cm，螺距 0.508：1，扫描层厚 5mm。总体扫描时间平均约 65s。扫描结束采用原始灌注数据及双期增强能谱数据重建灌注图像（共 25 个"PASS"）。图像数据均采用 ASIR-V 70% 进行迭代重建。辐射剂量：总 DLP 为 1332.94mGy·cm。

对比剂方案：非离子碘对比剂，碘佛醇 350mgI/ml；对比剂用量为 70ml，流速 5ml/s，盐水 20ml。注射时间与扫描同时开始。

【诊断】

胰腺颈部占位，考虑神经内分泌肿瘤。

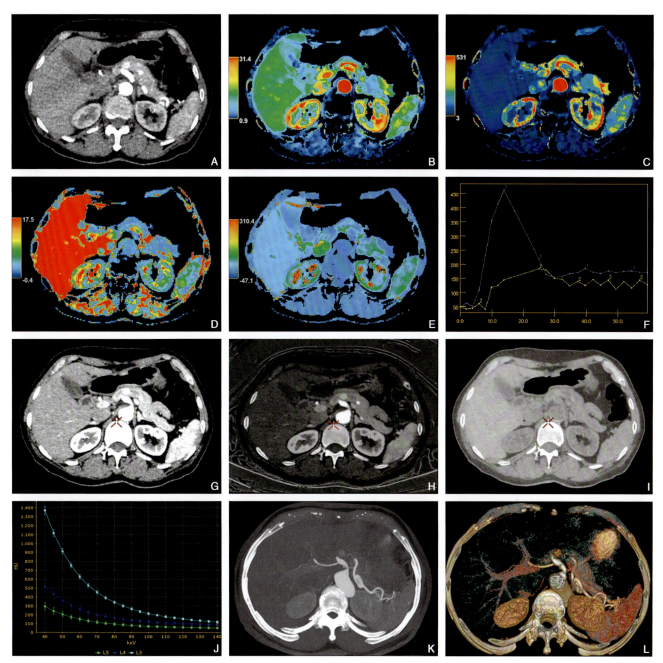

图 5-27 胰腺肿瘤能谱联合灌注一站式扫描图像

A~F. 一次对比剂注射同时实现胰腺占位灌注扫描,依次为灌注常规图像、BV、BF、MTT、PS、TDC 图(1 代表主动脉,2 代表病灶);G~J. 能谱扫描,依次为 70keV 单能图像、碘基图、水基图、能谱衰减曲线,L4 曲线为病灶组织,L5 曲线代表正常胰腺实质,病灶组织能谱衰减曲线斜率高于正常胰腺组织;K. 肿瘤血管 VR;L. MIP 图像,显示肿瘤与周围血管分界清晰

2. 病例二

【病例摘要】

女性,47 岁,胰腺占位(图 5-28)。

【扫描方案】

扫描参数和对比剂方案同病例一(图 5-27)。辐射剂量:总 DLP 为 1460.48mGy·cm。

【诊断】

胰腺体部占位,考虑胰腺癌。

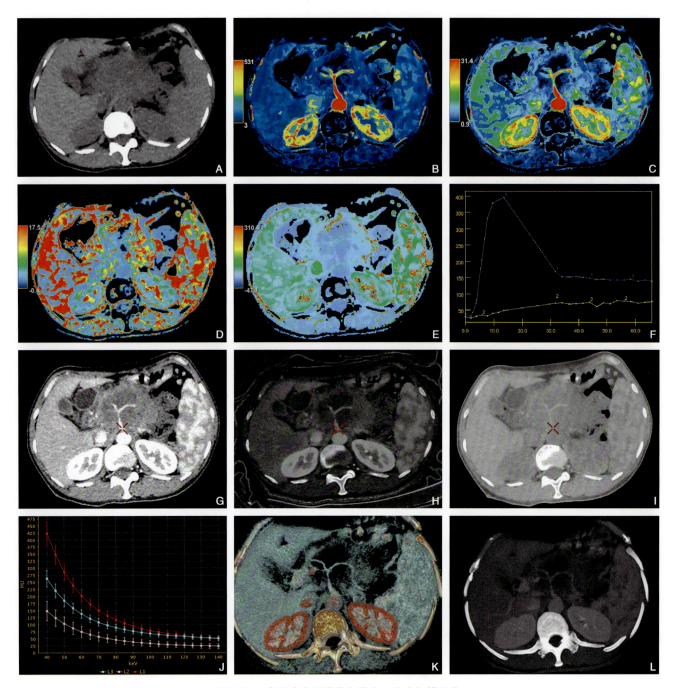

图 5-28 胰腺肿瘤能谱联合灌注一站式扫描图像

A~F. 一次对比剂注射同时实现胰腺占位灌注扫描，依次为灌注常规图像、BV、BF、MTT、PS、TDC 图（1 代表主动脉，2 代表病灶）；G~J. 能谱扫描，依次为 70keV 单能图像、碘基图、水基图、能谱衰减曲线，L2 曲线为肿瘤组织，L3 曲线为正常胰腺实质，该肿瘤为乏血供，能谱衰减曲线斜率低于正常胰腺组织；K、L. 肿瘤血管成像示腹腔干及其分支被肿瘤包绕，管腔变窄

【病例小结】

胰腺癌恶性程度高，死亡率高，预后差，CT 扫描是胰腺癌患者的必备检查；宽体 CT 能谱联合灌注一站式扫描通过一次打药完成灌注与能谱扫描，可减少患者对比剂使用量，提供灌注参数及能谱参数，肿瘤的形态学特征联合功能参数对于胰腺肿瘤的良恶性、病理类型及分化程度均具有一定的应用价值。与常规增强 CT 相比，能谱单能成像可提高小血管的显示，更有利于显示肿瘤与周围血管之间的关系，从而更好地指导外科手术。

六、肾脏一站式扫描

(一) 肾脏灌注扫描

【病例摘要】

女,70岁,腹部不适2个月余,外院检查怀疑肾占位(图5-29)。

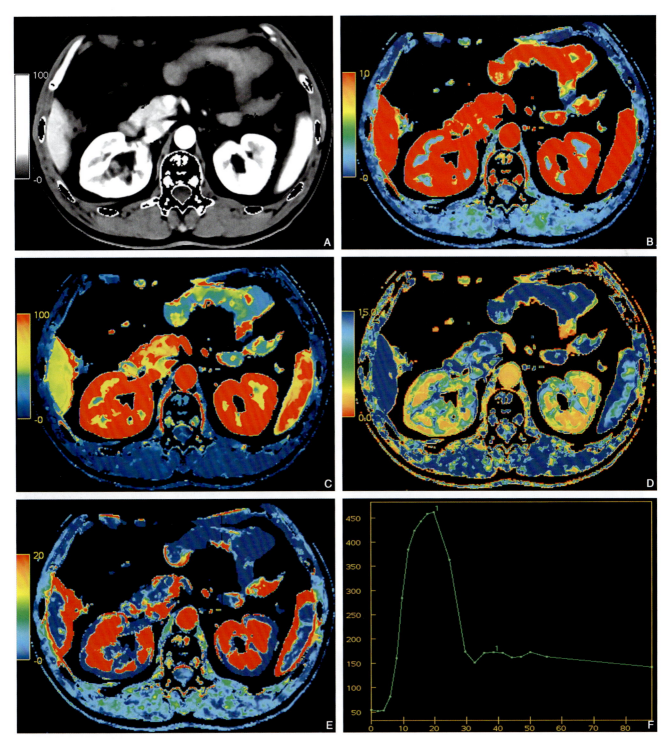

图5-29 肾脏灌注扫描图像

A~F.肾肿瘤灌注,依次为灌注常规图像、BV、BF、MTT、PS、TDC 图(主动脉)

100 第五章 一站式扫描

【扫描方案】

灌注扫描参数：管电压 100kVp，管电流 100mA，球管旋转时间 0.5s/周，z 轴覆盖范围 160mm，矩阵 512×512，灌注流入期每 2s 采集一次灌注数据，灌注 11 次，灌注流出期每 2.5s 采集一次灌注数据，灌注 9 次。图像数据均采用 ASIR-V 50% 进行迭代重建。辐射剂量：总 DLP 为 780.14mGy·cm。

对比剂方案：采用高压注射器经肘前静脉注射生理盐水 12ml 冲洗高压注射器及导管，速率 5ml/s，再以相同速率注入 50ml 对比剂，最后跟注 40ml 生理盐水。

【诊断】

双肾检查未见明显异常。

【病例小结】

宽体探测器 CT 通过一次轴扫即可完成全肾灌注，有利于肾脏肿瘤定性和功能学评估。CT 灌注成像可揭示肾盂癌的血流动力学特征，从微循环水平定量或定性评估病灶病理生理学变化等功能改变。肾盂癌起源于移行上皮细胞，其血供常低于肾癌，CT 灌注成像有助于肾盂癌与肾癌的鉴别，且在判断肾肿瘤性质、分级、转移、疗效和预后等方面有明显优势。灌注扫描对于肾肿瘤的良恶性、肾癌的病理类型及分化程度均具有一定的应用价值，为临床提供诊断依据。

（二）肾肿瘤灌注联合常规增强一站式扫描

【病例摘要】

男性，43 岁，15 天前体检时超声提示"右肾多发实性高回声"（图 5-30）。

【扫描方案】

灌注扫描参数：管电压 100kVp，管电流 100mA，球管旋转时间 0.5s/周，z 轴覆盖范围 160mm，矩阵 512×512，灌注流入期每 2s 采集一次灌注数据，灌注 11 次，灌注流出期每 2.5s 采集一次灌注数据，灌注 9 次。常规增强扫描参数：管电压 100kV，管电流 300mA，螺距为 0.992∶1。图像数据均采用 ASIR-V 50% 进行迭代重建。辐射剂量：总 DLP 为 784.1mGy·cm。

对比剂方案：采用高压注射器经肘前静脉注射生理盐水 12ml 冲洗高压注射器及导管，速率 5ml/s，再以相

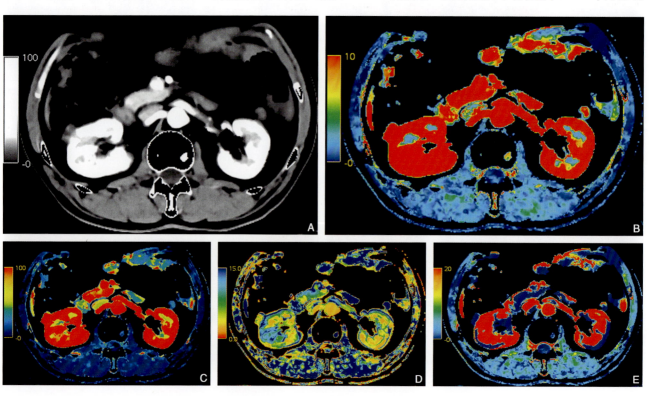

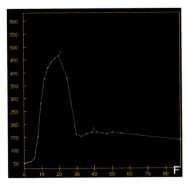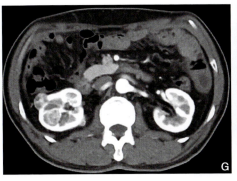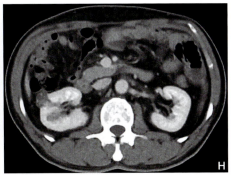

图 5-30 肾肿瘤灌注联合常规增强一站式扫描图像

A~F. 一次对比剂注射同时实现肾肿瘤灌注,依次为灌注常规图像、BV、BF、MTT、PS、TDC 图(主动脉);G、H. 常规增强扫描,依次为动脉期和静脉期

同速率注入 50ml 对比剂,最后跟注 40ml 生理盐水。

【诊断】

右肾多发占位,考虑血管平滑肌脂肪瘤。

【病例小结】

肾脏血管平滑肌脂肪瘤为肾脏良性肿瘤,内含平滑肌及脂肪成分,宽体探测器 CT 一站式扫描通过一次打药完成灌注与常规增强一站式扫描,可减少患者对比剂使用量,并在常规增强基础上通过灌注成像提供丰富的诊断信息,提高肾脏血管平滑肌脂肪瘤的诊断准确率。灌注扫描的功能信息联合常规增强扫描的形态学信息对于肾肿瘤的良恶性诊断均具有较高的应用价值。

(三) 肾肿瘤灌注联合能谱增强一站式扫描

【病例摘要】

男,76 岁,左肾癌伴腹腔转移 8 个月余(图 5-31)。

【扫描方案】

灌注扫描参数:管电压 100kVp,管电流 100mA,球管旋转时间 0.5s/周,z 轴覆盖范围 160mm,矩阵 512×512,灌注流入期每 2s 采集一次灌注数据,灌注 11 次,灌注流出期每 2.5s 采集一次灌注数据,灌注 9 次。能谱增强扫描参数:80kVp/140kVp 瞬时切换,自动管电流,转速 0.5s/周,探测器宽度 8cm,螺距 0.992:1,扫描层厚 5mm。图像数据均采用 ASIR-V 50% 进行迭代重建。辐射剂量:总 DLP 为 841.18mGy·cm。

对比剂方案:采用高压注射器经肘前静脉注射生理盐水 12ml 冲洗高压注射器及导管,速率 5ml/s,再以相同速率注入 50ml 对比剂,最后跟注 40ml 生理盐水。

【诊断】

左肾占位,考虑肾癌。

【病例小结】

灌注扫描与能谱增强扫描对于肾肿瘤的良恶性、肾癌的病理类型及分化程度均具有一定的应用价值,能谱 CT 成像不仅可通过碘基值、能谱曲线斜率等参数对肿瘤病变的定性及定量研究进行综合分析,还可用于肾癌患者的化疗疗效评估和预后判断,为临床治疗方案的选择提供一定的参考价值。一次打药完成灌注与能谱增强一站式扫描,可减少患者对比剂使用量,同时获得灌注及能谱两种功能参数,功能学参数联合形态学特征使得诊断信息更加丰富,具有较高的临床应用价值。

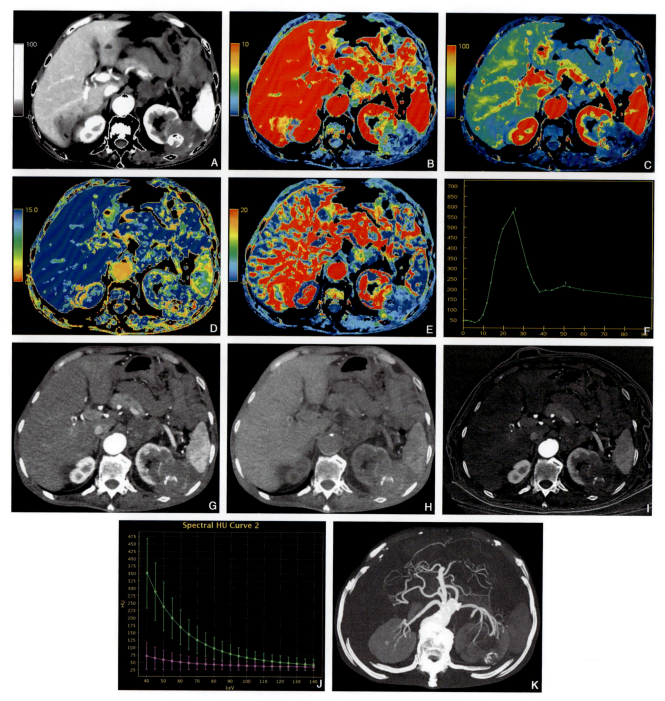

图 5-31 肾肿瘤灌注联合能谱增强一站式扫描图像

A~F. 一次对比剂注射同时实现肾癌灌注,依次为灌注常规图像、BV、BF、MTT、PS、TDC 图(主动脉);G~J. 能谱增强扫描,依次为70keV 单能图像、水基图、碘基图、能谱衰减曲线,病灶能谱曲线斜率大于正常组织;K. 病灶供血动脉为左肾动脉分支

第三节　分析总结

一、灌注的原理及一站式扫描技术

CT 灌注成像从组织细胞水平、微循环水平揭示人体组织器官的正常生理、病理解剖和病理生理的改变,其原理是注入对比剂后,对选定层面进行连续扫描,得到每一像素的时间—密度曲线,以反映器官和病变组织的血流灌注量,从而获得活体组织微循环血流动力学及功能学的变化。

CT灌注成像作为一种无创性评价组织器官血流灌注情况的功能成像方式,目前已成熟应用于颅脑疾病的诊断,尤其是脑血管狭窄或闭塞后的脑组织血液灌注情况的评估。在肝脏、肾脏、胰腺、胃等腹部脏器中的应用研究较为广泛,尤其是肿瘤的诊断及疗效评估。

CT灌注扫描主要包括的功能参数有:①BV,血液在组织内的容量,反映组织内部的血流灌注量;②BF,血液在单位组织中的流动速率,主要与血管生成及肿瘤分级有关;③TTP,对比剂在组织中达到强化峰值所需的时间,反映组织内的灌注压;④MTT,血液流过血管系统的时间,与组织的灌注压有关;⑤PS,血液通过毛细血管内皮进入细胞间质的速率,反映组织内部血管内皮细胞的管壁通透性及完整性;⑥强化峰值(peak enhancement intensity,PEI),组织内注入对比剂的最大强化值,反映组织内的血容量。

宽体探测器CT拥有16cm宽体探测器,通过一次轴扫即可实现单器官的灌注成像。传统的16排或者64排螺旋CT轴扫一次仅能覆盖2~4cm,灌注扫描采用多次螺旋扫描,其辐射剂量高,且影响病变的血流动力学变化数值。相比于传统的螺旋扫描,宽体探测器CT可使辐射剂量进一步降低,且能更加准确反映病变的血流动力学变化。CT灌注联合CTA或增强扫描可实现一次对比剂注射,获得多种灌注参数的同时,得到CTA血管情况及增强图像,为疾病的早期发现、定量评估及准确诊断提供更有效的检查手段。宽体探测器CT可以去除螺旋伪影,用更低的辐射剂量和对比剂量实现更高清的图像。ASIR-V是全模型实时迭代平台,它结合了ASIR的实时重建优势和MBIR的多模型迭代优势,采用了更先进的系统系统噪声模型、被扫物体模型和物理模型。宽体CT一站式扫描联合ASIR-V全模型迭代重建技术有助于降低图像噪声,提高图像质量。

在各种CT能量技术中,能谱成像已常规应用于临床。宽体CT能谱成像采用极速单源瞬时kVp切换技术,在极短时间内完成高低能量的曝光和切换。宽体CT灌注联合能谱增强扫描,可获得灌注参数及能谱参数,对于肿瘤的诊断及评估具有重要应用价值,能谱扫描单能成像提高肿瘤的对比噪声比,优化肿瘤血管的显示。

二、灌注在颅脑的应用及联合头颈CTA一站式扫描

近些年,CT脑灌注成像在临床的应用日趋广泛,可显示缺血灶的部位、范围及严重程度,判定脑梗死前期的影像学分期,显示急性期脑梗死的缺血半暗带,评估梗死区脑组织的预后情况,宽体探测器CT通过轴扫可实现全脑灌注扫描。

头颈CTA可显示颈部及颅内供血动脉是否存在狭窄、病变的部位及程度。脑灌注结合头颈CTA可更好地评价脑组织缺血情况及其病因,尤其对于颈部血管病变引起脑缺血的患者,脑灌注结合头颈CTA更具优势,可更有效地指导临床个体化治疗。脑卒中患者通常意识状态较差,不能耐受长时间检查,脑灌注联合头颈CTA扫描实现一次打药,同时获得脑灌注图像及头颈血管图像,缩短患者检查时间,减少射线暴露,同时降低对比剂摄入,具有较高的临床应用价值。

注入对比剂后,扫描阶段分为灌注流入期、头颈CTA、灌注流出期,在头颈CTA扫描过程中,需要计算出动脉峰值时间,即灌注曲线的峰值时间,其对于两个检查都至关重要,因此,在联合一站式检查时,灌注和CTA检查需要采用相同的kVp条件,这样可将CTA峰值数据计算入灌注曲线中,管电流对于CT值的影响不大,为降低辐射剂量,灌注扫描可采用低mA设置。

三、灌注在胸腹部的应用及联合增强一站式扫描

CT灌注常应用于胸腹部器官灌注,如胰腺灌注临床应用十分广泛,也可用于肺部、肝脏、肾脏、胃等器官,可提供脏器或病变的微观血流动力学变化情况,尤其是肿瘤灌注,可有助于肿瘤的诊断及鉴别、肿瘤治疗后的疗效评估及预后判断等。由于检查时间较长,胸部扫描应嘱患者屏气,减少呼吸运动的影响,腹部受呼吸运动影响较大,在灌注扫描时需加用腹带以限制呼吸运动幅度。

肺CT灌注可用以鉴别良恶性结节,恶性结节的肿瘤新生血管较多,BV、BF、PS高于良性结节;不同分化程

度及分期、不同病理类型肺癌的灌注参数不同,低分化型肺癌 BV、BF 大于高分化型肺癌;肺灌注还可用于指导临床穿刺活检,根据灌注伪彩图显示的病变恶性程度较高的部位进行穿刺,可提高穿刺的成功率。肺灌注功能参数对于放化疗疗效的评估具有较高的临床应用价值。

肝脏为双重供血器官,主要由门静脉供血,灌注参数与其他脏器略有不同,主要包括肝动脉灌注量(hepatic arterial perfusion,HAP)、门静脉灌注量(portal venous perfusion,PVP)、总肝灌注量(total liver perfusion,TLP)、门静脉灌注量之和、肝动脉灌注指数(hepatic perfusion index,HPI)、血容量、平均通过时间。肝脏灌注可用于肝纤维化的诊断及分期,MTT 是肝纤维化分期诊断中最有意义的灌注参数,肝硬化病例肝组织的 HAP、HPI 上升,PVP、TLP 下降,可为肝硬化分级提供影像学依据。肝灌注也可用于肝肿瘤疗效和预后评估,监测肝移植术后供体积受体肝实质血流动力学的改变。

胰腺是富血供器官,正常胰腺的头、颈、体及尾部灌注无明显差异,灌注可显示胰腺肿瘤的血供信息,有助于胰腺病变的诊断及治疗效果评估,胰腺癌为乏血供肿瘤,其血流灌注明显低于正常胰腺血流灌注。

肾脏 CT 灌注可定量评价肾脏生理功能,显示肾脏的血流灌注信息,正常肾脏 CT 灌注显示肾脏血流随着年龄的增长而下降,灌注参数主要包括:峰值时间、上升时间、高峰 CT 值、CT 值增幅和相对强化程度,可用于诊断肾脏弥漫性病变、肿瘤性病变。

胃是空腔脏器,与腹部其他脏器不同,CT 灌注扫描前,需空腹 4 小时以上,使胃内容物排空,扫描前 15~20min,肌注山莨菪碱(654-2)10mg 以抑制胃壁蠕动,减少运动伪影,检查前 2~5min 口服 800~1000ml 温水,使胃腔充盈良好;不同胃部肿瘤的灌注参数不同,灌注扫描对于诊断胃部肿瘤具有一定参考价值;不同病理类型、分化程度及分期的胃癌病灶,灌注参数均具有差异,低分化胃癌的灌注参数大于高分化胃癌,化疗前后胃癌病灶灌注参数的比较有助于疗效评估,尤其对于手术前新辅助化疗病例,对于评估疗效及指导下一步治疗方案的选择具有重要意义。

CT 灌注联合增强一站式扫描能一次注射对比剂获得灌注及常规增强图像,增强图像可更好地显示病变的形态学信息,对肿瘤术前评估具有重要价值,灌注联合增强可为疾病的发现、诊断、分期及分级、肿瘤疗效评估提供更丰富的临床信息。宽体 CT 的 ASIR-V 重建技术可明显降低图像噪声,在保证图像质量前提下,可有助于降低辐射剂量。扫描模式为注入对比剂后,进行脏器灌注流入期扫描,随后进行动脉期扫描、灌注流出期和门静脉期扫描。

CT 灌注联合能谱增强扫描是增强扫描开启能谱模式,可一次注射对比剂获得灌注及能谱两种功能图像,灌注参数与能谱参数相结合提供更多功能信息,具有广阔应用前景,有望为肿瘤的早期诊断、疗效评定及预后评估提供了无创、精确的检查方法。

胸腹部灌注联合增强一站式扫描亦可获得血管 CTA 情况,实现血管 CTA 重建,可显示肿瘤的供血动脉及其与周围血管之间的位置关系,在灌注联合能谱增强中,可选用低 keV 水平图像进行血管 CTA 重建,可有效提高图像质量,尤其是小血管的显示。胸腹部灌注联合增强扫描模式由于时间分辨率的限制,建议联合增强范围为单部位,如单独的上腹部联合灌注。

(邢静静　岳松伟　王会霞　李伟然　胡申申　郝辉　王亚龙)

参 考 文 献

[1] THIERFELDER KM, SOMMER WH, BAUMANN AB, et al. Whole-brain CT perfusion: reliability and reproducibility of volumetric perfusion deficit assessment in patients with acute ischemic stroke. Neuroradiology, 2013, 55(7): 827-835.

[2] NIESTEN JM, VAN DER SCHAAF IC, RIORDAN AJ, et al. Radiation dose reduction in cerebral CT perfusion imaging using iterative reconstruction. Eur Radiol, 2014, 24: 484-493.

[3] SPIRA D, NEUMEISTER H, SPIRA SM, et al. Assessment of tumor Vascularity in lung cancer using volume perfusion CT (VPCT) with histopathologic comparison: a further step toward an individualized tumor characterization. J Comput Assist Tomogr. 2013, 37(1): 15-

21.
[4] SHAN F,ZHANG Z,XING W,et al. Differentiation between malignant and benign solitary pulmonary nodules:use of volume first-pass perfusion and combined with routine computed tomography. Eur J Radiol,2012,81(11):3598-3605.
[5] 方圆,孟晓春,覃杰,等. 320 排 CT 灌注检查在肝移植后肝动脉狭窄合并缺血性胆道病变中的应用价值. 中华器官移植杂志,2012,33(10):611-614.
[6] WANG X,XUE HD,JIN ZY,et al. Quantitative hepatic CT perfusion measurement:comparison of Couinaud's hepatic segments with dual-source 128-slice CT. Eur J Radiol,2013,82(2):220-226.
[7] 龙莉玲,黄仲奎,丁可,等. 多层螺旋 CT 肝脏灌注成像评价慢性肝纤维化、肝硬化的价值. 中华放射学杂志,2012,46(4):317-321.
[8] WANG X,HENZLER T,GAWLITZA J,et al. Image quality of mean temporal arterial and mean temporal portal venous phase images calculated from low dose dynamic volume perfusion CT datasets in patients with hepatocellular carcinoma and pancreatic cancer[J]. Eur J Radiol,2016,85(11):2104-2110.
[9] 邓锡佳,刘爱连,刘静红,等. 宽体探测器 CT 胰腺轴位灌注"一站式"成像的可行性. 中国医学影像技术,2017,33(6):938-943.
[10] 刘静红,刘爱连,刘义军,等. Revolution CT 全肾灌注成像动脉期数据对肾透明细胞癌灌注参数值的影响. 中国医学影像技术,2017,33(5):752-755.
[11] 赵莹,刘爱连,刘静红,等. 肾上腺腺瘤宽体探测器 CT 灌注成像特点. 中国医学影像技术,2017,33(11):1674-1679.
[12] TANG L,LI ZY,LI ZW,et al. Evaluating the response of gastric carcinomas to neoadjuvant chemotherapy using iodine concentration on spectral CT:a comparison with pathological regression. Clin Radiol,2015,70(11):1198-1204.

第六章

低剂量检查

第一节 简要技术应用介绍

自1973年CT应用以来,CT检查在疾病诊断、体检筛查、手术计划的制订、疗效评价等方面发挥着越来越重要的作用。在过去的三十多年里,随着X射线球管、探测器技术、CT系统设计、图像重建算法以及计算机技术的不断发展,CT图像质量明显提高。尤其是在最近十多年里,多层CT技术的迅猛发展使CT的诊断能力和扫描速度显著提高,大大扩展了CT在临床上的应用范围,CT已经越来越多的替代常规X射线检查,这使得接受CT检查的人群数量逐年大幅增加。随着CT检查数量的不断增加,人们在感谢CT为人类健康做出巨大贡献的同时,越来越多的人开始担忧CT辐射带来的潜在危害。Naidich等1990年首次提出低剂量CT的概念。毫无疑问,仅从剂量角度考虑,CT低剂量成像技术发展的目的是尽可能降低X射线剂量,但是从CT应用的角度来看,CT技术的发展以满足临床需求作为其唯一目的,为满足这个目的,一个核心要求就是CT的图像质量要越来越好,能够提供足够多的信息以明确疾病的临床诊断。因此,如何综合考虑X射线剂量和图像质量两者之间的关系,是正确使用和研究CT低剂量技术的前提。目前在放射学界取得较为一致认可的共识是CT低剂量技术的临床应用和研究要遵循合理可能尽量低(as low as reasonably achievable,ALARA)最优化原则,即在保证获取良好CT图像质量(满足临床诊断的需求)的同时,尽可能合理地降低受检者的检查剂量。

基于对CT辐射危害的考虑,多年来众多CT科学家、制造商和临床操作人员为控制和降低CT辐射剂量做出了不懈的努力,在硬件和软件上做出了诸多改进,研究出了很多的方法。CT成像系统的很多环节都存在着降低辐射剂量的技术提升空间。因此,低剂量CT成像是个复杂、系统的技术革新过程,对低剂量技术的探讨主要从以下几方面进行阐述:宽体探测器的应用、降低管电压技术、自动管电流调节技术及迭代重建算法的演变。

一、宽体探测器的应用

CT探测器把穿过人体的X射线的光信号转为电信号,再经数据采集系统使计算机重建出CT图像,CT的图像质量和辐射剂量直接受到探测器的稳定性及光电转换效能两个要素的影响。探测器的材料、宽度以及集合排列方式决定探测器的性能。CT扫描设备的更新发展遵循探测器增宽、增多的路线,扫描速度越快,辐射剂量则越少,多排CT从2排、16排、64排、128排发展到现在的256排、320排,单位时间内的扫描范围不断增加,扫描速度越来越快。随着探测器逐渐变宽,扫描速度也逐渐变快。高端多排CT时间分辨率提高,扫描速度加快,检查辐射剂量减低。有研究将探测器排数由1排增到64排、256排、320排,结果表明320排CT的辐射剂量得以明显减少。Mori等对16排、64排和256排做冠脉CT血管成像的辐射剂量进行比较,研究表明256排冠状动脉CT血管造影(coronary computed tomography angiography,CCTA)辐射剂量较16排、64排明显减低。宽体探测器CT球管旋转一周所覆盖范围增大,因而全脏器扫描节省了曝光时间,也即减少了曝光量。同时扫描速度极快,可以进一步减少硬化、锥形束、散线伪影及搏动性、非搏动性运动(呼吸运动和人体不自主运动)伪影,降低辐射剂量的同时提高图像质量。

二、降低管电压技术

众所周知，CT 辐射剂量与管电压平方呈正相关，因而从理论上降低管电压能更有效地降低患者的辐射剂量。管电压决定 X 射线的光子能量，由于管电压的适度降低使作用的光电效应增强，对比剂中的原子序数大的碘对 X 射线的吸收率增加而周围软组织对 X 射线的吸收无明显改变，使得含碘对比剂的 CT 值明显增加，因此血管与周围组织的对比度增加。降低管电压使 X 射线穿透力减弱，达到探测器的 X 射线光子数减少从而增加了图像噪声，对肥胖患者尤为明显。大量的临床研究已经证实，管电压从 120kVp 下降为 100kVp 和 80kVp 时，辐射剂量分别下降约 35% 和 65%。但是值得注意的是，降低管电压会减弱射线穿透力，一方面增加线束硬化伪影和图像的噪声，另一方面由于组织吸收的光子数量亦相应减少，导致组织对比度降低，因而限制了低管电压技术的应用。过低的管电压使得图像的噪声增大，图像的信噪比、对比噪声比降低，势必影响图像质量和临床诊断。

三、自动管电流调节技术

管电流与辐射剂量呈正相关，在管电流降低而其他参数不变的情况下可使辐射剂量降低。随着 CT 技术不断发展，自动管电流调节技术（automatic tube current modulation，ATCM）应运而生，它根据患者的身型和脏器的厚薄程度自动调节管电流，一定程度地做到了降低辐射剂量，并保证图像质量的一致性，达到了个体化、最优化的扫描目的。自动管电流调节技术已逐渐成为日常工作中低剂量扫描的主流。降低辐射剂量，同时能保证图像的诊断接受率。目前主流的 CT 机基本都配备有 ATCM 技术，但不同厂家的 ATCM 技术参考指标不同，噪声指数（noise index，NI）、有效毫安秒、参考图像、标准偏差值是不同厂家用来控制图像质量的指标。尽管预先设置的参考技术指标不同，但基本原理类似，通过个体化因素调制、X 轴调制、角度调制或旋转调制、联合调制的方式，实现辐射剂量的个体化调节。因为各厂家的技术算法不同，因而尚没有统一的标准，研究者在临床研究中需主观设定可接受图像的参考值，因而有一定的主观性。

四、迭代重建算法

传统的 CT 图像重建算法为解析重建算法，以滤波反投影重建技术（filtered back projection，FBP）技术为代表，重建算法简单且速度快，一直作为临床常规应用。但因为 FBP 算法简单，未考虑焦点、体素和探测器的实际几何大小，以及 X 射线光子的系统光学与统计学波动，因而图像对于噪声和伪影敏感，低对比可探测性较差，导致在此基础上难以实现辐射剂量大幅降低。迭代重建（iterative reconstruction，IR）技术的应用引起研究者极大兴趣，通过迭代算法重建图像，降低图像噪声，使辐射量有了实质性降低。迭代算法利用矩阵代数，建立精准的数学模型，可以选择性识别并去除或抑制泊松噪声、射线硬化噪声、散射噪声及运动噪声，通过多次迭代重建，得到比 FBP 更好的图像质量，因而逐渐成为临床应用的主流。

同 ATCM 技术一样，各大厂家均有自己的迭代重建产品，如自适应性统计迭代重建（adaptive statistical iterative reconstruction，ASIR）以及升级后的基于模型的迭代重建（model-based iterative reconstruction，MBIR）和在 MBIR 基础上新开发的一种新的全模型实时迭代重建（adaptive statistieal iterative reconstruction-V，ASIR-V）。ASIR-V 除去了光学模型，而采用了系统噪声模型、被扫描物体模型及物理模型，根据系统噪声模型、被扫描物体模型和物理模型自动调节毫安，增大人体组织密度相对高的层面的扫描毫安，人体组织密度相对低的层面的扫描毫安自动降低，达到真正意义的低剂量扫描。ASIR-V 的重建速度与 ASIR 相近，图像质量与 MBIR 重建相似，是介于 ASIR 与 MBIR 之间的全新的重建方法，它是目前真正意义上能够在降低剂量的同时尽量保持图像质量的扫描方法。目前很多文献研究证实了迭代重建对降低噪声并进而降低扫描剂量的作用。对不同的组织器官采用的 ASIR 比例不同,胸腹部通常选择 30%~50% ASIR 重建,即在图像重建过程中采用 30%~50% ASIR 与 FBP 混合重建。ASIR-V 技术采用前置 ASIR-V 以调节管电流的模式改变辐射剂量,同时后置 ASIR-V 重建时放弃 MBIR 中最为费时的系统光学模型,缩短了重建时间,保留系统噪声模型、物体模型和物理模型用于降低噪声、提高密度分辨力、抑制伪影。

第二节 临床应用病例

一、头颈部 CT 检查

(一) 头颅 CT 检查

【病例摘要】

女性,53 岁,头晕数小时(图 6-1)。

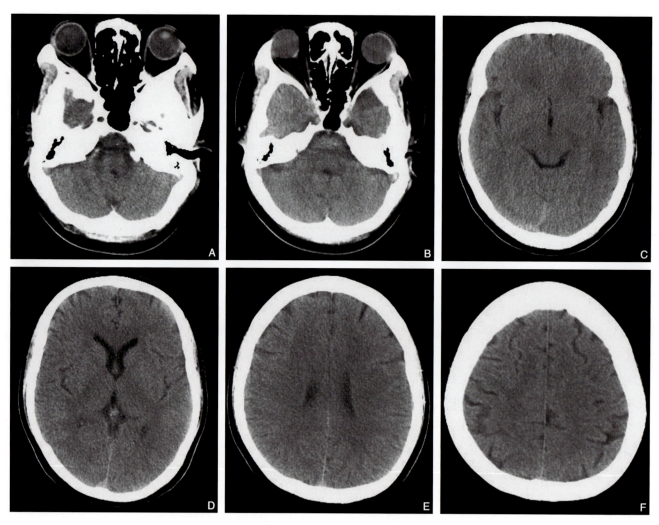

图 6-1 头颅 CT 平扫病例

A~F. 头颅平扫轴位图像,容积 CT 剂量指数(volume CT dose index,CTDIvol)为 40.25mGy,剂量长度乘积(dose length product,DLP)为 555.35mGy·cm

【扫描方案】

扫描参数:扫描范围自颅底至颅顶,管电压为 120kVp,自动管电流范围 100~370mA,噪声指数 3HU,采用轴扫模式,转速 1.0s/周,探测器宽度 16cm,迭代重建采用前置 ASIR-V50%,重建层厚和层间距均为 0.625mm。

【诊断】

头颅平扫未见明显异常。

【病例小结】

头颅 CT 平扫广泛适用于颅脑外伤、脑血管意外、先天性颅脑畸形等,使用宽体探测器可以一次扫描即得到完整的图像,避免了急性脑血管意外患者的制动问题,同时联合自动管电流调节和 ASIR-V 技术可以降低辐射剂量同时保证图像质量。

(二) 颈部 CT 检查

1. 病例一

【病例摘要】

男性,46 岁,颈部肿块 1 周(图 6-2)。

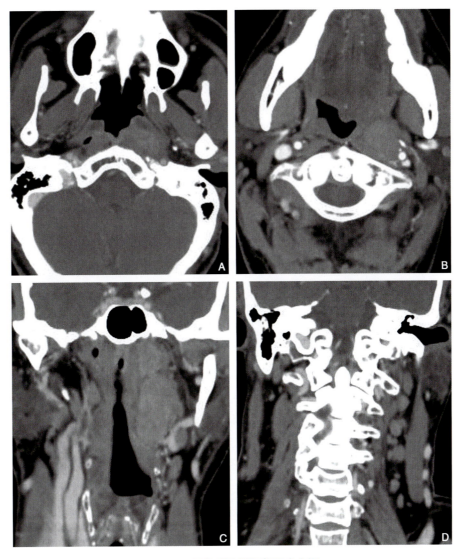

图 6-2　颈部 CT 增强鼻咽癌病例

A. 鼻咽左侧壁软组织增厚,增强扫描中度均匀强化,左侧咽隐窝变浅消失;B、C. 左侧咽旁间隙多发团块状软组织密度影,增强扫描呈中度均匀强化;D. 左侧颈动脉鞘多发肿大淋巴结。术后病理示鼻咽鳞状细胞癌合并左侧咽旁间隙多发转移。CTDI 为 13.98mGy,DLP 为 397.28mGy·cm

【扫描方案】

扫描参数:扫描范围自颅底至颈根部。管电压为120kVp,自动管电流范围100~370mA,噪声指数6.0HU,转速0.5s,采用8cm探测器宽度,螺距为0.992:1,迭代重建采用前置ASIR-V40%,重建层厚和层间距均为0.625mm。

对比剂方案:静脉注射对比剂60ml,流速3.0ml/s,延迟20s、50s分别扫描动脉期、静脉期。

【诊断】

鼻咽鳞状细胞癌合并左侧咽旁间隙多发转移。

2. 病例二

【病例摘要】

男性,38岁,左侧颈部肿物3个月余(图6-3)。

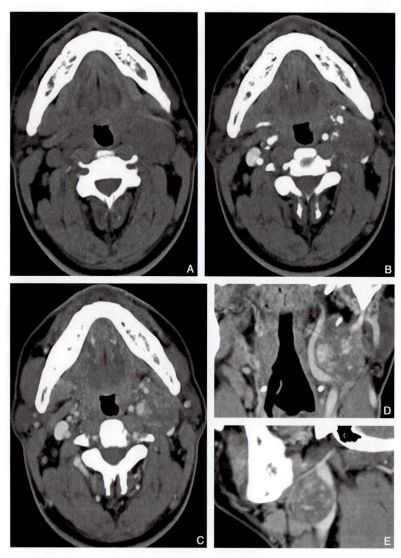

图6-3　颈部CT增强神经鞘瘤图像

A~C. 左侧咽旁间隙可见软组织密度团块影,增强扫描不均匀强化,可见杂乱血管影;D、E. 冠状和矢状位重建,肿块位于左侧颈总动脉分叉处。术后病理示神经鞘瘤。CTDI为7.63mGy,DLP为198.6mGy·cm

【扫描方案】

扫描参数、对比剂方案同病例一(图6-2)。

【诊断】

左侧咽旁间隙神经鞘瘤。

3. 病例三

【病例摘要】

女性,55岁,发现颈部包块43年(图6-4)。

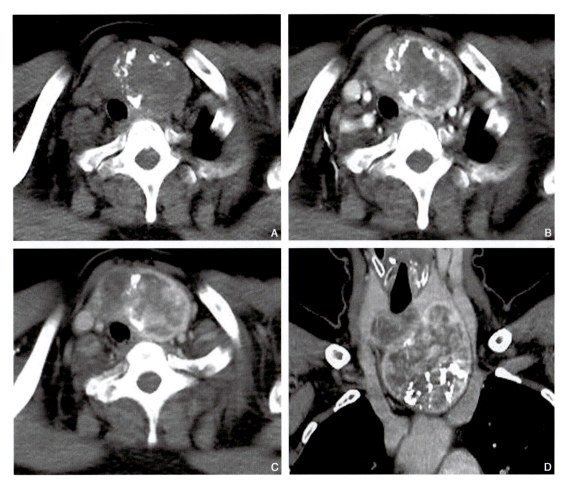

图6-4　颈部CT增强结节性甲状腺肿病例

A~C. 分别为平扫、动脉期、静脉期轴位图像,显示甲状腺双侧叶及峡部混杂密度团块影,内部可见团块状钙化灶,增强扫描明显不均匀延迟强化;D. 冠状位重建图像,肿块向下生长,到达上纵隔。CTDI为10.43mGy,DLP为456.44mGy·cm

【扫描方案】

扫描参数:自第5颈椎下缘至第1胸椎,若发现甲状腺肿大进入胸腔,可扫描至上纵隔以明确病变范围及周围组织受累情况。管电压为120kVp,自动管电流范围100~370mA,噪声指数6.0HU,转速0.5s/周,采用8cm探测器宽度,螺距为0.992∶1,迭代重建采用前置ASIR-V40%,重建层厚和层间距均为0.625mm。

对比剂方案:静脉注射对比剂60ml,流速3.0ml/s,延迟20s、50s分别扫描动脉期、静脉期。

【诊断】

结节性甲状腺肿。

【病例小结】

颈部CT检查适用于咽喉部肿瘤性病变及非肿瘤性病变等,为显示肿瘤及其与颈部大血管、周围淋巴结关系时需加做增强扫描。宽体探测器CT可以使用较宽的探测器覆盖尽可能广的扫描范围,极快的扫描速度可以有效避免患者的吞咽动作对图像的影响。同时联合使用自动管电流及迭代重建算法,可以明显减低患者的辐射剂量。颈部扫描范围内包括甲状腺,故在扫描过程中可以在敏感器官区域采用器官剂量调制(organ dose modulation,ODM)技术,通过改变该区域的管电流实现对敏感器官的保护。

(三) 鼻窦部 CT 检查

1. 病例一

【病例摘要】

男性,20岁,鼻部不适(图6-5)。

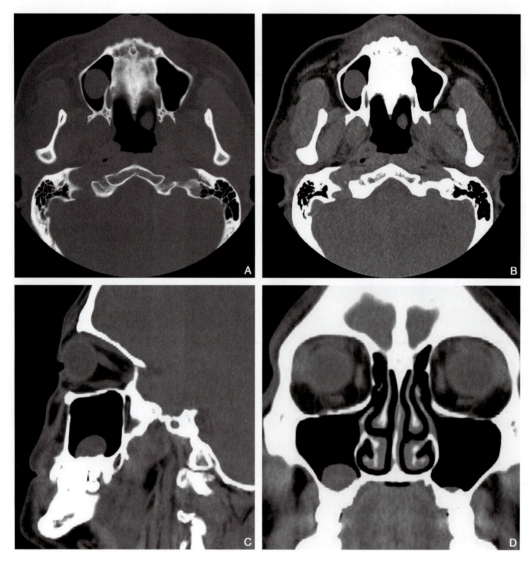

图 6-5　鼻窦部 CT 平扫鼻窦囊肿病例

A. 骨窗;B. 软组织窗;C. 矢状位重建;D. 冠状位重建,显示右侧上颌窦内囊性低密度影,宽基底与窦壁相连。CTDI 为 18.82mGy,DLP 为 320mGy·cm

【扫描方案】

扫描参数:扫描范围自硬腭至额窦。管电压为 120kVp,自动管电流范围 100~250mA,噪声指数 6.0HU,采用轴扫模式,转速 1.0s/周,采用 16cm 探测器宽度,迭代重建采用前置 ASIR-V50%,重建层厚和层间距均为 0.625mm。

【诊断】

右侧上颌窦囊肿。

2. 病例二

【病例摘要】

女性,46 岁,发现鼻部占位 3 个月余(图 6-6)。

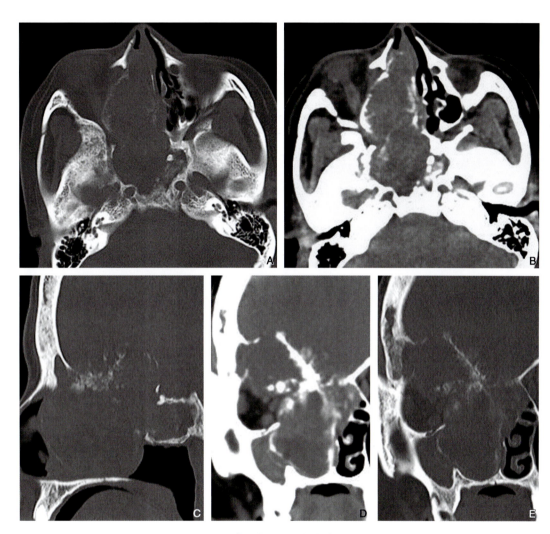

图 6-6 鼻窦部 CT 平扫骨肉瘤病例

A. 骨窗;B. 软组织窗;C. 矢状位重建;D、E. 冠状位重建;显示右侧筛窦、蝶窦、额窦内软组织占位,向右侧眼眶及颅底侵犯,邻近骨质破坏。CTDI 为 19.70mGy,DLP 为 423.45mGy·cm

【扫描方案】

扫描参数同病例一(图 6-5)。

【诊断】

软骨黏液样纤维瘤样骨肉瘤。

(四) 颞骨 CT 检查

【病例摘要】

女性,54 岁,右耳不适(图 6-7)。

【扫描方案】

扫描参数:自外耳道下缘至岩骨上缘。管电压为 120kVp,管电流为 430mA,采用轴扫模式,转速 1.0s/周,采用 10cm 探测器宽度,迭代重建采用前置 ASIR-V50%,重建层厚和层间距均为 0.625mm,骨算法重建。

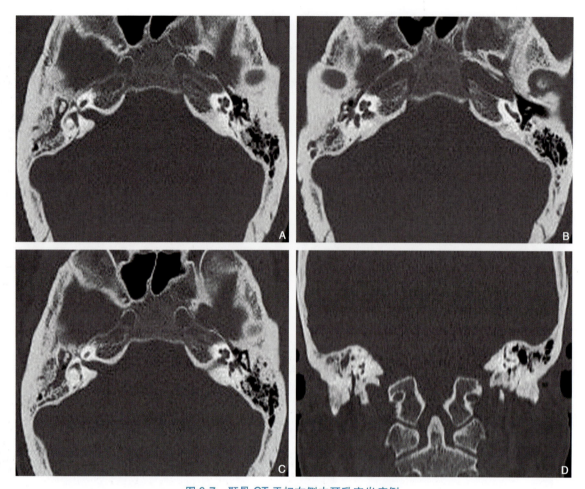

图 6-7 颞骨 CT 平扫右侧中耳乳突炎病例

A~C. 为颞骨平扫轴位图像；D. 冠状位重建图像，显示右侧乳突气房、中耳鼓室及乳突窦内可见液体密度影，耳蜗、听小骨及半规管未见明显异常。CTDI 为 58.57mGy，DLP 为 824.70mGy·cm

【诊断】

右侧中耳乳突炎。

【病例小结】

随着 CT 技术的飞速发展，探测器的宽度不断加大，对于鼻窦、颞骨和眼眶等较小扫描范围的部位来说，16cm 探测器宽度、0.28s/周转速，可以实现容积扫描，一定程度上解决了各向同性的瓶颈，同时可以利用断层资料进行三维图像重建。采用轴扫模式，降低辐射剂量的同时保证图像质量，满足临床诊断要求。如何选择合适的探测器组合使受检者获得最低的辐射剂量，是在临床实践中提出的新问题。ASIR-V 技术可在降低辐射剂量同时保证图像质量，为低剂量 CT 的实现保驾护航。

二、胸部 CT 检查

（一）病例一

【病例摘要】

女性，54 岁，体检患者（图 6-8）。

【扫描方案】

扫描参数：扫描范围自肺尖至肺底。管电压 100kVp 联合前置 40%ASIR-V，自动管电流（10~370mA），噪声指数 15HU，转速 0.5s/周，探测器宽度 8cm，采用螺旋扫描模式，螺距为 0.992∶1，扫描层厚和层间距 5mm。采用后置 ASIR-V60% 进行重建，重建层厚和层间距均为 0.625mm。

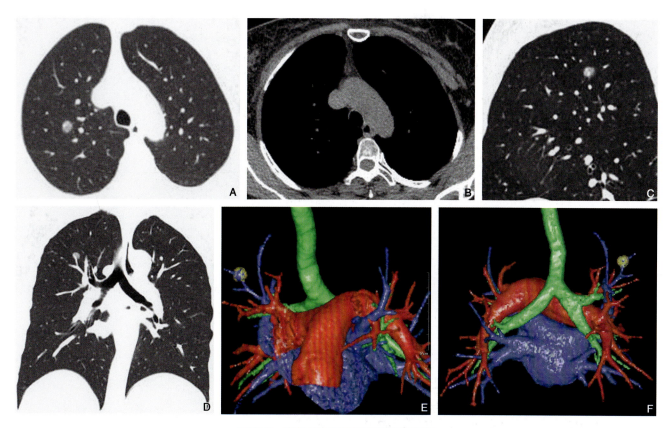

图 6-8 胸部 CT 平扫磨玻璃结节病例

A. 平扫轴位肺窗图像，右肺上叶可见一磨玻璃结节；B. 平扫轴位纵隔窗图像，结节未见确切显示；C. 矢状位重建肺窗图像；D. 冠状位重建肺窗图像，可清晰显示结节位置；E、F. 容积再现（volume rendering，VR）图像，红色为肺动脉、蓝色为肺静脉、绿色为气管，清晰显示结节与血管的关系。CTDI 为 1.77mGy，DLP 为 64.10mGy·cm

【诊断】

肺腺癌。

【病例小结】

低剂量胸部 CT 扫描有望取代 X 射线胸片成为胸部体检的首选检查方法，使用极低的辐射剂量，清晰地显示肺部情况，有助于实现肺癌的早期发现、早期诊断、早期治疗。有学者研究发现使用 70kVp 管电压对小体质指数人群实行胸部扫描可以极大地降低辐射剂量，同时得到可以满足诊断的图像质量，但部分学者认为过低的管电压会影响磨玻璃结节（ground glass opacity，GGO）的显示，而 GGO 中有一部分为早期腺癌，故极低电压胸部 CT 的使用存在一定争议。临床实践中采用 100kVp 管电压联合低管电流进行胸部低剂量扫描，可以在降低辐射剂量的同时保证图像的诊断准确率。

（二）病例二

【病例摘要】

女性，54 岁，间断发热 2 个月余（图 6-9）。

【扫描方案】

扫描参数同病例一（图 6-8）。

对比剂方案：非离子碘对比剂，碘海醇或碘佛醇 350mgI/ml；对比剂用量为 60ml，流速为 3ml/s。对比剂注射开始后 25s、50s 分别进行动脉期和静脉期扫描。

【诊断】

肺脓肿。

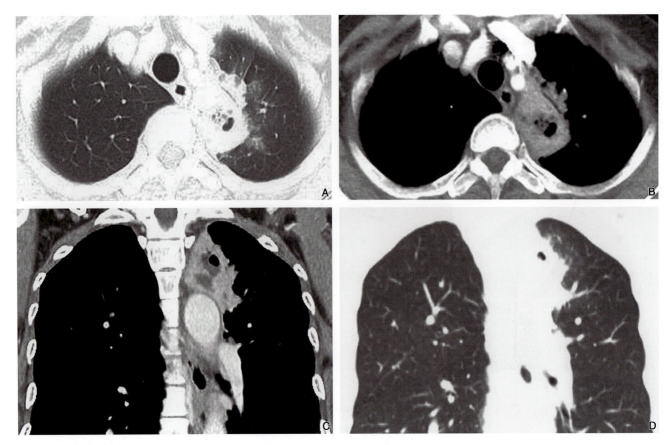

图 6-9 胸部 CT 增强肺脓肿病例

A. 平扫轴位肺窗图像，左肺上叶可见一厚壁空洞，外缘模糊，可见片絮状渗出；B. 增强扫描轴位纵隔窗图像，空洞内壁光滑，空洞壁呈明显不均匀强化；C、D. 冠状位重建纵隔窗、肺窗图像，可清晰显示病变紧邻脊柱。CTDI 为 2.93mGy，DLP 为 106.13mGy·cm

（三）病例三

【病例摘要】

女性，63 岁，间断咳嗽咳痰 3 年，加重 20 天（图 6-10）。

【扫描方案】

扫描参数、对比剂方案同病例二（图 6-10）。

【诊断】

肺腺癌。

【病例小结】

胸部增强 CT 检查可以帮助鉴别肺内血管性病变、区别肺门增大的原因，对良恶性结节及肿块进行鉴别，了解纵隔结构，对肿瘤病变的范围及转移情况进行评估等。宽体探测器 CT 具有 16cm 的探测器宽度、0.28s 极快的扫描速度及强大的迭代重建算法，使得胸部检查辐射剂量极低，在占位性病变的鉴别诊断及肺癌等恶性病变的随访观察中具有明显的优势。

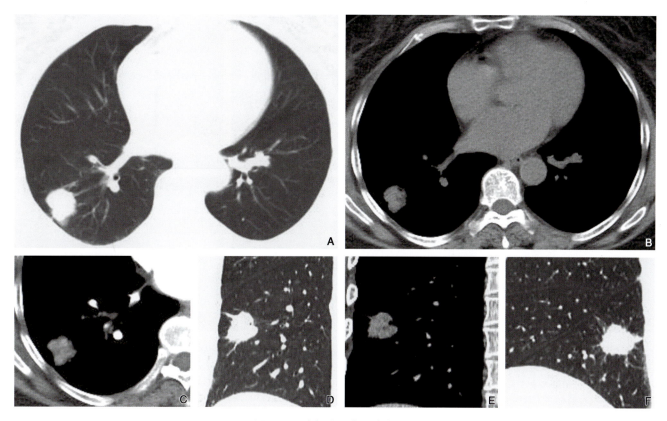

图 6-10 胸部 CT 增强肺癌病例

A. 轴位肺窗图像,右肺下叶可见一高密度结节影,外缘模糊,可见毛刺征及浅分叶征;B. 平扫轴位纵隔窗图像,结节呈软组织密度;C. 增强扫描轴位纵隔窗图像,病变中度强化;D. 冠状位肺窗图像,可清晰显示毛刺征;E. 冠状位纵隔窗图像;F. 矢状位肺窗图像,可见显示胸膜牵拉征象。CTDI 为 2.44mGy,DLP 为 96.61mGy·cm

三、腹部 CT 检查

(一) 腹部实质脏器 CT 检查

1. 病例一

【病例摘要】

患者1,男性,43岁,胰十二指肠切除术后改变。

患者2,男性,47岁,上腹痛。

患者3,男性,39岁,腹部不适(图6-11)。

【扫描方案】

扫描参数:扫描范围自肝脏上缘至双肾下缘。管电压120kVp分别联合前置0%、20%、40%ASIR-V,自动管电流(100~600mA),噪声指数10HU,转速0.5s/周,探测器宽度16cm,螺距分别为1.375∶1、0.992∶1、0.992∶1,扫描层厚和层间距5mm。采用后置ASIR-V60%进行重建,重建层厚和层间距均为0.625mm。

对比剂方案:非离子碘对比剂,碘海醇或碘佛醇350mgI/ml;对比剂用量为60ml,流速为3ml/s。对比剂注射开始后25s、50s分别进行动脉期和静脉期扫描。

【病例小结】

全模型实时迭代重建(adaptive statistical iterative reconstruction-V,ASIR-V)技术可通过前置ASIR-V在扫描过程中调整辐射剂量,后置ASIR-V重建改变图像质量。随着前置ASIR-V比例增加,图像噪声水平线性降低,但是进一步增加前置ASIR-V水平,辐射剂量降低幅度减少,而图像主观评分质量减低,噪声、图像质量与辐射剂量需要达到较好的配置与平衡,临床中推荐使用40%前置ASIR-V水平。

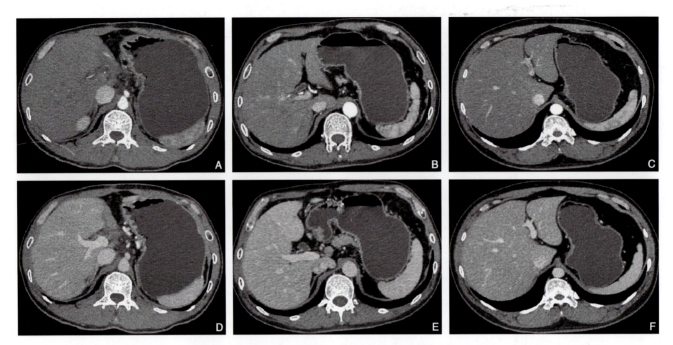

图 6-11 不同患者不同比例前置 ASIR-V 上腹部增强扫描图像

A、D. 患者 1,动脉期和静脉期 CTDIvol 分别为 11.23mGy、11.24mGy,DLP 分别为 282.61mGy·cm、282.83mGy·cm;B、E. 患者 2,动脉期和静脉期 CTDIvol 分别为 9.10mGy、9.18mGy,DLP 分别为 292.82mGy·cm、293.03mGy·cm;C、F. 患者 3,动脉期和静脉期 CTDIvol 分别约为 8.79mGy、8.80mGy,DLP 分别为 243.35mGy·cm、243.57mGy·cm。A~C. 分别对应前置 0%、20%、40%ASIR-V 联合 60%后置 ASIR-V 动脉期图像。D~F. 为对应静脉期图像。患者 3 辐射剂量较患者 1 降低约 22%左右,图像噪声最低,而图像质量及主观评分最高

2. 病例二

【病例摘要】

男性,43 岁,无明显诱因出现右上腹疼痛,呈绞痛,俯屈位可减轻,持续约 6 小时后缓解,伴食欲减退、厌油腻食物,伴反酸、嗳气,伴乏力(图 6-12)。

【扫描方案】

扫描参数:扫描范围自肝脏上缘至双肾下缘。管电压 120kVp 联合前置 40%ASIR-V,自动管电流(100~600mA),噪声指数 10HU,转速 0.5s/周,探测器宽度 16cm,螺距为 0.992∶1,扫描层厚和层间距 5mm。采用后置 ASIR-V20%、ASIR-V40%、ASIR-V60% 和 ASIR-V80% 进行重建,重建层厚和层间距均为 0.625mm。

对比剂方案:非离子碘对比剂,碘海醇或碘佛醇 350mgI/ml;对比剂用量为 60ml,流速为 3ml/s。对比剂注射开始后 25s、50s 分别进行动脉期和静脉期扫描。

【诊断】

肝细胞肝癌。

【病例小结】

宽体探测器具有 16cm 的 z 轴覆盖面积,一次旋转即可完成单器官扫描,提高时间分辨率,减少扫描过程中呼吸运动、被检者不配合等带来的图像伪影。ASIR-V 可通过前置 ASIR-V 在扫描过程中调整辐射剂量,后置 ASIR-V 重建改变图像质量。前置 ASIR-V 水平确定情况下,随着后置 ASIR-V 比例增加,图像噪声值逐渐降低,对比噪声比值逐渐增高。

宽体探测器联合 ASIR-V 能明显降低扫描辐射剂量,同时提高图像质量,而且病灶显示清晰,其中 40%前置 ASIR-V 联合 60%后置 ASIR-V 能够显著降低辐射剂量并获得更低的图像噪声和更优的图像质量。

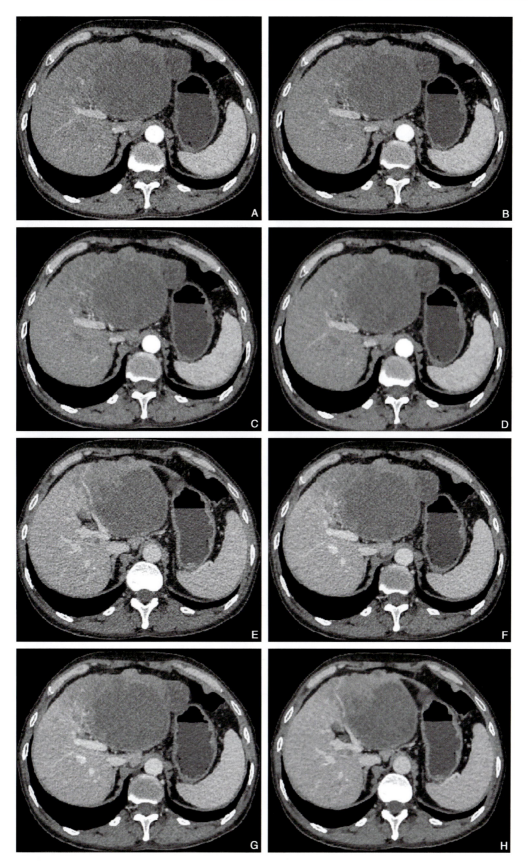

图 6-12　不同比例后置 ASIR-V 上腹部增强图像

A~D. 分别为 40% 前置 ASIR-V 联合 20%、40%、60%、80% 后置 ASIR-V 动脉期图像；E~H. 对应静脉期图像。D、H 的图像噪声最低，而图像质量及主观评分不高，因为一些微小解剖细节的缺失。C、G 的图像噪声最低，而图像质量及主观评分最高。动脉期、静脉期 $CTDI_{vol}$、DLP 分别约为 6.15mGy、6.16mGy 和 197.89mGy·cm、198.03mGy·cm。肝脏左叶可见一团块状低密度影，增强扫描轻中度不均匀强化

3. 病例三

【病例摘要】

女性,69岁,体检(图6-13)。

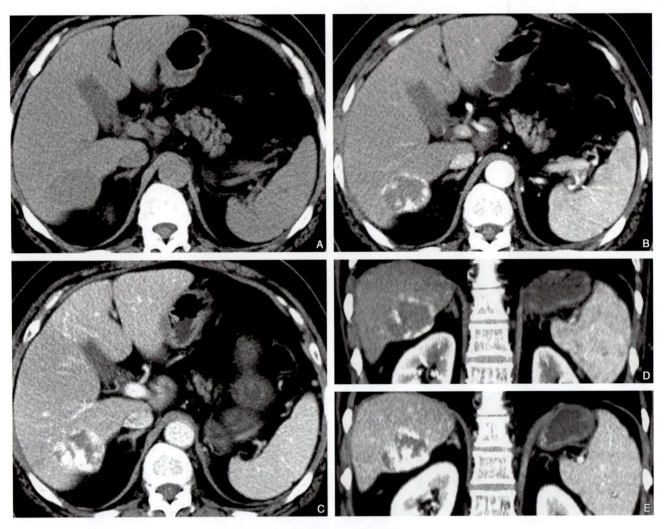

图6-13 上腹部增强CT肝血管瘤病例

A~C.依次为平扫和增强扫描动脉期、静脉期轴位图像,肝右叶可见一低密度影,边界清晰,增强扫描动脉期边缘结节状强化,静脉期强化程度向中央进展;D、E.冠状位重建图像。CTDI为6.80mGy,DLP为215.33mGy·cm

【扫描方案】

扫描参数:扫描范围自肝脏上缘至双肾下缘。管电压120kVp联合前置40%ASIR-V,自动管电流(100~600mA),噪声指数10HU,转速0.5s/周,探测器宽度16cm,螺距为0.992:1,扫描层厚和层间距5mm。采用后置ASIR-V60%进行重建,重建层厚和层间距均为0.625mm。

对比剂方案:非离子碘对比剂,碘海醇或碘佛醇350mgI/ml;对比剂用量为60ml,流速为3ml/s。对比剂注射开始后25s、50s分别进行动脉期和静脉期扫描。

【诊断】

肝血管瘤。

4. 病例四

【病例摘要】

男性,22岁,体检发现肝脏占位1周(图6-14)。

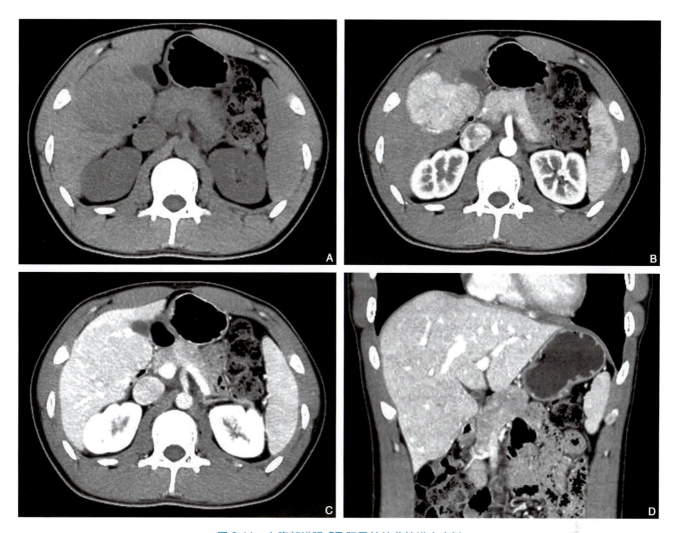

图 6-14 上腹部增强 CT 肝局灶结节性增生病例

A~C. 依次为平扫和增强扫描动脉期、静脉期轴位图像,肝右叶可见一团片状低密度影,边界清晰,增强扫描动脉期明显不均匀强化,静脉期强化程度较正常肝实质稍减低;D. 冠状位重建图像。CTDI 为 6.90mGy,DLP 为 218.51mGy·cm

【扫描方案】

扫描参数、对比剂方案同病例三。

【诊断】

肝局灶结节性增生。

5. 病例五

【病例摘要】

女性,64 岁,体检发现肝脏占位 2 天(图 6-15)。

【扫描方案】

扫描参数、对比剂方案同病例三。

【诊断】

肝细胞肝癌。

【病例小结】

腹部各实质脏器软组织之间的密度差异很小,影像的密度分辨力更容易受到噪声的应用,而腹部增强 CT 扫描范围大且包含多期相重复扫描,因此实现腹部 CT 低剂量扫描更为困难。宽体探测器 CT 的快速扫描模式不仅能减少呼吸、胃肠蠕动及心脏大血管搏动所产生的伪影,而且特别适用于老年人、儿童及不合作的患者;联合 ASIR-V 技术可以在降低辐射剂量同时保证图像质量。

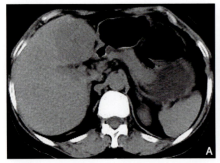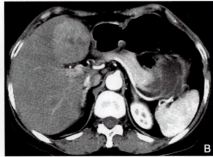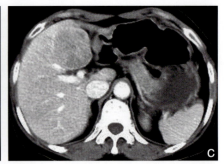

图 6-15 上腹部增强 CT 肝细胞肝癌病例

A~C. 依次为平扫和增强扫描动脉期、静脉期轴位图像,肝右叶可见一团片状低密度影,边界清晰,增强扫描动脉期明显不均匀强化,静脉期强化程度较正常肝实质稍减低。CTDI 为 7.10mGy,DLP 为 224.84mGy·cm

(二) 腹部空腔脏器 CT 检查

1. 病例一

【病例摘要】

男,61 岁,腹痛 3 个月余(图 6-16)。

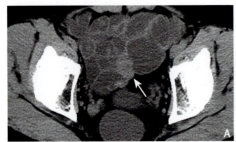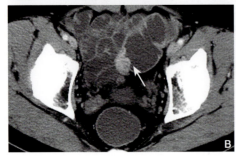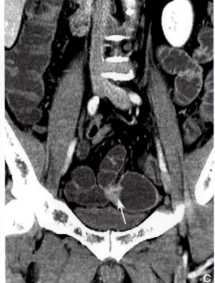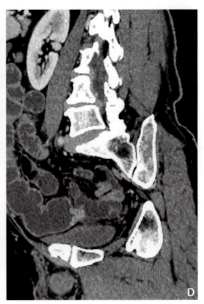

图 6-16 小肠造影 CT 小肠腺癌病例

A、B. 平扫和增强扫描轴位图像,箭头所示空肠肠管管壁增厚,管腔狭窄;C. 冠状位重建;D. MPR 图像。轴位和冠状位、MPR 图像可清晰显示空肠肠管管壁增厚,管腔狭窄,增强扫描明显强化(白箭所指)。术后病理示空肠中分化腺癌。CTDI 为 6.97mGy,DLP 为 408.81mGy·cm

【扫描方案】

扫描参数:扫描范围自膈顶至耻骨联合平面以下。管电压 120kVp 前置 40% ASIR-V,自动管电流(200~370mA),噪声指数 10HU,转速 0.5s/周,探测器宽度 8cm,螺距为 0.992∶1,扫描层厚和层间距 5mm。采用后置 ASIR-V40% 进行重建,重建层厚和层间距均为 0.625mm。

对比剂方案:非离子碘对比剂,碘海醇或碘佛醇 350mgI/ml;对比剂用量为 60ml,流速为 3ml/s。对比剂注射开始后 25s、50s 分别进行动脉期和静脉期扫描。

小肠 CT 造影检查前准备：检查前 3 天开始食物流质、半流质食物，不得进食有渣的食物；检查前 1 晚间口服番泻叶，并于晚上 8 点开始禁食、禁水；检查当天晨间观察患者肠道耐受能力，如仍有排便感，则推迟至中午或下午检查。检查前口服 2.5% 等渗甘露醇并肌注山莨菪碱 20mg，后进行 CT 小肠造影检查。

【诊断】

空肠腺瘤。

2. 病例二

【病例摘要】

男，45 岁，腹痛半个月余（图 6-17）。

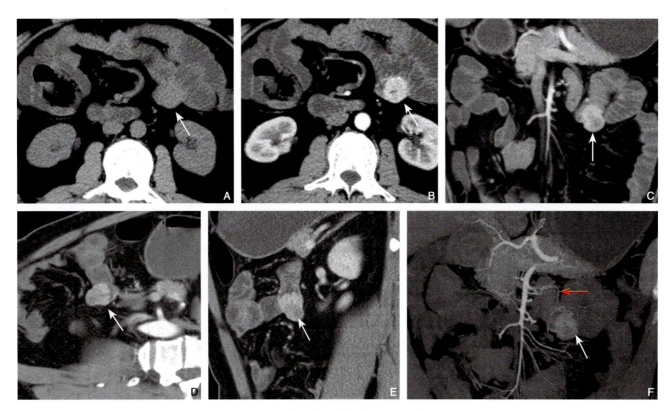

图 6-17　小肠造影 CT 小肠间质瘤病例

A、B. 平扫和增强轴位图像；C~E. 分别为冠状位、MPR 和矢状位图像；F. 最大密度投影（maximum intensity projection，MIP）图像。清晰显示空肠一软组织密度结节影，跨越肠壁向肠管内外生长，增强扫描明显不均匀强化（白箭）。MIP 图像显示供血动脉为肠系膜上动脉分支（红箭）。术后病理示胃肠道间质瘤。CTDI 为 7.10mGy，DLP 为 391.83mGy·cm

【扫描方案】

扫描参数、对比剂方案、小肠 CT 造影检查前准备同病例一。

【诊断】

小肠间质瘤。

3. 病例三

【病例摘要】

女，44 岁，腹泻 3 年余，加重 1 个月余（图 6-18）。

【扫描方案】

扫描参数、对比剂方案、小肠 CT 造影检查前准备同病例一。

【诊断】

溃疡性结肠炎。

【病例小结】

常规 CT 小肠造影（CT enterography，CTE）检查不仅能很好地显示肠腔及肠壁病变，同时在发现肠外病变及并发症方面也有独特优势，已经成为目前小肠疾病临床诊断、治疗评估与随诊的主要影像学检查方法。CTE 检查结合 MPR、MIP 等丰富的后处理技术可清晰显示小肠肠腔、肠壁及肠壁外病变。宽体探测器联合全模型迭代重建技术（ASIR-V）能明显降低扫描辐射剂量，同时提高图像质量，而且病灶显示清晰，具有较高的临床应用意义。

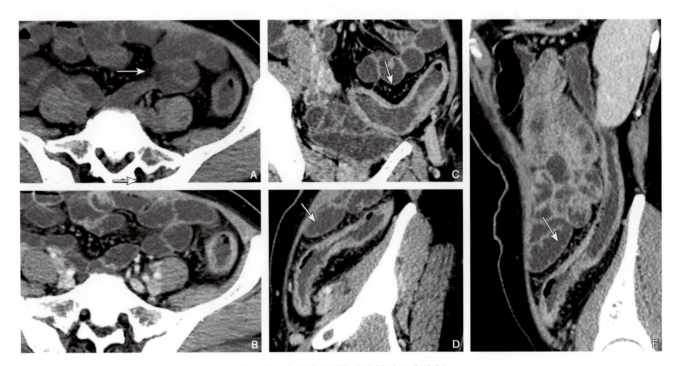

图 6-18　小肠造影 CT 溃疡性结肠炎病例

A、B. 平扫和增强轴位图像；C～E. 均为多曲面重建（multi-planner reformation，MPR）图像，清晰显示降结肠、乙状结肠管壁弥漫性增厚，增强扫描明显强化，管腔局部稍狭窄（白箭）。术后病理示溃疡性结肠炎。CTDI 为 6.90mGy，DLP 为 380.60mGy·cm

四、血管 CT 成像检查

（一）病例一

【病例摘要】

男，61 岁，头痛半年余（图 6-19）。

【扫描方案】

扫描参数：扫描范围自主动脉弓至颅顶。管电压为 100kVp，自动管电流范围 10～370mA，噪声指数 4.0HU，转速 0.35s，探测器宽度 4cm，螺距为 0.984∶1，扫描层厚和层间距 5mm。采用前置 ASIR-V 40% 联合后置 ASIR-V 40% 进行重建，重建层厚和层间距均为 0.625mm。采用监测触发扫描，触发阈值为 100HU，达到阈值之后 5.9s 开始扫描。

对比剂方案：非离子碘对比剂，碘海醇或碘佛醇 320mgI/ml；对比剂用量为 0.7ml/kg，流速 4.4ml/s；盐水 35ml，流速 4.4ml/s。注射时间与扫描同时开始。

【诊断】

前交通动脉瘤。

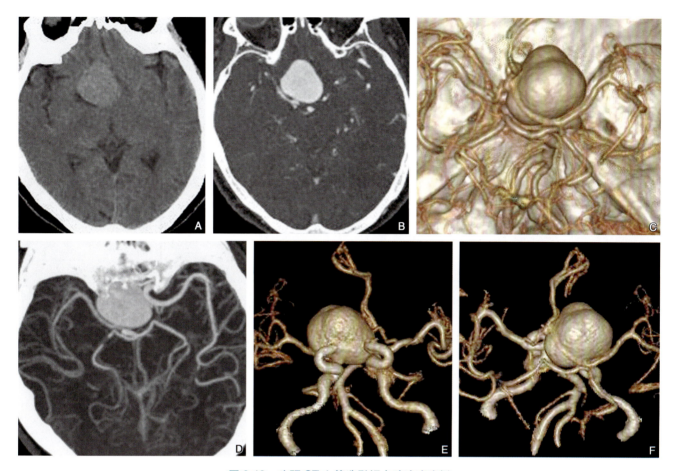

图 6-19　头颈 CT 血管造影颅内动脉瘤病例

A. 头颅平扫轴位图像，右侧颞叶可见一稍高密度肿块影，边界清晰，密度均匀；B. 血管轴位图像，肿块均匀强化，强化程度同动脉血管；C、E、F. VR 图像；D. MIP 图像，清晰显示动脉瘤位置，位于前交通动脉处。CTDI 为 5.75mGy，DLP 为 221.48mGy·cm

（二）病例二

【病例摘要】

男性，48 岁，记忆力下降 11 个月余，加重伴右侧肢体无力、反应迟钝 2 个月（图 6-20）。

【扫描方案】

扫描参数、对比剂方案同病例一（图 6-19）。

【诊断】

烟雾病。

【病例小结】

使用宽体探测器行头颈部 CTA 检查时，应用低管电压、低剂量对比剂，联合 ASIR-V 技术能够同样获得优质的 CTA 图像，有效降低了辐射剂量，同时减少了对比剂的用量，降低了对比剂对肾功能潜在危害的发生率，具有良好的临床应用价值。

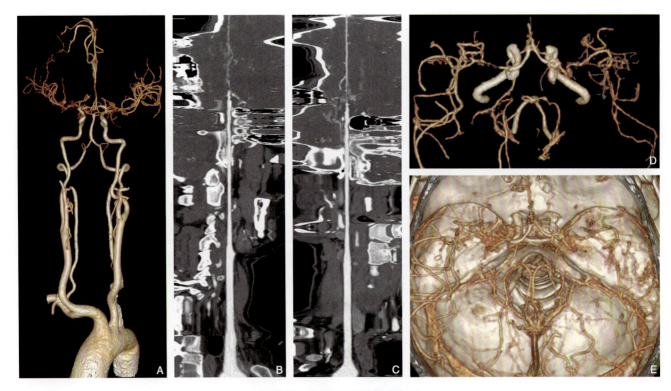

图 6-20 头颈 CTA 烟雾病病例

A、D、E. VR 图像,双侧大脑中动脉 M1 段主干管腔狭窄;远端分支纤细,显影浅淡;B. 右侧颈内动脉 MPR 图像;C. 左侧颈内动脉 MPR 图像。CTDI 为 4.40mGy,DLP 为 171.43mGy·cm

(三)病例三

【病例摘要】

男,61 岁,胸闷不适 1 天(图 6-21)。

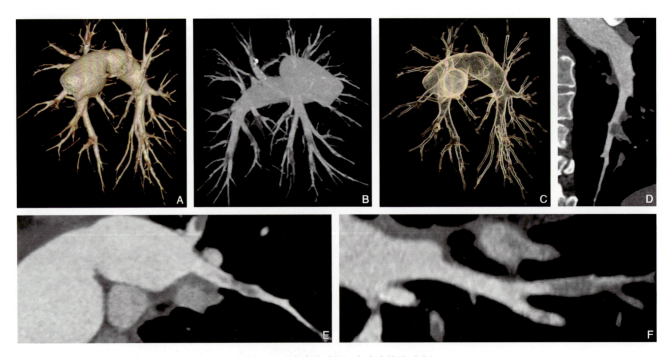

图 6-21 肺动脉 CTA 肺动脉栓塞病例

A、C. VR 图像;B. MIP 图像;D~F. 为 MPR 图像,显示肺动脉分支内多发低密度充盈缺损影。CTDI 为 3.31mGy,DLP 为 166mGy·cm

第六章 低剂量检查

【扫描方案】

扫描参数：扫描范围自胸口入口至肋弓下缘。管电压为100kVp，自动管电流范围100～370mA，噪声指数10.0HU，转速0.35s/周，探测器宽度8cm，螺距为0.992∶1，扫描层厚和层间距5mm。采用前置ASIR-V 50%联合后置ASIR-V40%进行重建，重建层厚和层间距均为0.625mm。采用监测触发扫描，触发阈值为100HU，达到阈值之后延时5s开始扫描。

对比剂方案：非离子碘对比剂，碘海醇或碘佛醇320mgI/ml；对比剂用量为0.5ml/kg，流速4.5ml/s，盐水30ml，流速4.5ml/s。注射时间与扫描同时开始。

【诊断】

双侧肺动脉分支内多发栓子形成。

(四) 病例四

【病例摘要】

男性，39岁，间断咯血半年余，头晕15天余（图6-22）。

【扫描方案】

扫描参数、对比剂方案同病例三（图6-21）。

【诊断】

左侧肺动静脉畸形。

【病例小结】

低管电压、低剂量对比剂结合ASIR-V技术行CTPA检查，患者的肺动脉主干及主要分支均显示均良好，而且肺动脉与相邻肺静脉内对比剂浓度差异较常规剂量明显，上腔静脉伪影较常规剂量时明显减少，由此可见，

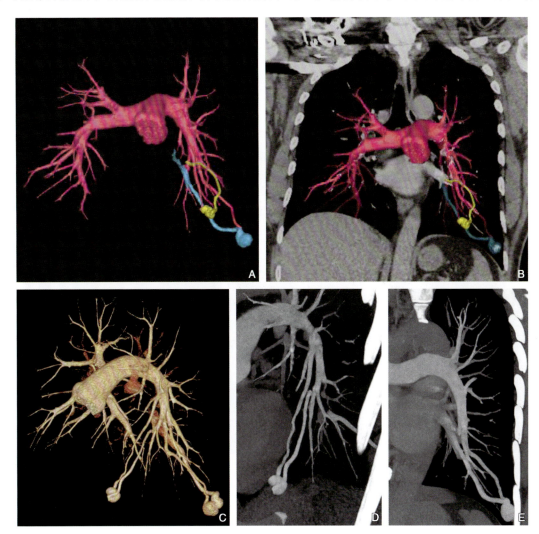

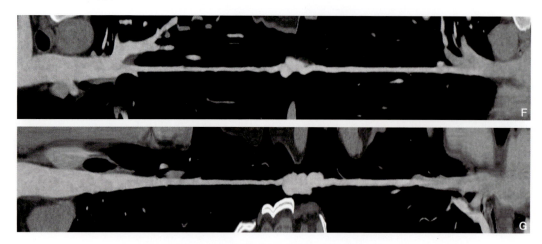

图 6-22 肺动脉 CTA 肺动静脉畸形病例

A~C. VR 图像；D、E. MIP 图像；F、G. CPR 图像，显示左侧两个动静脉畸形，其中 A、B 红色为肺动脉，黄色和蓝色均为引流静脉。CTDI 为 5.70mGy，DLP 为 216.7mGy·cm

宽体探测器 CT 低剂量对比剂肺动脉成像不仅能够清晰显示肺动脉各级分支，而且有利于消除上腔静脉伪影，在满足临床诊断需要的基础上，还可有效降低对比剂毒性对患者的影响，值得临床推广应用。

（五）病例五

【病例摘要】

男性，58 岁，主动脉支架置入术后 1 年（图 6-23）。

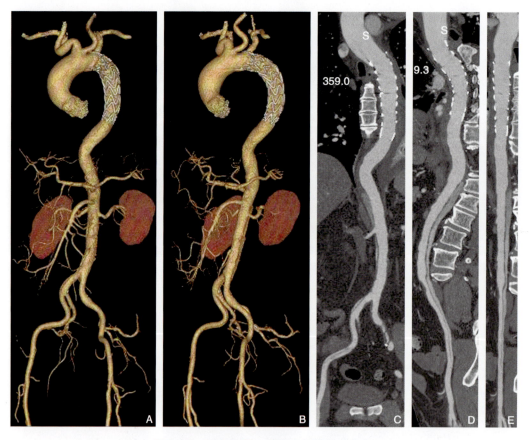

图 6-23 主动脉 CTA 动脉支架植入后改变

A、B. VR 图像；C~E. 曲面重建（curved plannar reformation，CPR）图像，显示胸主动脉处主动脉支架，腹主动脉及双侧髂血管仍呈双腔改变。CTDI 为 11.63mGy，DLP 为 922.7mGy·cm

【扫描方案】

扫描参数:扫描范围自主动脉弓上2cm至耻骨联合上缘扫描。管电压为100kVp,自动管电流范围是100~370mA,噪声指数25.0HU,转速0.28s/周,探测器宽度8cm,螺距为0.992:1,扫描层厚和层间距5mm。采用前置ASIR-V 50%联合后置ASIR-V40%进行重建,重建层厚和层间距均为0.625mm。采用监测触发扫描,触发阈值为100HU,达到阈值之后5s开始扫描。

对比剂方案:非离子碘对比剂,碘海醇或碘佛醇320mgI/ml;对比剂用量为0.8ml/kg,流速5.0ml/s;盐水40ml,流速5.0ml/s。注射时间与扫描同时开始。

【诊断】

主动脉支架术后改变。

(六) 病例六

【病例摘要】

女性,38岁,胸闷不适半年(图6-24)。

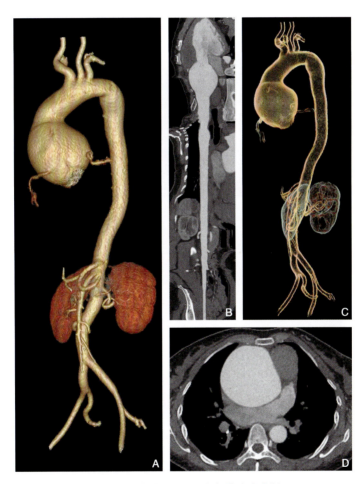

图6-24 主动脉CTA升主动脉瘤病例

A、C. VR图像;B. CPR图像;D. 轴位图像,显示升主动脉瘤样扩张。
CTDI为10.70mGy,DLP为826.74mGy·cm

【扫描方案】

扫描参数、对比剂方案同病例五(图6-23)。

【诊断】

升主动脉瘤。

（七）病例七

【病例摘要】

男性，58岁，腰背部撕裂样疼痛2小时（图6-25）。

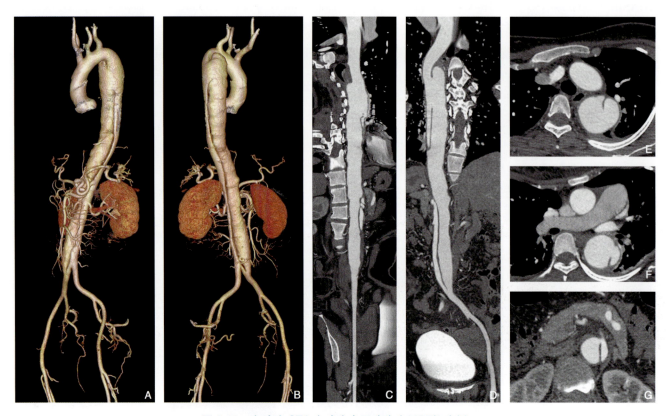

图6-25　主动脉CTA主动脉夹层动脉瘤（Ⅲ型）病例

A、B. VR图像；C、D. CPR图像；E~G. 为轴位图像，显示主动脉管腔呈双腔改变，并可见多发内膜破口。CTDI为9.89mGy，DLP为764.15mGy·cm

【扫描方案】

扫描参数、对比剂方案同病例五（图6-23）。

【诊断】

主动脉夹层动脉瘤（Ⅲ型）。

【病例小结】

低辐射剂量和低剂量对比剂宽体探测器CT螺旋扫描结合迭代重建能够应用于全胸腹主动脉扫描，辐射剂量、对比剂剂量降低，而且图像质量能够满足临床诊断。

第三节　分析总结

一、低剂量检查在头颈部CT检查中的应用

CT是公认的神经系统疾病一线检查手段。由于探测器宽度的限制，常规头颅CT平扫一直沿用窄体探测器轴扫描采集模式，存在一定的局限性，包括扫描时间长、躁动不合作的患者容易出现运动伪影以及冠状位重组时的伪影等。鉴于头颅疾病患者短期内可能接受多次CT检查，低剂量颅脑CT扫描便显得尤为重要。近来，基于硬件和软件的进步，多排螺旋CT的探测器宽度可达到8cm和16cm，宽体探测器CT不仅可以进行更快速

的扫描，还可以通过轴扫描完成大范围的容积成像，空间分辨率、时间分辨率等性能有大幅度的提升。已有研究表明，在辐射剂量相同的情况下，采用16cm宽体探测器进行常规头颅CT轴扫描，可以提高射线的利用率，同时图像质量未降低。本书病例显示使用宽体探测器联合自动管电流调节和ASIR-V技术较常规扫描方式降低约25%辐射剂量。此外，16cm宽体探测器轴扫描较4cm常规探测器轴扫描和螺旋扫描分别缩短了约95%和75%的时间，这能为急诊、躁动及不合作的患者获得满意的图像提供有效的检查方法。此外，在进行图像冠状位或矢状位重组时，由于16cm宽体探测器旋转1周即可完成整个头颅的扫描，扫描速度快、运动伪影少，因此其图像重建时比传统探测器轴扫描或螺旋扫描更具有优势。随着今后CT硬件性能的不断提高、重建算法和扫描技术的进步，宽体探测器轴扫描的优越性将更进一步得到体现。

行头颈部CT扫描时，X射线会不可避免地穿过甲状腺和晶状体，从而增加发生白内障及甲状腺癌的风险，采用低管电压技术可以降低头颈部CT的辐射剂量，但随着管电压的降低，X射线穿透力减低，增加了图像噪声，降低了图像的对比度。然而在头颈部区域，尤其是颈部，多数解剖结构为软组织，自然对比度差，必须具有较高的对比度方可区分低对比病变与正常软组织。因此，使用低剂量CT检查时应当考虑到这些因素，避免一味追求降低辐射剂量而影响图像质量，导致诊断效率的降低。自动管电流调制技术的应用可在不同区域扫描中有效降低对患者的辐射剂量，研究表明，在没有明显降低影像质量的前提下，使用剂量调制技术可使颈椎CT、CTA和非增强颅脑CT的辐射剂量降低60%。采用自动管电流技术可以降低头颈部CT扫描的辐射剂量，但不能特异地保护甲状腺和晶状体等敏感器官。在敏感器官区域采用ODM技术，可以通过改变该区域的管电流实现对敏感器官的保护。有研究表明应用ODM联合自动管电流技术较单纯使用自动管电流技术有效辐射剂量减低约10.0%。因此，在头颈CT扫描中应用ODM技术可以在不减低图像质量的前提下，减低注重头颈部CT敏感器官的辐射剂量，从而保护敏感器官。

在临床实践中，颅面部的器官如鼻窦、眼眶和颞骨等部位的CT扫描应用广泛。随着多排CT的迅速发展，探测器宽度加大、层厚变薄，与传统CT相比，影响辐射剂量的因素发生了变化。在鼻窦、眼眶和颞骨的扫描中，头部是对射线最敏感的器官，眼晶状体均会接受辐射，尤其是鼻窦和颞骨的扫描，眼晶状体会直接接受额外的辐射，而没有任何的诊断需要。因此眼晶状体的辐射防护引起了人们的重视。在这三种器官中，鼻窦具有很好的组织对比度，有研究表明，对于鼻窦炎患者，辐射剂量降低77%也不影响对解剖结构的评价。此外，人体颅脑的直径在成人和儿童中存在很大差别，对颅面部器官应该设定特殊的扫描方案。颞骨解剖结构细小而复杂，只有亚毫米层厚和大重组矩阵如1024矩阵才能满足诊断需要。颞骨内鼓室、乳突等为含气结构，本身具有天然的对比度。对于追求空间分辨率的颞骨扫描，适当降低扫描条件虽然会在一定程度上影响图像的密度分辨率，但不会对图像的空间分辨率产生影响，因此颞骨低剂量CT扫描具有可行性。目前国内外大部分颌面部低剂量CT的研究通过降低管电流来实现放射剂量的减低，但随着后64代多排CT的涌现，探测器的宽度不断加大，对于鼻窦、颞骨和眼眶等较小扫描范围的部位来说，16cm探测器宽度、0.28s/周转速，可以实现容积扫描，一定程度上解决了各向同性的瓶颈，同时可利用断层资料进行三维图像重建。有研究者发现相同管电流条件下，轴扫较螺旋扫描降低辐射剂量约20%，同时不影响图像质量，可见使用宽体探测器轴扫模式可寻求另一种减少放射剂量的途径。如何选择合适的探测器组合使受检者获得最低的辐射剂量，是在临床实践中提出的新问题。随着计算机速度的增加，作为CT影像重建方法之一的迭代算法又成为人们研究的热点，人们期冀此算法在保持与滤波反投影算法相同影像质量的同时降低辐射剂量，大量的临床研究正在展开。随着新技术的更新和普及，适合于特定解剖部位和结构的优势会继续被开发和应用。只有对患者身体不同部位并结合组织结构的特点和临床诊断需求，才能制定出合理的剂量优化方案，才能真正实现患者剂量符合ALARA原则。

二、低剂量检查在胸部CT检查中的应用

目前为止，胸部低剂量CT的研究较为完善，由于胸部天然对比度较高，X射线吸收率相比其他部位较小，

因此较适于使用低剂量 CT 扫描。目前,低剂量 CT 在国外已经用于早期肺癌筛查。只要不影响定性诊断,胸部疾病都可以采用低剂量扫描技术。目前比较常用的是胸部体检和肺癌筛查,但像肺部炎性病变、肺气肿、肺癌等肺内病变的随访、肺转移瘤、胸部外伤、特殊人群的肺部检查(婴幼儿、儿童、孕期妇女、老年人)等都应考虑采用低剂量检查。一般认为,20~50mAs 为探测肺结节的适宜参数。而降低一定的剂量后会影响 GGO 的检出。有学者采用 320 层容积 CT、低剂量方案扫描仿真体模内模拟肺实性小结节,认为限制低剂量 CT 肺小结节检出的因素是图像噪声,而非空间分辨率。部分学者进行体模研究结果表明,随着前置 ASIR-V 权重增大,图像的平均噪声差异无显著变化,当 NI 设定为 11 时,前置 ASIR-V 的设置对高分辨率图像的图像质量无显著影响,但可显著降低辐射剂量。前置 ASIR-V 权重为 60% 时,辐射剂量已降至权重为 0 时的 26.62%。人体实际扫描中,肺内结构更加复杂,且呼吸、心脏搏动等运动伪影均可影响对结节的检出,有待临床研究加以评估,更低剂量的胸部扫描尤其是适合 GGO 筛查的扫描方案仍在不断的摸索中。本院对 120 名健康体检者进行胸部 CT 低剂量扫描,结果发现,与传统 FBP 法相比,使用 100kVp,25mAs 联合 40% 前置 ASIR-V 技术能使辐射剂量降低 75.8%,同时不影响图像质量,这和其他研究者结果类似。

部分实验研究结果表明低剂量条件下的 ASIR-V 图像质量高于常规剂量条件下的 FBP 图像。在相同的剂量条件下,与 FBP 相比,ASIR-V 可以提高多达 135% 的低对比分辨率。传统的迭代重建算法在降低噪声的时候,往往会导致图像空间分辨率的降低。ASIR-V 由于在迭代过程中纳入了被扫描物体模型和物理模型,在降低剂量的同时可以保持空间分辨率不变;在相同的剂量条件下,与 FBP 相比,ASIR-V 有提高空间分辨率的能力。此外,当临床扫描的剂量降低到一定程度时,光子饥饿(photon starvation)现象会导致图像中的低信号伪影(如条状伪影)。条状伪影可能与临床重要信息互相干扰并影响诊断。同样得益于被扫描物体模型和物理模型的纳入,ASIR-V 可以有效地抑制该伪影。

部分学者研究发现,宽体探测器 CT 胸部低剂量扫描对肺尘埃沉着病患者进行随访复查时,降低了扫描有效辐射剂量,大大减少患者的辐射危害。同时,宽体探测器 CT 胸部低剂量扫描可实现对患者胸部容积的整体扫描,提高影像图片的分辨率。图像重建更有灵活性,准确反映出患者肺部组织密度的差异,提高患者肺内小阴影、肺内钙化影、肺大疱的检出率,在肺尘埃沉着病患者随访复查中具有较高的指导价值,更有广阔的临床应用前景,值得推广。

三、低剂量检查在腹部 CT 检查中的应用

腹盆部 CT 检查往往要行增强扫描,多期相扫描且扫描范围广,辐射剂量不可避免地增加,而且盆腔含有性腺器官对辐射尤为敏感,所以采用低剂量扫描很有必要。

宽体探测器 CT 的 3D 容积数据采集使腹部图像的空间分辨率和各向同性显著提高,其快速扫描模式不仅能减少呼吸、胃肠蠕动及心脏大血管搏动所产生的伪影,而且特别适用于老年人、儿童及不合作的患者。长距离容积扫描有利于观察腹部病变的扩散范围和多脏器受累情况;良好的各向同性,经后处理可获得任意方位图像,使腹部解剖结构显示得更加直观和精细,为腹部各种疾病故诊断、鉴别诊断及随访提供了更多的影像信息。

目前腹部的实质脏器的低剂量扫描研究主要集中在迭代重建算法的应用,结合应用降低固定管电流、降低管电压,或应用自动管电压及管电流调节技术,尽管近年来升级后的迭代重建研究逐渐增多,但真正在临床推广还需时日。我院研究发现宽体探测器联合 ASIR-V 技术能明显降低扫描辐射剂量,同时提高图像质量,其中,40% 前置 ASIR-V 联合 60% 后置 ASIR-V 能降低 42% 的辐射剂量并获得更低的图像噪声和更优的图像质量。有望在临床广泛开展应用。

宽体探测器 CT 可在一次屏气内完成全腹部扫描,极大降低了呼吸和胃肠道蠕动对成像的影响,同时所得到的图像质量也较前得到改善。Barrnase 等报道 MSCT 诊断肠缺血的敏感度为 82%,特异度为 92%,已接近"金标准"DSA 的诊断准确性(敏感度为 87%)。另外将所获图像数据经后处理可获得 CT 仿真内镜图像,可仿真显

示消化道内部解剖及病变。由于其能从狭窄和(或)梗阻的两端观察肠腔解剖和病变,弥补了常规纤维内镜视野小、无法评价梗阻病变远端和腔外解剖及病变等不足。同时,CT仿真内镜可根据需要调整图像对比度和亮度,任意调整显示角度,不受内镜操作者的限制,而且属于无创伤技术,检查安全、患者无痛苦,适用于年老体弱的患者,可部分替代常规结肠钡剂检查。尤其基于双能量CT的能量成像,通过去除金属伪影、物质成分分析等方法,解决常规MSCT难以鉴别胃肠道内粪便、潴留液体所致的假阳性问题。结合表面遮盖显示透明化处理和薄层显示还可了解肠壁及肠腔外相邻脏器是否受累、腹腔淋巴结及远处脏器有否转移等情况,如CT内镜能同时显示结肠癌转移病灶和转移的淋巴结,对结肠癌分期的准确性为90.3%。但CT仿真内镜还存在以下不足:CT仿真内镜难以显示结肠黏膜的细微改变;人工伪彩色不能诊断黏膜充血水肿及炎性病变;显示直径5mm以下或较平坦病变的敏感度低;难以显示渐进性长段轻度狭窄病变等。

近年来针对空腔脏器如结肠、小肠的低剂量研究逐渐增多,并尝试采用超低剂量扫描。如果单纯评价肠管病变,如结肠息肉等,而不评价或关心肠管之外的情况,可以采用特有的更低剂量的扫描方案。国外部分学者研究发现小肠造影采用80kVp低管电压CT扫描结合30%ASIR重建,与常规120kVp扫描的FBP重建图像相比,80kVp扫组的辐射剂量明显下降,但图像质量可以满足临床诊断要求。

四、低剂量检查在血管CT检查中的应用

随着多层螺旋CT技术的不断发展,各部位CTA成像已成为诊断血管疾病的重要方法,但相应的辐射剂量亦加大,高浓度对比剂使用的安全性也是我们所面临的问题。人们对CT辐射危害和对比剂肾病(contrast induced nephropathy,CIN)危害越来越重视,低剂量CT血管成像,特别是"双低"扫描技术逐渐成为近年来研究的热点。所谓双低即同时采用低辐射剂量及低碘浓度对比剂的联合使用。双低扫描方法联合迭代重建技术能确保图像质量满足诊断的前提下,降低CT检查时患者接受的辐射剂量及碘摄入量。

近年来,头颈部CTA广泛应用于临床,头颈CTA的扫描范围较大、层厚较薄,易导致患者接受过多的辐射。同时眼晶状体、甲状腺等器官对射线较敏感,因此更需要合理控制辐射剂量。而且头颈CTA扫描范围较大,需要大量的对比剂来维持血管内的碘浓度,而大剂量对比剂会给患者肾脏带来潜在危害,也就是增加CIN的发生概率。因此在满足临床诊断要求的前提下,应尽量减少患者所接受的辐射剂量和对比剂碘摄入量。国内外的诸多研究结果也证实了低辐射剂量、低碘浓度对比剂的双低扫描技术用于头颈CTA,在保证图像质量的同时降低了辐射剂量和对比剂摄入量,无论是在理论基础和临床实践中,都证明此方法在行头颈CTA检查中有较高的可行性,并且在CTA和CTP联合应用中有较好的应用前景。目前关于头颈CTA的研究主要集中在64层螺旋CT。与之相比,宽体探测器CT扫描速度进一步提高,最高转速可达到0.28s/周,扫描范围更宽,一次扫描最多可覆盖16cm扫描范围,同时图像后处理技术也得到进一步改善,其一键去骨功能简化了血管成像的后处理操作。理想的CTA应该是在动脉内对比剂浓度峰值维持时间内进行扫描,扫描时间越短,要求对比剂峰值维持时间越短,对比剂用量相应减少。宽体探测器CT机架旋转速度达到0.28s/周,扫描速度比64层CT机快3倍,探测器覆盖范围最宽可达16cm,头颈部联合扫描时间越3s,由于扫描时间的明显缩短,所以可以通过提高注射速率、减少对比剂用量来达到扫描速度与对比剂流速的匹配,从而大幅度降低对比剂用量,有研究表明,使用宽体探测器CT进行头颈部CTA成像较16层CT对比剂用量下降约1/3,同时辐射剂量也大幅下降。

肺动脉CT血管造影(pulmonary computed tomography angiography,CTPA)已经成为肺栓塞诊断中首选检查方法,将其应用于肺栓塞疾病诊断中,能够直观显示肺栓塞的位置、程度、范围、肺梗死病灶、相关并发症等。在实际检查过程中患者往往需要经过多次检查,在反复性的检查中会使得患者接受照射剂量的增加。随着临床研究的深入,国内外学者逐渐认识到肺部疾病和有空气的肺部组织之间在自然密度方面存在着差异性,能够在检查中产生较好的对比效果,因而在实际诊断中可采用低剂量肺动脉CTPA检查。经临床研究显示,一般肺动

脉内栓子的 CT 值为 50~70HU，只要保证增强扫描后肺动脉的 CT 值达到 95~150HU 即可将血栓与血液区分清楚。256 排 CT 由于扫描速度快，探测器的宽度大，图像分辨率高，能够在对比剂充盈肺循环时即刻完成全肺扫描和数据采集，因此，不需要使用大量的对比剂维持肺循环的充盈，只要注射速率合适，将增强时间集中，宽体探测器 CT 完全能够获得完整单纯的肺动脉成像。宽体探测器 CT 的出现不但大大缩短了扫描时间（0.28s/周），完成全肺扫描仅 2~2.5s，加之独特扫描方案设计，使得超低剂量对比剂肺动脉成像检查成为可能。CT 肺动脉造影一个重要的优势是能发现外周细小肺动脉内的栓子，提高了段及亚段肺动脉栓塞的检出率，其效果甚至超过了选择性肺动脉造影。同时与传统的肺动脉血管造影检查相比，宽体探测器 CT 肺动脉成像具有重叠因素影响小、肺动脉解剖显示清楚、薄层重建有助于对周围肺动脉的显示、同时可观察肺实质的改变等优点。综上所述宽体探测器 CT 超低剂量对比剂肺动脉成像不仅能够获得符合诊断需要的优质图像，更能减低对比剂的用量，降低了医疗风险，特别是对比剂肾病的发生，具有广泛的社会和经济效益。

主动脉 CTA 已经成为主动脉及其分支病变的常规检查方法。但主动脉 CT 血管成像需要扫描较广的范围，扫描时间相对较长，同时需要对敏感腺体进行扫描，因此必须考虑高辐射、高对比剂对患者身体造成的损害。临床研究显示降低管电压能够削弱 X 射线对于对比剂的穿透性，影响影像图质量，而螺旋扫描能改善影像图质量。同时研究显示迭代重建算法可显著减弱图像噪声，改善图像质量。使用较低的管电压（80/100kVp）较常规 120kVp 辐射剂量下降约 42%，但是噪声却升高了。图像噪声升高将会导致低对比病灶漏诊，因此在低管电压组的图像重建过程中应联合使用迭代重建算法。宽体探测器 CT 机架旋转速度达到 0.28s/周，扫描速度比 64 层 CT 机快 3 倍，探测器覆盖范围最宽可达 16cm，明显缩短扫描时间，在主动脉血管造影上应该具有广阔的应用前景，但临床相关研究很少，有待进一步探索。

总而言之，CT 检查已成为临床重要影像学手段，降低检查辐射剂量问题更应被关注。辐射剂量的优化过程是综合性的过程，需要运用多种低剂量技术与患者的实际个体情况相结合来制订个性化的扫描方案，同时对扫描参数进行优化，最终在降低辐射剂量的同时又保证良好的图像质量。相信不远的将来，随着新机型、新技术的开发、更新和升级，用极低的辐射剂量进行 CT 检查逐渐可行，从而最大程度的利用 CT 收益而将辐射危害降到最低。

（张芮　高剑波　郭华　杨晓曼　胡志伟　侯宗宾）

参 考 文 献

[1] NAIDICH DP, MARSHALL CH, GRIBBIN C, et al. Low dose CT of the lungs: preliminary observations. Radiology, 1990, 175: 729-731.

[2] ENTRIKIN DW, LEIPSIC JA, CARR JJ. opcilllization of fadiation dose reduction in cardiac computed comographic angiography. Cardiol Rev, 2011, 19(4): 163-176.

[3] 刘士远，于红. CT 低剂量扫描的研究和应用现状. 中华放射学杂志, 2013, 47(4): 295-300.

[4] 赵小英, 赵金影, 吴兴旺, 等. 能谱 CT 低管电压对下肢血管成像图像质量及辐射剂量影响. 放射学实践, 2015, 30(1): 71-74.

[5] 王新莲. 腹盆部低剂量 CT 扫描的临床应用进展. 放射学实践, 2017, 32(7): 761-766.

[6] KAZA PK, PLATT JF, AI HAWARY MM, et al. CT enterography at 80kVp with adaptive statistical iterative reconstruction versus at 120kVp with standard reconstruction: image quality, diagnostic adequacy, and dose reduction. AJR, 2012, 198(5): 1084-1092.

[7] 张伟国. 低剂量 CT 扫描在神经领域应用的发展前景. 中华医学杂志, 2014, 94(29): 2244.

[8] 练延帮, 曹务腾, 朱珊珊, 等. 自适应迭代降剂量技术在克罗恩病 CT 小肠造影中的临床应用. 中华胃肠外科杂志, 2014, 17(7): 683-686.

[9] 胡莹莹, 孙宏亮, 王玉丽, 等. 采用低管电压技术和低剂量对比剂行 256 层螺旋 CT 头颈部动脉成像的可行性. 中国医学影像技术, 2012, 28(7): 1396-1400.

[10] 聂聪. 多层 CT 探测器的发展. 中国医学装备, 2008, 5(7): 68-71.

[11] 廖火城,钱孝贤. 320排CT心脏成像的最新进展. 国际内科学杂志,2009,36(12):701-704.
[12] MORI S,NISHIZAWA K,KONDO C,et al. Effective doses in subjects undergoing computed tomography cardiac imaging with the 256-multislice CT scanner. European Journal of Radiology,2008,65(3):442.
[13] 刘晓怡,綦维维,刘卓,等. 头颅CT不同扫描方式的图像质量分析. 中国医学影像学杂志,2017,25(6):418-421.
[14] YEUNG TP,BAUMAN G,YARTSEV S,et al. Dynamic permsion CT in brain tumors. Eur J Radiol,2015,84(12):2386-2392.
[15] 高宇. 迭代重建算法的研究进展. 中国医疗设备,2013(03):23-25.
[16] 李坤成,陈楠. 多次螺旋CT在腹部应用中的优势和存在的问题讨论. 中华放射学杂志,2013,47(2):104-106.
[17] 王明月,周悦,高剑波,等. 头颈部CT血管成像中器官剂量调制技术对敏感器官的保护作用. 中华放射学杂志,2016,50(7):500-503.
[18] 韦进,熊德建,张学光,等. 多排螺旋CT非螺旋扫描在颞骨低剂量检查中的应用研究. 实用医学杂志,2010,26(18):3358-3360.
[19] 牛延涛,尉可道,王振常. 鼻窦、眼眶和颞骨CT扫描的低辐射剂量研究现状. 中华放射医学与防护杂志,2011,31(3):376-378.
[20] 沈永菊,唐翠松,胡剑,等. 64层容积CT低剂量对比剂肺动脉成像的临床研究. 同济大学学报(医学版),2014,35(3):102-105.
[21] 刘影,么刚,陈秀梅. 256排CT低剂量对比剂肺动脉成像的临床应用. 基层医学论坛,2014,18(16),2113-2114.
[22] 陈黎丽,潘为领,王学廷,等. 低剂量对比剂在256层CT头颈部血管成像中的应用. 医学影像学杂志,2013,23(5),672-674.

第七章

能谱检查

第一节 简要技术应用介绍

随着CT技术的迅速发展,CT经历了从最初只能用于颅脑扫描的CT到全身扫描CT,从单排螺旋CT到多排螺旋CT,容积CT及能量CT,直至最新的能将能谱、宽体、快速扫描、低辐射剂量和超清图像融合的宽体探测器CT。双能量CT是一种具有多种功能参数成像的高端CT,其分析平台包括①40~140keV任意能量水平的单能量成像;②物质分离图像:因为两种不同能量的射线源穿过物质衰减后可以进行基物质对的分离,常见的包括碘-水物质对分离产生的碘基图和水基图,钙-碘物质分离产生的钙基图等;③能谱曲线:各个单能量水平图像中特定感兴趣区(region of interest,ROI)的CT值随能量水平变化的走行曲线,对淋巴结的转移及肿瘤的同源性具有特定的诊断价值;④物质分离时对各种成分进行定量分析,可获得有效原子序数。能谱CT分析工具包括最佳对比噪声比(contrast to noise ratio,CNR)、直方图和散点图。能谱CT多参数成像可以更全面的对病灶的功能性参数进行评估,在常规CT形态学基础上获得更加丰富的信息,提高诊断准确性。

单能量成像是指处于某一能量水平的X射线穿过物质后发生衰减所产生的图像。当处于某一能量水平时,病灶与背景之间的衰减差异最大,此能量水平就是该病灶的最佳单能量值,图像噪声比最小,病变显示最清晰,单能量图像和最佳CNR图像,可以为临床诊疗提供重要的参考依据。

物质分离与定量分析的原理如下,能谱CT能将基物质X射线吸收系数转化为任意2种基物质的吸收系数,并且衰减系数不受影响,因此,可以将1种物质的衰减转化为2种物质的衰减,根据已知的基物质的吸收系数就可以计算其空间分布和密度,实现原始物质的分离和定量分析,生成物质分离图像,更直接反映计算分布结果。能谱成像能提供物质的定量分析能力,实现了从单纯依靠CT值的单参数成像向多参数成像的转变。

能谱曲线代表了感兴趣区在不同keV下CT值的变化规律,不同组织或病灶的能谱曲线存在较明显差异。研究发现,不同来源的病灶之间能谱曲线也不尽相同,通过测量感兴趣区能谱曲线,可对病变性质、同源性甚至病理分型作出初步判断,为临床诊断提供更多有价值的信息,提高诊断能力。

如果某元素对X射线的吸收系数与某化合物或混合物的吸收衰减系数相同,则该元素的原子序数即为该化合物或混合物的有效原子序数,通过计算有效原子序数,可以进行物质的检测、鉴别及物质分离等。

能谱图像分析工具包括最佳对比噪声比、直方图、散点图,通过获得最佳对比噪声比,可以找出显示感兴趣组织的最佳单能量图像;直方图和散点图可用于单能量图像、基物质图像和有效原子序数图的分析,反映统计信息,代表物质和组织结构的特性。

CT能量技术使得CT对宏观水平的结构性的观察深入到微观水平的物质成分的定性识别和定量分析。在各种CT能量技术中,CT能谱成像已经成为继平扫和增强之后的第三大常规CT成像方法,成为临床医学必不可少的诊断工具。宽体探测器CT的能谱成像是建立在极速单源瞬切的硬件系统和坚实的理论基础上,能量时间分辨率相较于上一代能谱CT提高了近三倍,并拥有8cm能谱成像宽体探测器和多物质能谱解析功能,实现了更为精准的多物质能谱成像,为临床带来更准确、更广泛、更灵活的能谱临床应用和研究工具。

宽体探测器 CT 采用了一种全新的迭代重建平台,即全模型实时迭代重建(adaptive statistieal iterative reconstruction-V,ASIR-V)。ASIR-V 技术建立于自适应性统计迭代重建(adaptive statistical iterative reconstruction,ASIR)广泛的临床应用和基于模型的迭代重建(model-based iterative reconstruction,MBIR)研究的经验和基础上,通过更为先进的系统噪声模型,同时结合 CT 成像链和被扫描物体的物理模型,实现 ASIR 重建速度和 VEO 图像质量的统一,让 CT 在临床中的低剂量之路走出了坚实的一步。16cm 的探测器覆盖范围,可以覆盖成人的实质和空腔器官。全器官覆盖扫描改变了 CT 传统意义的螺旋和轴位的检查方式,使 CT 设备真正走入全器官功能检查时代。较之以前的多伪影去除算法(multi-artifact reduction system,MARS)去伪影技术,宽体探测器 CT 的多物质伪影校正技术(multi-material artifact reduction,MMAR),可以更为有效的去除各种金属伪影,结合高清容积重建(volume high definition,VHD)技术,使其在减少线束硬化伪影中独具优势。宽体探测器 CT 的能谱工具多样,参数组合丰富,可以进行个性化能谱检查,代表着未来 CT 能谱成像临床应用多模式、多参数、更加精准的发展趋势。

第二节 临床应用病例

一、能谱参数应用

(一) 能谱曲线的应用

1. 病例一

【病例摘要】

女性,66 岁,左侧颈部无痛性包块 4 个月余,直径约 2cm,质硬(图 7-1)。

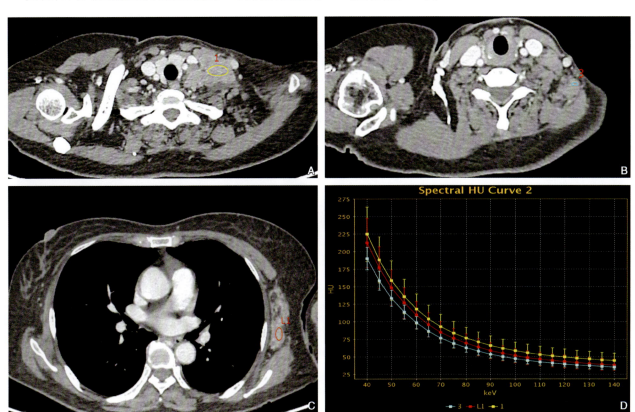

图 7-1 能谱曲线诊断淋巴结同源性病例

ROI 分别位于左侧锁骨上窝(A)、颈后三角(B)、腋窝淋巴结内(C),三者能谱曲线(D)走行一致,证明三者的同源性

【扫描方案】

扫描参数:扫描范围自颌下至耻骨联合,采用能谱模式螺旋扫描,监测腹主动脉触发扫描,触发阈值为150HU,达到阈值后10s触发动脉期扫描,对比剂注射后50s静脉期扫描。管电压为80/140kVp,自动管电流20~275mA,转速0.8r/周,螺距0.992∶1,噪声指数为10HU,探测器宽度8cm,扫描层厚1.25mm,层间距1.25mm。图像采用50%ASIR-V重建,重建层厚和层间距均为0.625mm。在AW4.7工作站利用GSI Viewer软件进行静脉期能谱曲线分析。

对比剂方案:非离子碘对比剂,碘海醇或碘佛醇350mgI/ml;对比剂用量为1.2ml/kg,流速3.0ml/s;盐水20ml,流速3.0ml/s。注射时间与扫描同时开始。

【诊断】

左侧颈部淋巴结转移性低分化腺癌。

2. 病例二

【病例摘要】

男性,56岁,5年前胃镜发现胃溃疡,半个月前上腹胀痛,伴食欲减退、呕吐(图7-2)。

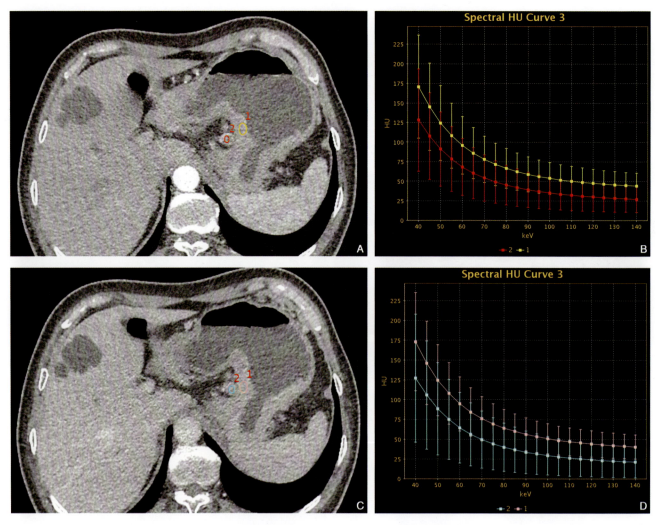

图7-2 能谱曲线诊断转移淋巴结与原发胃癌同源性病例

ROI分别位于动脉期(A)、静脉期(C)增厚的胃壁及肝胃间增大的淋巴结内,动脉期(B)、静脉期(D)能谱曲线走行均一致,证明淋巴结受侵,与原发胃癌同源

【扫描方案】

扫描参数：扫描范围自膈顶部至肝脏下缘水平，检查前 20min 饮清水 800~1000ml。采用能谱模式螺旋扫描，监测腹主动脉触发扫描，触发阈值为 150HU，达到阈值后 10s 触发动脉期扫描，对比剂注射后 50s 静脉期扫描。管电压为 80/140kVp，自动管电流范围 20~190mA，转速 0.8s/周，螺距 0.992∶1，噪声指数为 10HU，探测器宽度 8cm，扫描层厚 1.25mm，层间距 1.25mm。图像采用 50%ASIR-V 重建，重建层厚和层间距均为 0.625mm。在 AW4.7 工作站利用 GSI Viewer 软件进行动脉期、静脉期能谱曲线分析。

对比剂方案：非离子碘对比剂，碘海醇或碘佛醇 350mgI/ml；对比剂用量为 1.2ml/kg，流速 3.0ml/s；盐水 20ml，流速 3.0ml/s。注射时间与扫描同时开始。

【诊断】

胃低分化腺癌。

【病例小结】

相比传统单能 CT 混合能量图像单一的 CT 值，双能 CT 虚拟单能量图像根据物质在不同能量水平（40~140keV）CT 值的差异，获得该物质相应的能谱衰减曲线，有利于直观鉴别不同物质之间的成分是否相同。若不同物质能谱曲线斜率相同，则提示同源；若不相同，则说明物质成分不同。

胃壁病灶与胃周淋巴结能谱图像中能量衰减曲线走行基本一致，由于感兴趣区面积较小，两个曲线的标准差稍大，但二者的曲线斜率基本相同，提示结节为转移，原发灶和转移灶同源，为胃癌淋巴结良恶性判断提供新的判定方法。

（二）有效原子序数的应用

1. 病例一

【病例摘要】

男性，56 岁，中上腹部不适一周余，不伴腰疼、肉眼血尿（图 7-3）。

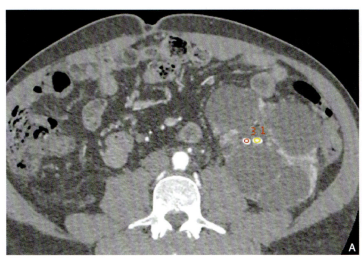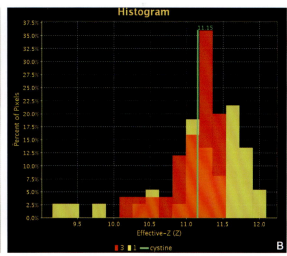

图 7-3　能谱曲线判断肾结石成分

两个 ROI 位于左肾结石内（A），有效原子序数图直方图（B）显示两个结石的有效原子序数为 11.5，提示结石成分均为胱氨酸

【扫描方案】

扫描参数：扫描范围自膈顶部至双肾下缘水平，采用能谱模式螺旋扫描，监测腹主动脉触发扫描，触发阈值为 150HU，达到阈值后 10s 触发动脉期扫描，对比剂注射后 50s 静脉期扫描。管电压为 80/140kVp，自动管电流

20~190mA,转速 0.8s/周,螺距 0.992∶1,噪声指数为 10HU,探测器宽度 8cm,扫描层厚 1.25mm,层间距 1.25mm。图像采用 50%ASIR-V 重建,重建层厚和层间距均为 0.625mm。在 AW4.7 工作站利用 GSI Viewer 软件进行动脉期有效原子序数分析。

对比剂方案:非离子碘对比剂,碘海醇或碘佛醇 350mgI/ml;对比剂用量为 1.2ml/kg,流速 3.0ml/s;盐水 20ml,流速 3.0ml/s。注射时间与扫描同时开始。

【诊断】

左肾结石。

2. 病例二

【病例摘要】

男性,62 岁,喉癌术后 1 年余,发左肾占位 1 个月(图 7-4)。

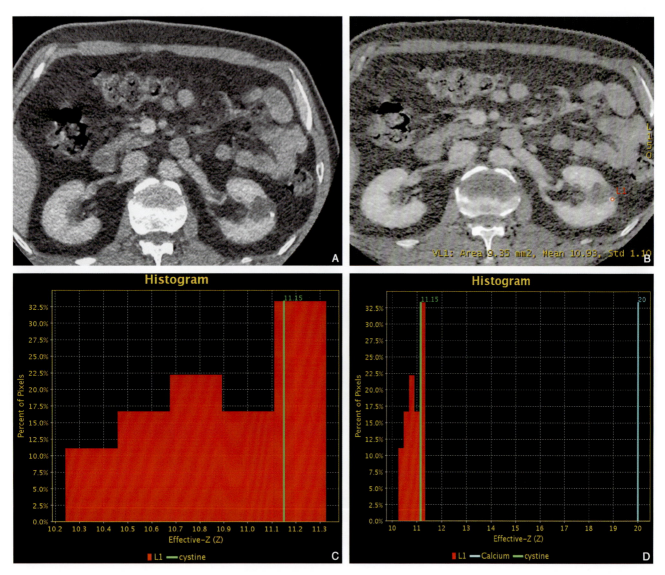

图 7-4　能谱曲线判断肾结石成分

A. 静脉期图像,显示左肾囊肿,囊肿边缘点状高密度灶;B. 在有效原子序数图像上放置 ROI,得到 ROI 有效原子序数均值为 10.93;C、D. 有效原子序数直方图证实此高密度灶为胱氨酸结石(有效原子序数为 11.15),而非钙化,钙化的有效原子序数为 20

【扫描方案】

扫描条件：扫描范围自颈胸部至双肾下缘水平,采用能谱模式螺旋扫描,监测腹主动脉触发扫描,触发阈值为150HU,达到阈值后10s触发动脉期扫描,对比剂注射后50s静脉期扫描。管电压为80/140kVp,自动管电流20~190mA,转速0.8s/周,螺距0.992:1,噪声指数为10HU,探测器宽度8cm,扫描层厚1.25mm,层间距1.25mm。图像采用50%ASIR-V重建,重建层厚和层间距均为0.625mm。在AW4.7工作站利用GSI Viewer软件进行静脉期有效原子序数分析。

对比剂方案：非离子碘对比剂,碘海醇或碘佛醇350mgI/ml；对比剂用量为1.2ml/kg,流速3.0ml/s；盐水20ml,流速3.0ml/s。注射时间与扫描同时开始。

【诊断】

左肾囊肿,左肾结石。

【病例小结】

双能量CT对无机物有效原子序数的测定有较高的精准度,且其原子序数的测定在不同keV状态下所受影响较少,可为进一步对物质进行定性提供参考资料。魏燕等研究发现,不同成分的结石在50keV单能量下的CT值与在120kVp混合能量下的CT值不同,但是有效原子序数变化却不大,而有效原子序数由高到低的结果与CT值一致,依次为磷酸氢钙类结石(15.92±0.43)、草酸钙类结石(15.41±0.47)、鸟粪石类结石(12.07±1.03)、胱氨酸类结石(11.15±0.83)及尿酸类结石(7.26±0.41),本文所测量的胱氨酸结石原子序数与文献相符。

不同的结石临床处理方法不同,其中尿酸类和胱氨酸类结石需要采用口服用药治疗,鸟粪石类结石则适用体外冲击波碎石治疗,磷酸钙和草酸钙类结石由于硬度较大,需要采用外科手术碎石治疗。

通过双能量CT有效原子序数的测定,可以大致了解泌尿系结石的主要成分,为进一步研究结石的成因、预防、治疗及预后提供影像学依据。

3. 病例三

【病例摘要】

男性,41岁,5个月前出现腰部疼痛,PET-CT发现肝癌,全身淋巴结、骨骼多发转移(图7-5)。

【扫描方案】

扫描参数：扫描范围自膈顶部到耻骨联合,采用能谱模式扫描,监测腹主动脉触发扫描,触发阈值为150HU,达到阈值后10s触发动脉期扫描,对比剂注射后50s静脉期扫描。管电压为80/140kVp,自动管电流30~400mA,转速0.8s/周,螺距0.992:1,噪声指数为10HU,探测器宽度8cm,扫描层厚1.25mm,层间距1.25mm。图像采用50%ASIR-V重建,重建层厚和层间距均为0.625mm。在AW4.7工作站利用General Viewer软件进行增强静脉期、有效原子序数图像融合。

对比剂方案：非离子碘对比剂,碘海醇或碘佛醇350mgI/ml；对比剂用量为1.2ml/kg,流速3.0ml/s；盐水20ml,流速3.0ml/s。注射时间与扫描同时开始。

【诊断】

骨盆多发骨转移。

【病例小结】

单能量图像较常规图像对病灶的显示更加清晰,有效原子序数图像反映的是病变有效原子序数方面的异常改变,但是对比度、锐利度欠佳。二者的融合图像不但可以实现图像的清晰显示,又能量化反映不同物质有效成分的变化。

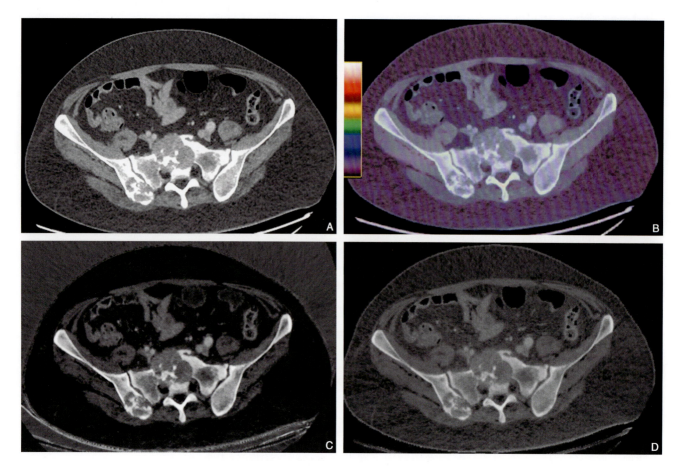

图 7-5 有效原子序数+单能量融合图像显示骨质破坏

A. 74keV 静脉期图像,显示骶骨、右侧髂骨骨质破坏,软组织肿块形成;B～D. 有效原子序数与单能量融合图较碘基图及有效原子序数图对骨质破坏的边界显示的较为锐利、清晰,对比度较好

(三) 能谱多参数的综合应用

1. 病例一

【病例摘要】

女性,41 岁,无明显诱因干咳,伴活动后或夜间气喘,伴乏力、食欲减退(图 7-6)。

【扫描方案】

扫描参数:扫描范围为颈胸部到耻骨联合。采用能谱模式螺旋扫描,监测腹主动脉触发扫描,触发阈值为 150HU,达到阈值后 10s 触发动脉期扫描,对比剂注射后 50s 静脉期扫描。管电压为 80/140kVp,自动管电流 20～275mA,转速 0.8s/周,螺距 0.992:1,噪声指数为 10HU,探测器宽度 8cm,扫描层厚 1.25mm,层间距 1.25mm。图像采用 50%ASIR-V 重建,重建层厚和层间距均为 0.625mm。在 AW4.7 工作站利用 GSI Viewer 软件进行能谱曲线分析、利用 General Viewer 软件进行 74keV 单能量与碘基图图像融合。

对比剂方案:非离子碘对比剂,碘海醇或碘佛醇 350mgI/ml;对比剂用量为 1.2ml/kg,流速 3.0ml/s;盐水 20ml,流速 3.0ml/s。注射时间与扫描同时开始。

【诊断】

左主支气管活检低分化腺癌,肝脏转移瘤。

【病例小结】

本病例显示转移瘤与原发病灶能谱曲线走行一致,病理结果也进行了证实,这与以往文献报告结果相符。以往研究表明恶性肿瘤与多发转移灶的能量衰减曲线及直方图、散点图图像部分或全部吻合,提示病灶同源,多发良性病灶的上述能谱图像亦基本吻合,说明双能量 CT 可作为诊断腹部多发病灶同源性的有效工具。

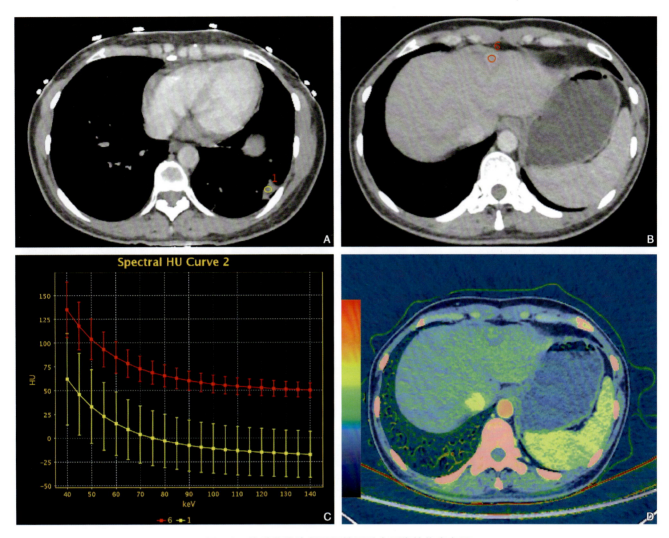

图 7-6 能谱曲线诊断同源性及融合图像的临床应用

A~C.能谱曲线显示肝左叶病变与左下肺腺癌(黄色)走行一致,证明肝上病灶(红色)为转移灶;D.单能量图融合碘图,明确显示原本边缘模糊的病灶

2. 病例二

【病例摘要】

患者1,女性,29岁,半年前发现左侧面部肿胀,伴疼痛。患者2,男性,37岁,半年前发现右侧耳前肿物,近1个月肿物逐渐增大(图7-7)。

【扫描方案】

扫描参数:扫描范围从胸廓入口到鼻部,采用能谱模式螺旋扫描,采用固定延迟时间扫描,注射对比剂25s、50s后行动脉期、静脉期扫描。管电压为80/140kVp,自动管电流20~275mA,噪声指数23HU,转速0.8s/周,探测器宽度8cm,螺距0.992:1,扫描层厚1.25mm,层间距1.25mm。图像采用50%ASIR-V重建,重建层厚和层间距均为0.625mm。在AW4.7工作站利用GSI Viewer软件进两个病例进行静脉期能谱分析,包括能谱曲线、碘浓度、水浓度、碘浓度直方图、碘-水散点图。

对比剂方案:非离子碘对比剂,碘海醇或碘佛醇350mgI/ml;对比剂用量为0.8ml/kg,流速3ml/s;盐水20ml,流速3ml/s。

【诊断】

患者1病理为左腮腺多形性腺瘤;患者2病理为右侧腮腺分泌性癌。

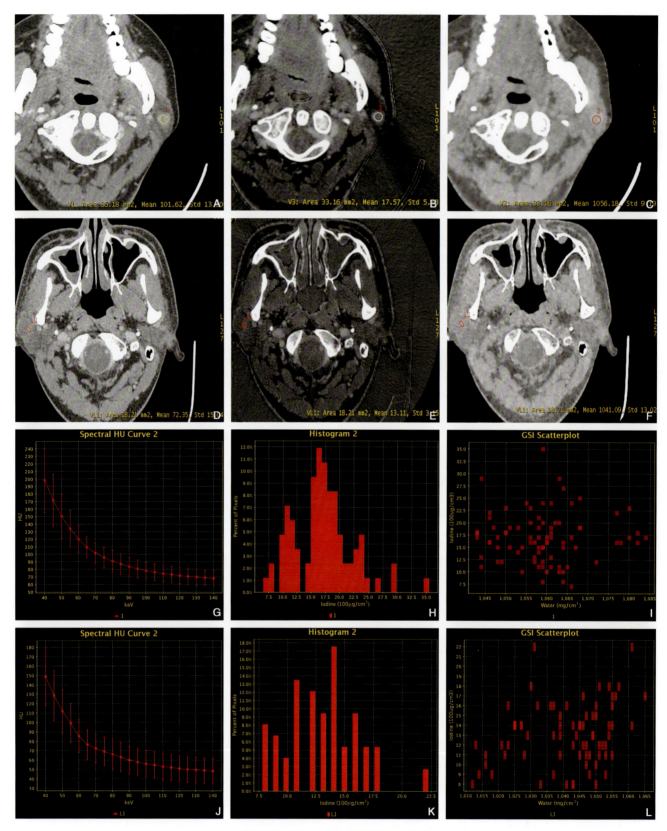

图7-7 能谱多参数鉴别腮腺良、恶性肿瘤

左侧腮腺显示一类圆形结节样病变,密度均匀,边缘光整(A);右侧腮腺显示一较小结节样病变,密度均匀,边缘可见分叶(D)。患者1的碘浓度17.57(100μg/cm³)(B)、能谱衰减曲线斜率(G)均高于患者2的碘浓度13.11(100μg/cm³)(E),曲线斜率(J),二者的碘浓度直方图分布(H)(K)、碘-水散点图(I)(L)均有差异。二者的水浓度分别为1056mg/cm³(C)、1041mg/cm³(F),差异不显著

【病例小结】

腮腺肿瘤属于头颈部常见肿瘤之一,不同性质的腮腺肿瘤无典型表现,常规 CT 扫描即使增强扫描也较难区分腮腺肿瘤的良恶性,通过对肿瘤的基物质浓度参数、能谱曲线参数的分析,有助于鉴别腮腺良恶性肿瘤,提高疾病诊断准确率。

3. 病例三

【病例摘要】

患者1,女性,66岁,4个月前发现左侧颈部多个无痛性包块,质硬。患者2,女性,37岁,间断低热1年余(图7-8)。

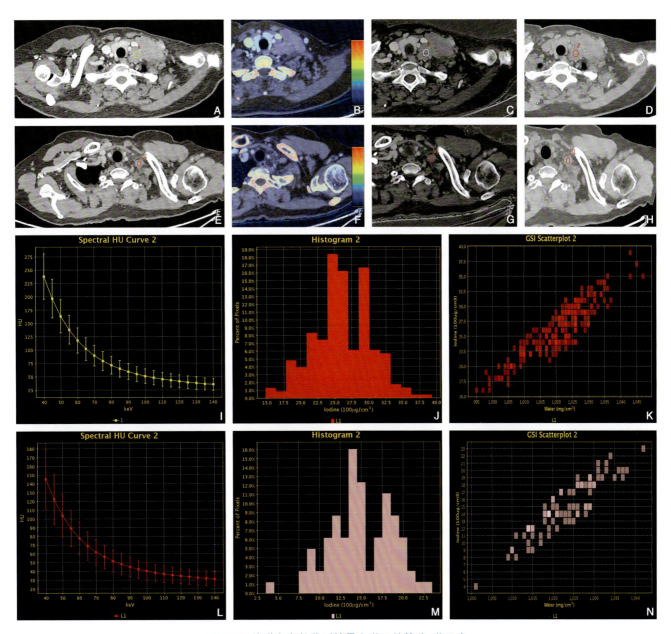

图 7-8 能谱多参数鉴别锁骨上淋巴结转移、淋巴瘤

左侧锁骨上窝多个淋巴结增大、融合,密度均匀,边缘欠规则(A);左侧锁骨上窝可见一淋巴结稍大,密度均匀,边缘光整(E)。单能量图融合碘图(B)(F)对病变的显示更锐利、清晰。患者1的碘浓度25.41($100\mu g/cm^3$)(C)、能谱衰减曲线斜率(I)均高于患者2的碘浓度14.84($100\mu g/cm^3$)(G)、曲线斜率(L),二者的碘浓度直方图(J)(M)、碘-水散点图分布(K)(N)均有差异。二者的水浓度分别为1017mg/cm^3(D)、1023mg/cm^3(H),差异不显著

【扫描方案】

扫描参数、对比剂方案同病例二(图7-7)。

在 AW4.7 工作站利用 GSI Viewer 软件对两个病例进行静脉期能谱分析，包括能谱曲线、碘浓度、水浓度、碘浓度直方图、碘-水散点图。

【诊断】

患者 1 病理为转移性低分化腺癌；患者 2 病理为弥漫大 B 细胞淋巴瘤。

【病例小结】

上述病例显示淋巴结发生腺癌转移的碘浓度要高于淋巴瘤侵犯的淋巴结。以往相关研究显示，碘浓度可以将肿瘤血供情况直接反映出来，通常碘浓度越高，证实肿瘤血供越丰富。仅通过常规的增强扫描难以鉴别出淋巴结的性质，通过宽体探测器 CT 快速的能谱扫描，准确的能谱分析，为淋巴结性质的鉴别提供了解决方法。

4. 病例四

【病例摘要】

患者 1，男性，73 岁，10 天前无明显诱因背疼，放射至双腿，伴食欲减退、乏力、咳嗽，活动后胸闷、呼吸困难。患者 2，男，62 岁，1 个月余前无明显诱因咳嗽，咳白色黏痰，伴胸痛、胸闷。患者 3，男，46 岁，体检发现左上肺结节（图 7-9）。

【扫描方案】

扫描参数：扫描范围应包括整个肺野，从颈胸部至膈肌水平。采用能谱模式螺旋扫描，采用固定延迟时间扫描，对比剂注射后 25～30s、60s 行动脉期、静脉期扫描。管电压为 80/140kVp，自动管电流 20～190mA，转速 0.8s/周，螺距 0.992∶1，噪声指数为 12HU。探测器宽度 8cm，扫描层厚 1.25mm，层间距 1.25mm。图像采用 50%ASIR-V 重建，重建层厚和层间距均为 0.625mm。在 AW4.7 工作站利用 GSI Viewer 软件对三个病例进行静脉期能谱分析，包括能谱曲线、碘浓度、水浓度、碘浓度直方图、碘-水散点图。

对比剂方案：非离子碘对比剂，碘海醇或碘佛醇 350mgI/ml；对比剂用量为 1.2ml/kg，流速 3ml/s；盐水 20ml，流速 3ml/s。

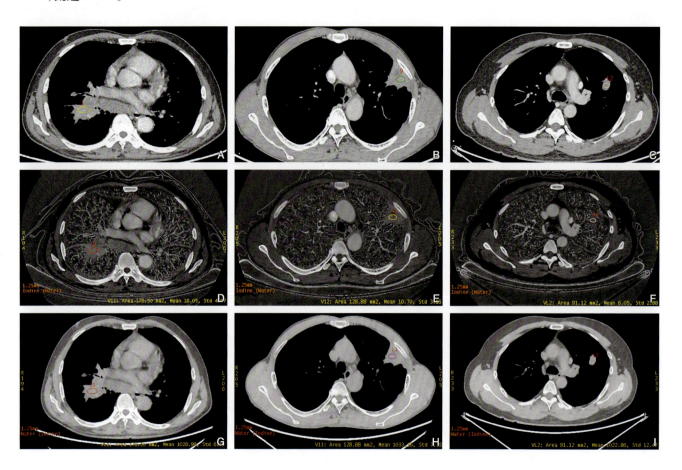

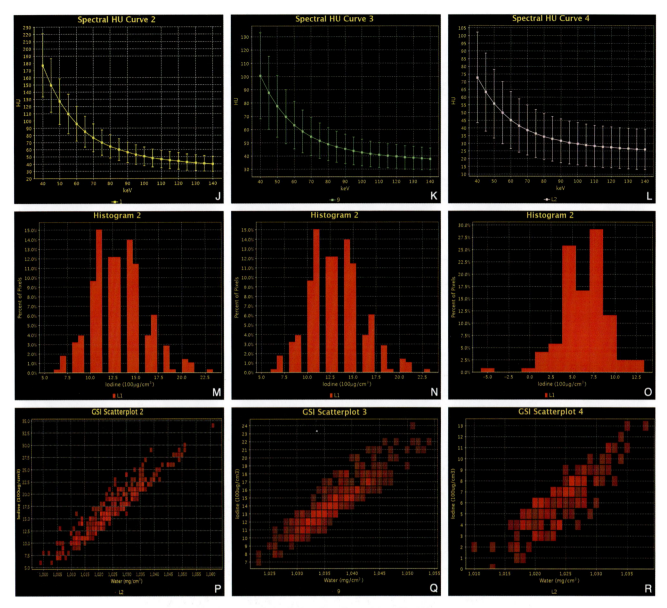

图7-9 能谱多参数鉴别肺占位性病变

A. 右下肺显示软组织肿块,边缘分叶,密度不均,右肺门、纵隔内多发淋巴结肿大并融合;B. 左上肺显示楔形软组织密度影,内可见低密度坏死区;C. 左上肺显示结节影,边缘光整,密度均匀;D~F. 碘浓度值分别为 18.05($100\mu g/cm^3$)、10.70($100\mu g/cm^3$)、1.06($100\mu g/cm^3$),依次减小;G~I. 水浓度值分别为 $1028mg/cm^3$、$1033mg/cm^3$、$1022mg/cm^3$,差异不显著;J~L. 能谱衰减曲线斜率依次减低;M~O. 三者的碘浓度直方图有差异;P~R. 碘-水散点图分布有差异

【诊断】

三个患者病理结果分别为肺小细胞癌、肺脓肿、结核。

【病例小结】

肺恶性肿瘤和炎性病变均为相对富血供病变,恶性肿瘤中含较多扭曲扩张的新生血管,炎性病变由于炎症因子的刺激也会引起诸多新生血管的形成,而血管数量的增加会导致病变血流量的增大,在增强扫描上表现为血流灌注的增加,因此碘浓度较高。结核球主要由肉芽组织或纤维组织伴干酪性坏死成分组成,为乏血供病变,碘浓度相对较低。

王素雅等将孤立性肺结节分为恶性组、炎症组与结核组进行研究,结果显示恶性组碘浓度、标化碘浓度、能谱曲线斜率最高,炎性组次之,结核组最低。肖慧娟等通过对恶性组及良性组(包括结核及炎性结节等)的研究得到,恶性组能谱曲线斜率大于良性组。本文的病例发现与文献报道相符。

5. 病例五

【病例摘要】

男性,51岁,半个月前咳嗽、咳痰,咳大量黄白色痰,伴发热、胸闷,左下肺穿刺活检为小细胞癌。"依托泊甘联合奈达铂"方案化疗2个疗程后复查(图7-10)。

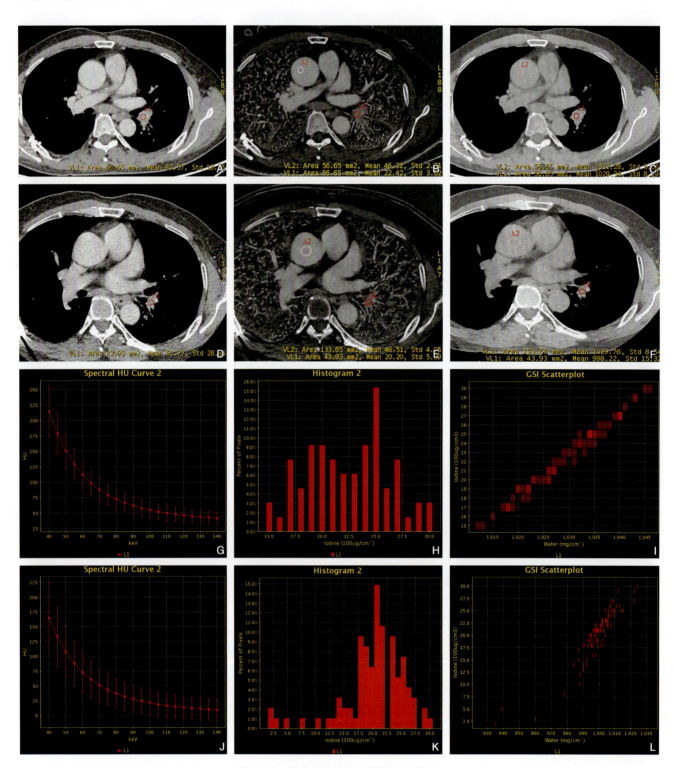

图7-10　能谱多参数评估肺癌化疗疗效

A. 化疗前左下肺显示软组织肿块,密度不均,边界不清,纵隔内多发淋巴结肿大并融合;D. 化疗后左下肺肿块缩小,纵隔淋巴结明显缩小;B、C、G 化疗前碘浓度 22.42(100μg/cm³)、水浓度 1029mg/cm³、能谱曲线斜率 0.17;E、F、J. 化疗后碘浓度 20.20(100μg/cm³)、水浓度 998mg/cm³、能谱曲线斜率 0.15,化疗后均相应减低;H、K、I、L. 化疗前后的碘浓度直方图、碘-水散点图分布均有差异

【扫描方案】

扫描参数、对比剂方案同病例四(图7-9)。

在AW4.7工作站利用GSI Viewer软件对化疗前后的病例进行静脉期能谱分析,包括能谱曲线的碘浓度直方图、碘-水散点图。

【诊断】

左下肺小细胞癌。

【病例小结】

肺癌个体化治疗方案选择及疗效评价一直是临床关注的问题,临床上肺癌的疗效评价主要依据CT等图像中实体肿瘤大小变化,即实体瘤治疗反应评价标准,来判断治疗疗效,其灵敏度和准确率有限。因形态学改变晚于组织代谢方面的改变,瘤体缩小与瘤细胞死亡间存在不同步性。双能量CT对肿瘤疗效的评价研究主要运用物质分离技术,运用碘基图像对碘的浓度进行定量测量。肿瘤组织治疗前后,组织结构发生了改变,因而进入瘤体的碘相应发生变化,所测得碘浓度值亦发生了变化,能谱CT通过精确地测量碘含量来反映肿瘤血流灌注情况,进而评价肿瘤靶向治疗结果。

很多研究表明,在标准化疗后,治疗有效组中静脉期碘摄取量显著降低,无效组碘摄取量无显著变化或者高于治疗前,这些研究都表明能谱CT对于评价传统化疗及靶向治疗的效果有一定价值。

6. **病例六**

【病例摘要】

女性,48岁,10个月前无明显诱因腹痛,经胃镜检查,病理确诊为胃小弯侧低分化腺癌。"奥沙利铂+替吉奥胶囊"方案化疗8周期(图7-11)。

【扫描方案】

扫描参数:扫描范围自膈顶部至肝脏下缘水平,检查前20min饮清水800~1000ml。采用能谱模式螺旋扫描,监测腹主动脉触发扫描,触发阈值为150HU,达到阈值后10s触发动脉期扫描,对比剂注射后50s静脉期扫描。管电压为80/140kVp,自动管电流范围20~190mA,转速0.8s/周,螺距0.992:1,噪声指数为10HU,探测器宽度8cm,扫描层厚1.25mm,层间距1.25mm。图像采用50%ASIR-V重建,重建层厚和层间距均为0.625mm。

对比剂方案:非离子碘对比剂,碘海醇或碘佛醇350mgI/ml;对比剂用量为1.2ml/kg,流速3.0ml/s;盐水20ml,流速3.0ml/s。注射时间与扫描同时开始。

在AW4.7工作站利用GSI Viewer软件对化疗前后静脉期碘浓度进行测量,在轴位图像上观察化疗前后肿瘤体积变化情况。

【诊断】

胃小弯侧低分化腺癌。

【病例小结】

肿瘤新辅助化疗疗效依赖于对肿瘤微循环的破坏程度,化疗药物可导致肿瘤细胞和血管内皮细胞变性坏死、间质炎症和纤维化等改变,引起病灶本身的血管床数量减少从而降低病灶的血液供应,化疗有效在影像学上表现为对碘的摄取量明显减少。Tang等通过能谱CT评估胃癌新辅助化疗疗效,结果显示肿瘤碘浓度与病理学改变具有良好的一致性,与肿瘤直径相比,动脉期碘浓度可更好评估患者预后。本病例显示,化疗前后肿瘤碘浓度、CT值均较化疗前有所减少,且碘浓度变化率要高于CT值变化率,表明能谱CT成像可作为评估进展期胃腺癌新辅助化疗疗效的有效检查手段。

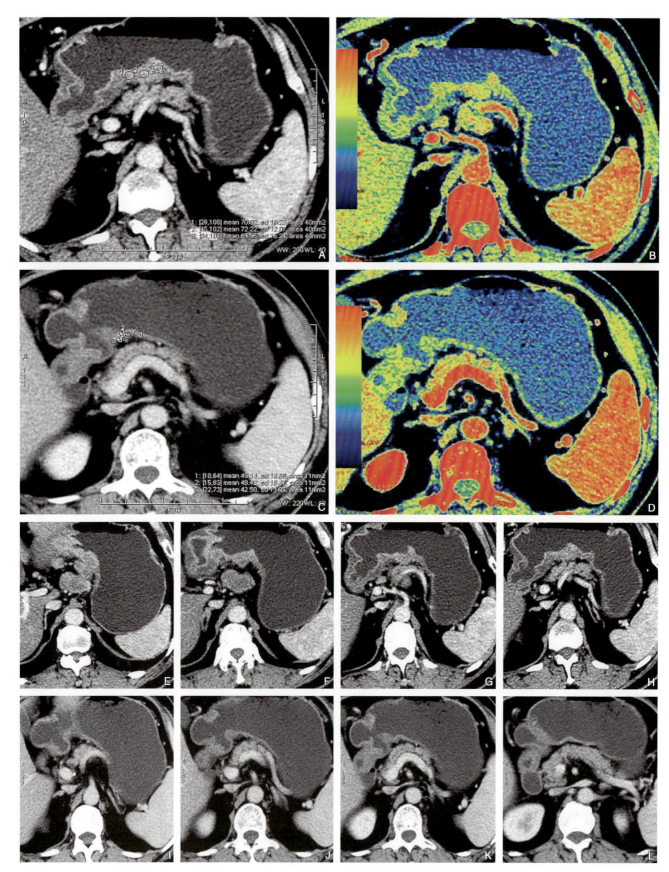

图 7-11 能谱参数评估胃癌化疗疗效

A. 化疗前胃小弯侧胃壁不均匀增厚,强化不均匀;C. 化疗后胃壁增厚情况明显好转、缩小;B. 化疗前碘浓度 23.54(100μg/cm³);D. 化疗后碘浓度 12.07(100μg/cm³),碘浓度变化率 49.68%,化疗前 CT 值 71.03,化疗后 CT 值 46.68HU,CT 值变化率 32.48%。对应层面化疗前后比较(E、I)(F、J)(G、K)(H、L),肿瘤体积明显缩小

二、血管优化

（一）病例一

【病例摘要】

男性，73岁，患者1周前无明显诱因咳嗽、咳白色痰，痰中带血丝（图7-12）。

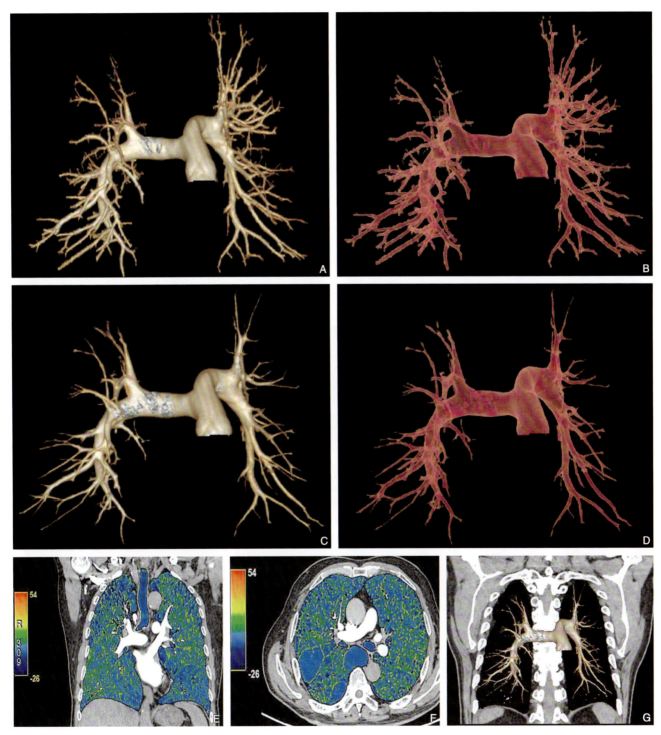

图7-12 肺动脉单能量剪影

65keV剪影肺动脉容积再现图像（A、B）对远端分支的显示明显优于70keV肺动脉VR图像（C、D），单能量+碘基图融合图像（E、F）清晰显示肺动脉血流灌注状态及肺内多发肺大疱。冠状位增强图像+VR融合图像（G）显示肺动脉走行

【扫描方案】

扫描参数:扫描范围为肺尖到肺底,采用能谱模式螺旋扫描,采用监测肺动脉干触发扫描,触发阈值为60HU,达到阈值之后2.2s开始扫描,管电压80kVp/140kVp,自动管电流20~485mA,转速0.5s/转,探测器宽度8cm,螺距0.992:1,扫描层厚0.625mm。图像采用50%ASIR-V重建,重建层厚和层间距均为1.25mm。在AW4.7工作站利用动脉期薄层图像重建肺动脉VR图像和剪影肺动脉图像、单能量与碘图融合图像。根据肺动脉增强图像,重建出去除碘后的抑碘图,相当于肺动脉虚拟平扫图像,用肺动脉增强图像减去虚拟平扫图像,得出剪影肺动脉图像。

对比剂方案:非离子碘对比剂,碘海醇或碘佛醇350mgI/ml;对比剂用量为1.0ml/kg,流速5.0ml/s;盐水40ml,流速5.0ml/s。注射时间与扫描同时开始。

【诊断】

肺动脉未见明显异常,双肺多发肺大疱。

【病例小结】

双能量CT的能谱成像的碘基图能够反映肺组织血管床内碘物质的含量及分布,从而间接提示肺解剖结构和血流灌注状况,这就使得CT对肺气管病变或肺血管栓塞的诊断所引起的肺灌注变化可以进行功能学评估。笔者通过对碘基物质图的碘分布以及融合伪彩图(碘基图与单能量融合)来显示肺组织呈弥漫性肺气肿改变并合并肺大疱形成,在碘基物质图中气肿区灌注呈弥漫性减低。

(二)病例二

【病例摘要】

男性,47岁,两年前无明显诱因腹疼,间断性,CT检查腹主动脉左旁占位,穿刺活检病理结果为卵黄囊瘤(图7-13)。

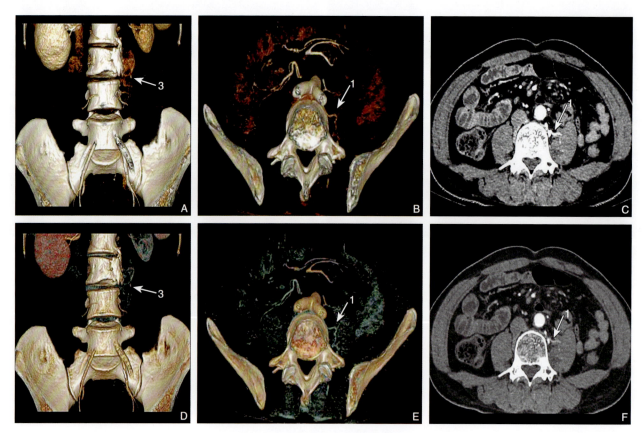

图7-13 单能量显示肿瘤供血动脉

A~C.动脉期40keV下VR冠状位、轴位图像、常规轴位图像,显示左侧腰大肌内侧密度不均匀软组织肿块,边界不清,邻近腰3椎体骨质破坏,箭头所示为肿瘤供血动脉;D~F.70keV下VR重建冠状位、轴位图像、常规轴位图像,可见40keV下肿瘤供血动脉均显示较清晰、锐利

【扫描方案】

扫描参数：扫描范围为双侧肾脏上缘到耻骨联合，采用能谱模式螺旋扫描，注药后35s、65s行动脉期和静脉期扫描，管电压80/140kVp自动管电流20~230mA，转速0.8s/周，探测器宽度8cm，螺距0.992∶1，扫描层厚0.625mm。图像采用50%ASIR-V重建，重建层厚和层间距均为1.25mm。在AW4.7工作站利用薄层图像重建不同keV下肿瘤供血动脉VR图像。

对比剂方案：非离子碘对比剂，碘海醇或碘佛醇350mgI/ml；对比剂用量为1.2ml/kg，流速3.0ml/s；盐水15ml，流速3.0ml/s。注射时间与扫描同时开始。

【诊断】

左侧腰大肌内侧卵黄囊瘤，腰3椎体受侵。

【病例小结】

能谱CT最佳单能量成像可以获得使肿瘤供血动脉达到最佳显示的keV值（40keV），更好地显示血管，使图像更加清晰，肿瘤供血动脉的解剖特点是临床医生微创技术的基础。最佳keV水平下低浓度对比剂的高CT值可使血管和周围组织形成良好对比，有利于减少对比剂用量，从而减轻对患者潜在的对比剂肾损伤。此外，利用双期增强扫描中的动脉期薄层图像结合GSI浏览器可重建获得CTA图像，有助于在不增加对比剂量和辐射剂量条件下，同时获得病灶的解剖诊断信息和供血情况。

（三）病例三

【病例摘要】

女性，53岁，20天前子宫肌瘤术前检查发现血小板升高，伴贫血。四天前出现上腹疼4天，加重两天（图7-14）。

【扫描方案】

扫描参数：扫描范围自膈顶水平至耻骨联合下2cm，采用能谱模式螺旋扫描，监测膈肌水平腹主动脉，触发阈值为150HU，达到阈值之后开始扫描。管电压80/140kVp，自动管电流20~400mA，转速0.6s/周，探测器宽度8cm，螺距0.992∶1，扫描层厚0.625mm。图像采用50%ASIR-V重建，重建层厚和层间距均为1.25mm。在AW4.7工作站利用薄层图像重建不同keV下肿瘤供血动脉VR图像、单能量图像与碘图融合图像。不同keV冠状位图像、单能量图像与碘基图融合图像。

对比剂方案：非离子碘对比剂，碘海醇或碘佛醇350mgI/ml；对比剂用量为60ml，流速5.0ml/s；盐水40ml，流速5.0ml/s。注射时间与扫描同时开始。

【诊断】

肠系膜上动脉起始处血栓形成，肠系膜上动脉分支动脉栓塞。第五、六组小肠坏死。

【病例小结】

40keV低能量水平对比度明显较高keV单能量水平（60keV和70keV）高，有利于优化显示血管内栓塞及由于栓塞所造成的肠壁的低灌注状态。但是低keV水平下图像噪声及对比剂伪影均较大，通过采用单能量图像与碘基图融合图像，有利于消除伪影，更加清晰地显示病变范围。

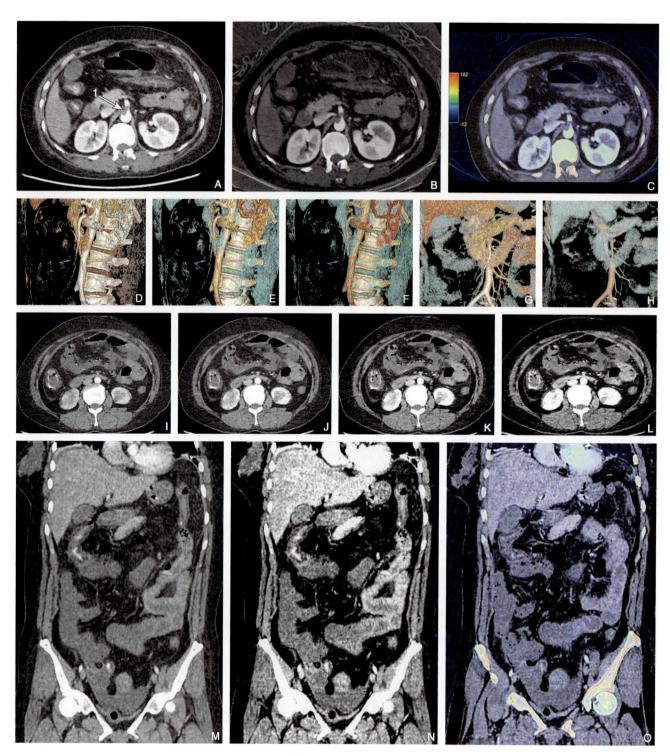

图 7-14 单能量显示肠系膜上动脉栓塞

A~C. 60keV 轴位图像、碘基图、60keV 单能量+碘基图融合图像显示腹主动脉、肠系膜上动脉（superior mesenteric artery, SMA）起始处管腔内血栓形成；D~H. 40keV、60keV、70keV 矢状位 VR 图像、40keV、70keV 冠状位 VR 图像显示 SMA 栓塞，40keV 时，SMA 分支动脉内栓塞的情况显示得更清晰、直观；I~L. 70keV、60keV、50keV、40keV 轴位图像显示中腹部部分小肠坏死，肠壁未见强化，40keV 最显著；M~O. 70keV 冠状位图像、40keV 冠状位图像、40keV 单能量与碘基图融合冠状位图像显示第五、六组小肠由于肠坏死强化程度明显低于左上腹的小肠，在 40keV 时显示最为显著

(四) 病例四

【病例摘要】

女性,42岁,上腹部不适,右侧稍显著,3年前出现腹胀,进食后稍加重(图7-15)。

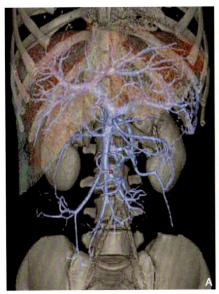 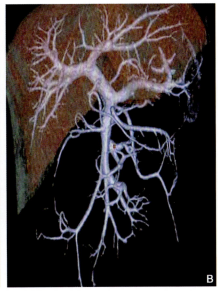 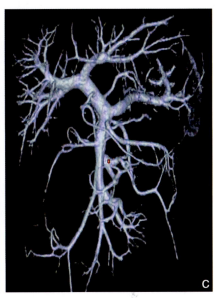

图7-15 单能量图像显示门脉系统

A.40keV 门脉系统 VR 与脊柱、腹主动脉融合像;B.40keV 门脉系统 VR 与肝脏融合图像;C.门脉系统 VR 图像,门脉系统及其各属支显示清晰

【扫描方案】

扫描参数:扫描范围自膈肌到骶骨水平,能谱扫描模式,监测腹主动脉近端,阈值为100HU,达到阈值后6s开始扫描,动脉期结束后30s行门静脉期扫描,120s行延时期扫描,管电压80/140kVp,自动管电流20～330mA,转速0.8s/周,噪声指数为12HU,探测器宽度8cm,螺距0.992∶1,扫描层厚0.625mm。图像采用50%ASIR-V重建,重建层厚和层间距均为1.25mm。在 AW4.7工作站利用薄层图像重建40keV下门脉系统VR图像。

对比剂方案:非离子碘对比剂,碘海醇或碘佛醇350mgI/ml;对比剂用量为1.6ml/kg,流速4.0ml/s;盐水40ml,流速4.0ml/s。注射时间与扫描同时开始。

【诊断】

门脉系统未见明显异常。

【病例小结】

单能量图像在不同能量水平具有不同特征,低能量图像可增加组织的对比度,但亦增加图像噪声;而高能量图像中图像硬化伪影少,但组织对比度亦减低。该病例在最佳 keV(40keV)时,血管末端分支显影良好,有利于临床实现在不增加对比剂用量及不改变扫描时相的条件下,获得高质量的门静脉图像。

(五) 病例五

【病例摘要】

女性,67岁,患者1个月前出现左侧下肢疼痛,伴有轻微肿胀,皮色稍发紫(图7-16)。

【扫描方案】

扫描参数:扫描范围为从足底扫描至髂静脉分叉水平,能谱扫描模式,患者踝部上3cm处绑扎止血带压迫浅静脉,注药后35～60s开始扫描。管电压80/140kVp,自动管电流20～350mA,转速0.8s/周,探测器宽度8cm,螺距0.992∶1,扫描层厚0.625mm。

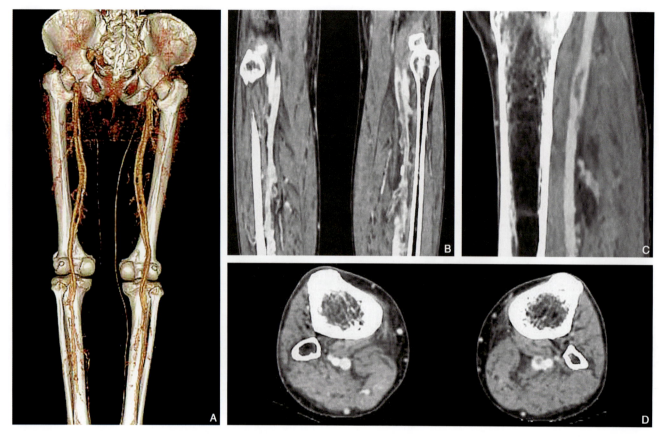

图 7-16 单能量图像显示下肢静脉血栓

A.44keV 下肢静脉系统带骨 VR 图像,栓子的显示情况不佳;B~D.44keV 冠状位、矢状位、轴位图像清晰显示血栓的位置、大小、形态

对比剂方案:非离子碘对比剂,碘海醇或碘佛醇 350mgI/ml;对比剂用量为 20ml/kg,流速 2.5ml/s;盐水 60ml,流速 2.5ml/s。

【诊断】

左侧下肢静脉血栓形成。

【病例小结】

在下肢深静脉检查中,常规 CT 扫描只能通过增加对比剂浓度、用量、控制延迟时间、设定特定的扫描层厚和层间距来更好地显示下肢静脉。而能谱 CT 扫描是通过下肢静脉与肌肉软组织间进行最优单能图像选择,找到最佳单能量图像进行分析、诊断,尤其是在危重患者,静脉回流状态等未知条件较多时,优势更为明显。单能量图像能有效地减除硬化效应、消除硬化伪影,可以得到准确的 CT 值,并可以改善图像质量,增加病灶检出率。

宽体探测器 CT 采用 8cm 探测器与高速机架扫描相结合,实现极速扫描,减少运动伪影,降低辐射剂量又能使血管清晰显影,ASIR-V 技术的使用提高图像的对比噪声比和信噪比,能够更加清晰地显示血管和病变的位置及范围。

三、虚拟平扫

(一)病例一

【病例摘要】

女性,64 岁,体检发现左上肺磨玻璃结节(图 7-17)。

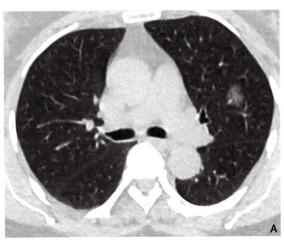
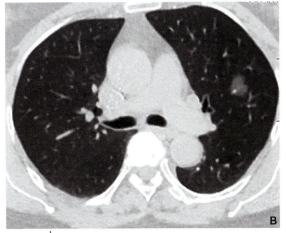

图7-17 虚拟平扫显示肺结节

A.常规平扫肺窗,显示左上肺一磨玻璃结节;B.动脉期虚拟平扫肺窗,对病灶的分叶征、毛刺征恶性征象的显示与常规平扫相仿

【扫描方案】

扫描参数:扫描范围自颈胸部至膈肌水平。平扫为常规螺扫,管电压120kVp,管电流300mA,转速0.8s/周,螺距为0.992:1。增强扫描为能谱模式,管电压80/140kVp,自动管电流20~200mA,转速0.8s/周,螺距0.992:1,噪声指数为12HU。探测器宽度80mm,扫描层厚、层间距1.25mm。对比剂注射后25~30s、60s行动脉期、静脉期能谱扫描。图像采用50%ASIR-V重建,重建层厚和层间距均为0.625mm。在AW4.7工作站利用GSI volume viewer软件进行(material suppressed iodine) MSI处理,抑碘后得到动脉期虚拟平扫肺窗图像。

对比剂方案:非离子碘对比剂,碘海醇或碘佛醇350mgI/ml;对比剂用量为1.2ml/kg,流速3ml/s;盐水20ml,流速3ml/s。

【诊断】

穿刺病理左上肺原位腺癌。

(二)病例二

【病例摘要】

女性,50岁,月余前患者无明显诱因出现咳嗽,伴背部持续疼痛(图7-18)。

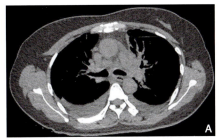
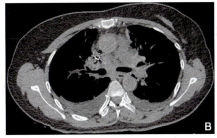
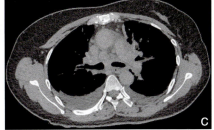

图7-18 虚拟平扫显示肺肿瘤

A.常规平扫纵隔窗,显示纵隔、双肺门多发淋巴结增大,双侧胸腔积液;B.动脉期虚拟平扫纵隔窗,上腔静脉的局部线束硬化伪影明显,影响了对邻近纵隔内增大淋巴结的显示;C.静脉期虚拟平扫,没有受到这种影响,图像的噪声小于常规平扫

【扫描方案】

扫描参数、对比剂方案同病例一(图7-17)。图像采用50%ASIR-V重建,重建层厚和层间距均为0.625mm。在AW4.7工作站利用GSI volume viewer软件进行MSI处理,抑碘后得到动脉期、静脉期虚拟平扫纵隔窗图像。

【诊断】

支气管镜病理左主支气管腺癌。

(三) 病例三

【病例摘要】

男性,53 岁,10 天前患者无明显诱因出现咳嗽,基本无痰(图 7-19)。

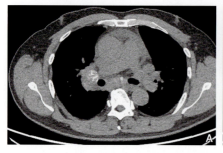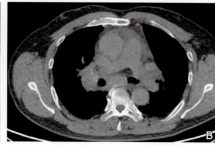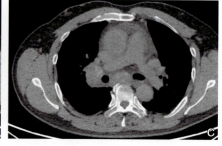

图 7-19　虚拟平扫显示肺肿瘤

A. 常规平扫纵隔窗,显示纵隔、双肺门多发淋巴结增大,右肺门、隆凸下淋巴结不规则钙化;B、C. 动脉期、静脉期纵隔窗虚拟平扫,图像的噪声小于常规平扫,纵隔内血管的区分度要优于常规平扫,淋巴结钙化的显示不如虚拟平扫,部分微小钙化灶被当作是强化的肺组织而被去除,导致钙化的密度稍减低,边缘模糊,在动脉期虚拟平扫中尤为显著

【扫描方案】

扫描参数、对比剂方案同病例一(图 7-17)。图像采用 50%ASIR-V 重建,重建层厚和层间距均为 0.625mm。在 AW4.7 工作站利用 GSI volume viewer 软件进行 MSI 处理,抑碘后得到动脉期、静脉期虚拟平扫纵隔窗图像。

【诊断】

颈部肿大淋巴结切除活检术,病理提示,左侧颈部淋巴结肺源性腺癌。

(四) 病例四

【病例摘要】

女性,31 岁,体检发现右肺结节 5 天(图 7-20)。

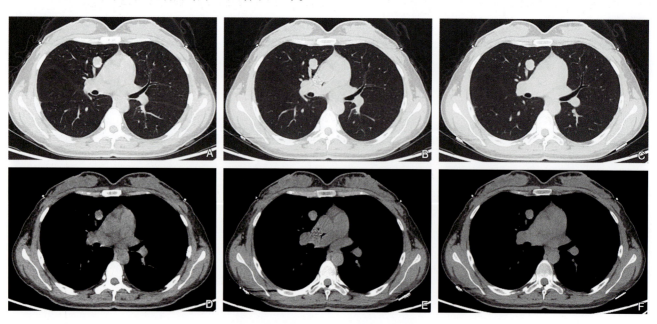

图 7-20　虚拟平扫显示肺良性肿瘤

A. 常规平扫肺窗,显示右上肺前段形态规则结节,边缘光整,内可见点状、细线状的钙化;B、C. 动脉期、静脉期肺窗虚拟平扫,与常规平扫无差别;D、E. 纵隔窗上,动脉期虚拟平扫图像病变的密度略高于常规平扫,上腔静脉的线束硬化伪影明显,病变钙化显示不清;F. 静脉期虚拟平扫,对病灶的钙化显示稍好,但劣于常规平扫

【扫描方案】

扫描参数、对比剂方案同病例一(图7-17)。图像采用50%ASIR-V重建,重建层厚和层间距均为0.625mm。在AW4.7工作站利用GSI volume viewer软件进行MSI处理,抑碘后得到动脉期、静脉期虚拟平扫纵隔窗图像。

【诊断】

手术病理结果右上肺硬化性血管瘤。

(五)病例五

【病例摘要】

女性,57岁,左侧腹部隐痛半月余(图7-21)。

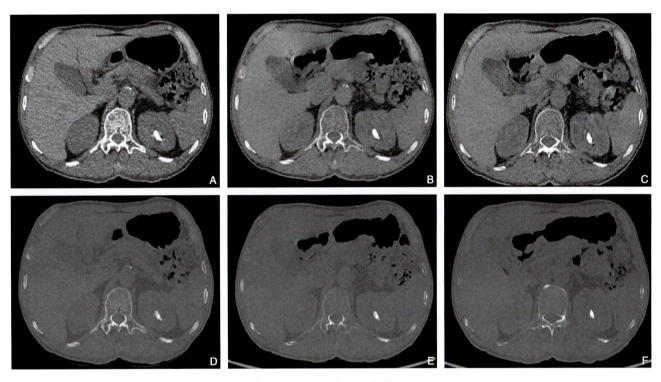

图7-21 虚拟平扫显示左肾结石

A、D.常规平扫图像腹窗、骨窗显示左肾盂内条状结石,结石密度不均;B、E、C、F.动脉期虚拟平扫图像腹窗、骨窗以及静脉期虚拟平扫图像腹窗、骨窗对左肾结石的显示效果与常规平扫相当

【扫描方案】

扫描参数:扫描范围自膈顶至双肾水平下缘。平扫为常规螺扫,管电压120kVp,管电流300mA,转速0.8s/周,螺距为0.992:1。增强扫描为能谱模式,管电压80/140kVp,自动管电流20~200mA,转速0.8s/周,螺距0.992:1,噪声指数为12HU。探测器宽度80mm,扫描层厚、层间距1.25mm。对比剂注射后25~30s、60s行动脉期、静脉期能谱扫描。图像采用50%ASIR-V重建,重建层厚和层间距均为0.625mm。在AW4.7工作站利用GSI volume viewer软件进行MSI处理,抑碘后得到动脉期、静脉期虚拟平扫腹窗、骨窗图像。

图像采用50%ASIR-V重建,重建层厚和层间距均为0.625mm。在AW4.7工作站利用GSI volume viewer软件进行MSI处理,抑碘后得到动脉期、静脉期虚拟平扫腹窗、骨窗图像。

【诊断】

左肾结石。

(六)病例六

【病例摘要】

男性,60岁,半月前无明显诱因出现腹胀,腹部不适(图7-22)。

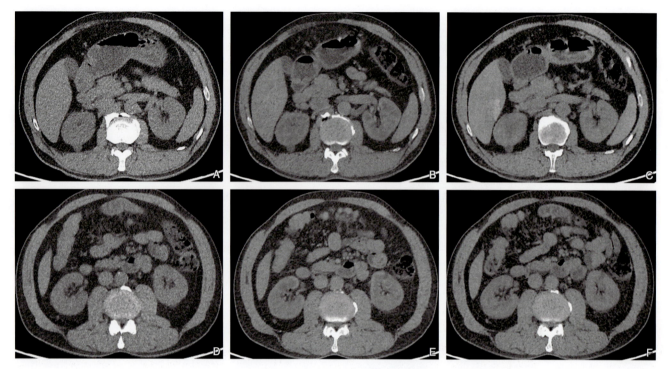

图 7-22　虚拟平扫显示双肾囊肿

A. 常规平扫图像,显示右肾后缘一外生性囊肿,密度均匀,形态规则;B、C. 动脉期虚拟平扫图像、静脉期虚拟平扫图像,对该囊肿的显示均清晰,静脉期虚拟平扫的显示效果最好,且图像噪声都要低于常规平扫;D. 常规平扫,噪声较大,未能清晰显示该囊肿的大小、密度、边界;E、F. 动脉期、静脉期虚拟平扫,显示左肾较小低密度囊肿,静脉期虚拟平扫的显示效果最好

【扫描方案】

扫描参数:扫描范围自双侧肾脏上缘至耻骨联合。平扫采取常规螺扫,管电压120kVp,300mAs,转速0.8s/周,螺距为0.992∶1。增强采取能谱扫描模式,管电压80/140kVp,自动管电流20~275mA,转速0.8s/周,螺距0.992∶1,噪声指数为10HU。探测器宽度8cm,扫描层厚1.25mm。增强扫描监测腹主动脉内的CT值,阈值150HU,延后10s自动触发动脉期扫描,对比剂注射后50s开始静脉期扫描。图像采用50%ASIR-V重建,重建层厚和层间距均为0.625mm。在AW4.7工作站利用GSI volume viewer软件进行MSI处理,抑碘后得到动、静脉期腹窗虚拟平扫图像。

对比剂方案:非离子碘对比剂,碘海醇或碘佛醇350mgI/ml;对比剂用量为1.2ml/kg,流速3.0ml/s,盐水20ml,流速3.0ml/s。注射时间与扫描同时开始。

【诊断】

双肾囊肿。

【病例小结】

总结以上虚拟平扫在胸、腹部应用的病例,在不影响图像质量及病灶检出的情况下,虚拟平扫图像具有替代真实平扫的潜能,有利于临床降低辐射剂量。但是其稍欠缺的地方在于虚拟平扫对部分小钙化灶及腔静脉旁小淋巴结显示欠佳或不显示,可能是由于较小的钙化灶被当作碘剂去除或上腔静脉局部线束硬化伪影的影响所致,另外动脉期虚拟平扫腔静脉区的局部线束化伪影较显著,建议使用静脉期虚拟平扫代替常规平扫。

在腹部,虚拟平扫对占位性病变的检出率与真实平扫无差别,对结石及局限性钙化的显示也较理想。对于肾脏小囊肿这种较低密度的病变,虚拟平扫对病变的显示甚至要优于真实平扫,因为虚拟平扫肾脏的CT值要高于真实平扫,所以与低密度囊肿对比更加显著,CNR提高,病变更加清晰。

四、伪影去除

（一）病例一

【病例摘要】

女性,55岁,1年前于我院行"T_{12}椎体骨折切开复位内固定术"。(图7-23)

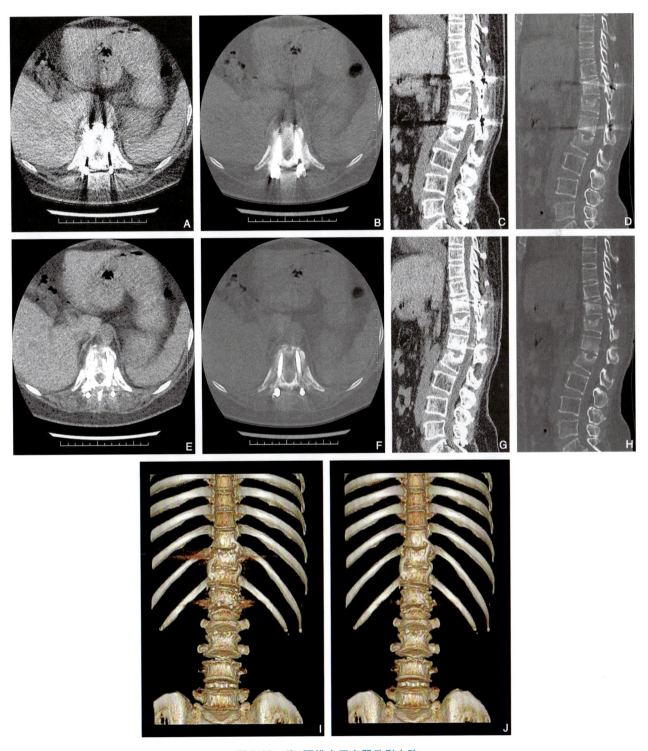

图7-23 胸、腰椎内固定器伪影去除

A~D.腰椎轴位软组织窗、骨窗、矢状位软组织窗、骨窗显示金属内固定器影及其周围放射状伪影,伪影较大,椎体及周围组织显示欠清,椎管内结构无法显示,图像噪声较大;E~H为运用MMAR技术重建出的同层面图像,放射状伪影明显减轻,椎前结构显示清晰;I.去伪影前;J.运用了MMAR技术VR图像,金属固定器所在位置的横向伪影消失

【扫描方案】

扫描参数:采用能谱模式螺旋扫描,仰卧位。管电压 80/140kVp,自动管电流 20~195mA,转速 0.8s/周,探测器宽度 8cm,螺距 0.992∶1,扫描层厚 0.625mm。重建层厚和层间距均为 1.25mm。原始数据采用 50%ASIR-V 及 MMAR 技术进行重建,在 AW4.7 工作站利用薄层重建矢状位、VR 图像。

【诊断】

胸、腰椎内固定术后。

(二) 病例二

【病例摘要】

男性,36 岁,半年前膝关节置换术后(图 7-24)。

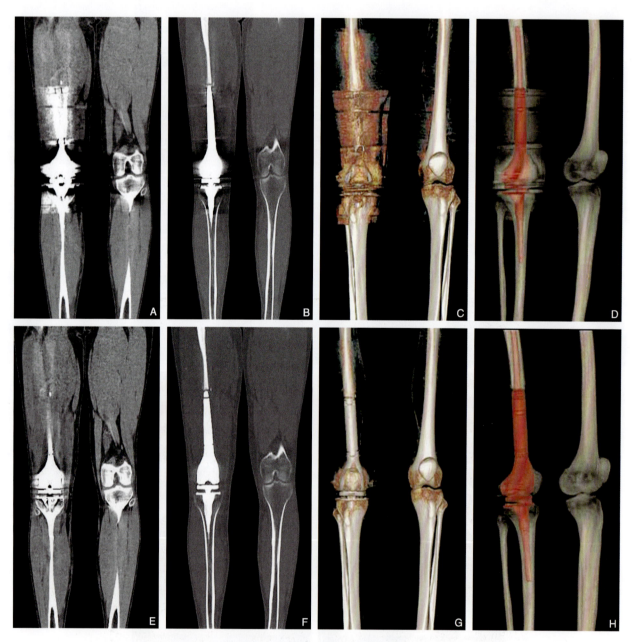

图 7-24　膝关节人工关节伪影去除

A、B.膝关节冠状位软组织窗、骨窗图像,显示人工关节影及其周围放射状伪影,股骨下段金属体积较大层面伪影最大;E、F.运用 MMAR 重建出的同层面图像,伪影明显减轻,人工关节周围肌肉组织显示清晰;C、D、G、H.为运用 MMAR 技术前后的 VR 图像,VR 图像(D、H)用来观察人工植入物的位置及形态,三维图像对伪影去除显示得更直观

【扫描方案】

扫描参数:行膝关节扫描。仰卧位。管电压80/140kVp,自动管电流20~230mA,转速0.8s/周,探测器宽度8cm,螺距0.992∶1,扫描层厚0.625mm。重建层厚和层间距均为1.25mm。原始数据采用50%ASIR-V及MMAR技术进行重建,在AW4.7工作站利用薄层图像重建冠状位软组织窗、骨窗、VR图像。

【诊断】

右侧膝关节人工关节置换术后。

(三) 病例三

【病例摘要】

女性,39岁,鼻窦炎,行鼻窦平扫检查(图7-25)。

【扫描方案】

扫描参数:行鼻窦扫描。采用能谱模式螺旋扫描,仰卧位。管电压80/140kVp,自动管电流20~190mA,转速0.8s/周,探测器宽度8cm,螺距0.992∶1,噪声指数23HU,扫描层厚0.625mm。重建层厚和层间距均为1.25mm。原始数据采用50%ASIR-V及MMAR技术进行重建,在AW4.7工作站重建VR图像。

【诊断】

鼻窦平扫未见明显异常。

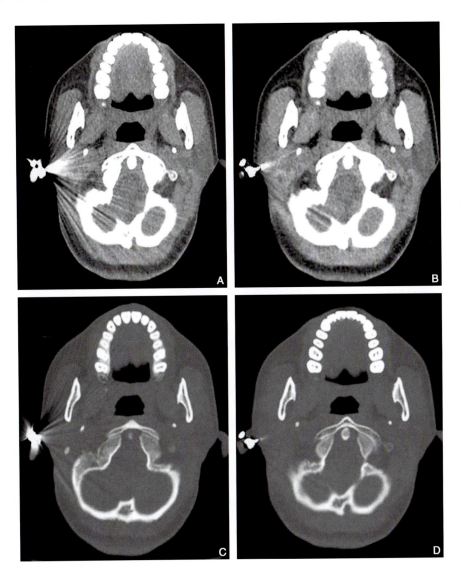

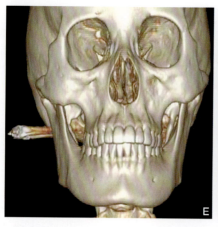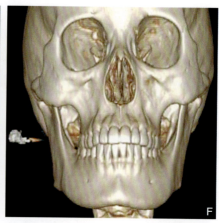

图 7-25 病例三图像

A. 鼻窦平扫图像,显示右侧耳廓不规则形金属影,其内侧可见放射状伪影,右侧腮腺结构显示不清;B. 运用 MMAR 重建出的同层面图像,放射状伪影明显减轻,图像锐利度较好,腮腺结构可以分辨;C~F. 去伪影前后对应的骨窗图像、VR 图像,直观地显示了放射状伪影消除的情况。

(四) 病例四

【病例摘要】

女性,52 岁,慢性扁桃体炎(图 7-26)。

【扫描方案】

扫描参数:扫描范围自胸廓入口至鼻部,采用能谱模式螺旋扫描,采用固定延迟时间扫描,注射对比剂 25s、50s 后行动脉期、静脉期扫描。管电压为 80/140kVp,自动管电流 20~190mA,噪声指数 23HU,转速 0.8s/周,探测器宽度 8cm,螺距 0.992∶1,扫描层厚 1.25mm,层间距 1.25mm。图像采用 50%ASIR-V 重建,重建层厚和层间距均为 0.625mm。原始数据采用 50%ASIR-V 及 MMAR 技术进行重建,在 AW4.7 工作站利用 GSI Viewer 软件重建出静脉期不同单能量 keV 图像。

对比剂方案:非离子碘对比剂,碘海醇或碘佛醇 350mgI/ml;对比剂用量为 0.8ml/kg,流速 3ml/s;盐水 20ml,流速 3ml/s。

【诊断】

右侧颌下淋巴结增大。

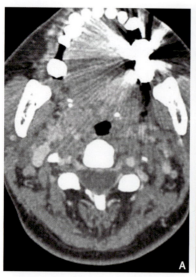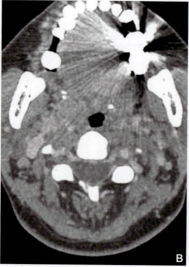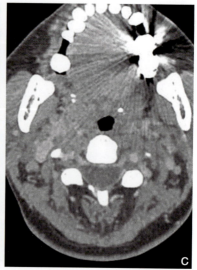

第七章　能谱检查

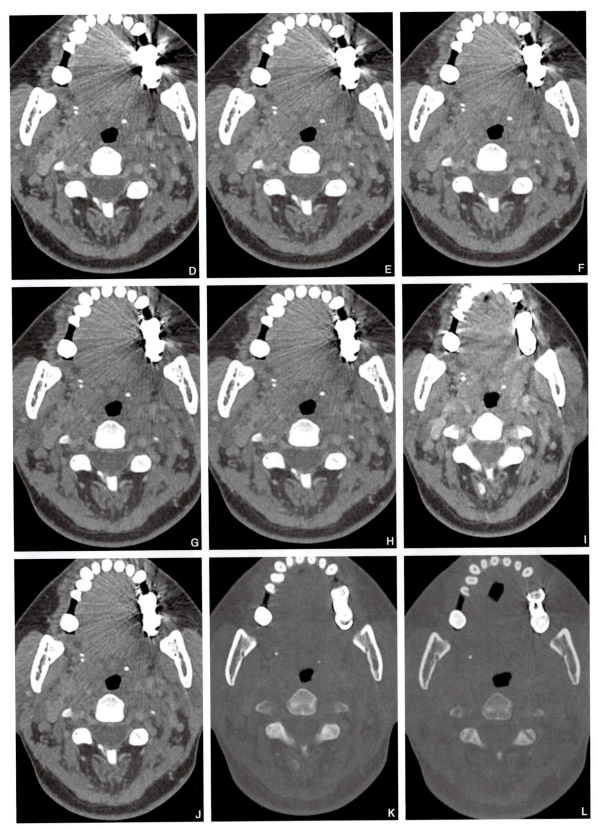

图 7-26　病例四图像

A~H. 静脉期 70keV、80keV、90keV、100keV、110keV、120keV、130keV、140keV 单能量图像,显示左侧下颌骨磨牙区可见金属植入物影及其周围放射状伪影,随着 keV 增高,放射状高密度硬化伪影逐渐减少,低密度伪影得到明显的改善。运用 MMAR 重建图像(I),放射状高、低密度伪影均明显消除,效果要优于 140keV 的单能量图像(J),口腔内结构清晰显示,周围组织清晰分辨。MMAR 重建骨窗图像(K),对金属植入物的形态显示清晰,伪影完全消除,明显优于 140keV 重建的骨窗图像(L)

(五) 病例五

【病例摘要】

男性,69岁,确诊舌鳞癌3年,3年行前咽旁肿物切除术及口底粒子植入术(图7-27)。

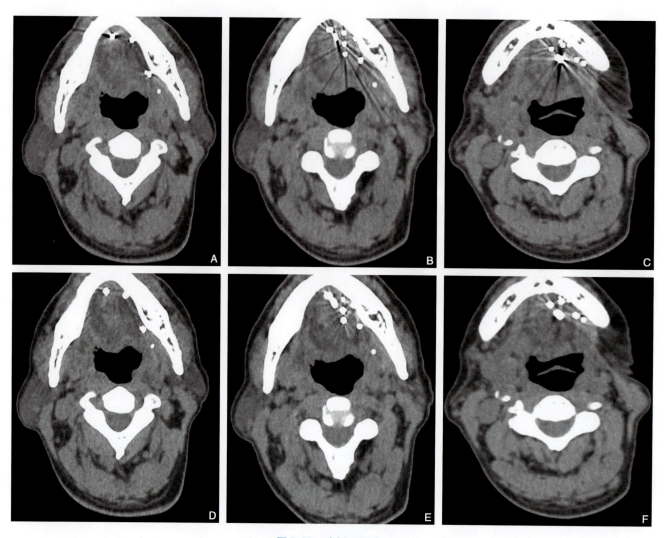

图7-27 病例五图像

A~C. 平扫轴位图像,显示口底高密度粒子的植入及其周围放射状伪影;D~F. 运用MMAR重建出的同层面图像,放射状伪影明显减轻

【扫描方案】

扫描参数:采用能谱模式螺旋扫描,管电压80/140kVp,自动管电流20~190mA,转速0.8s/周,探测器宽度8cm,螺距0.992∶1,噪声指数23HU,扫描层厚0.625mm。扫描层厚0.625mm。重建层厚和层间距均为1.25mm。原始数据采用50%ASIR-V及MMAR技术进行重建。

【诊断】

舌癌术后、口底粒子植入术。

(六) 病例六

【病例摘要】

肝硬化1年余,半年前饭后出现上腹疼痛,半小时后呕血两次,约100ml,后行经颈静脉途径肝内门体分流术(transjugular intrahepatic portosystemic stent shunt,TIPSS)加超选择性胃冠状静脉造影并栓塞,行上腹部增强扫描检查(图7-28)。

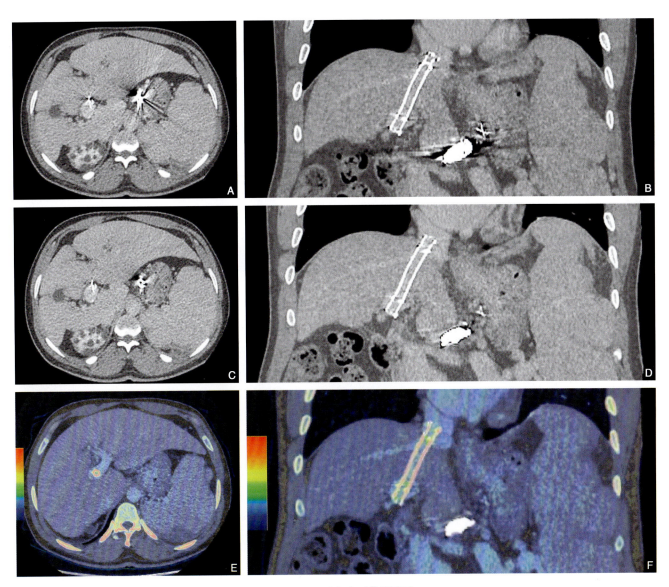

图7-28 TIPSS术后伪影去除

A、B.静脉期轴位、冠状位显示TIPSS支架、胃冠状静脉内栓塞明胶海绵伪影较明显;C、D.运用MMAR重建出的同层面图像,显示支架金属伪影有效抑制,支架周围组织显影清晰;E、F.70keV加碘图的融合图像,通过伪彩显示,更为直观查看支架是否通畅,是否有内膜增生等异常情况

【扫描方案】

扫描参数:采用能谱模式螺旋扫描,扫描范围自膈顶至肝脏下缘。管电压80/140kVp,自动管电流20~275mA,转速0.8s/周,螺距0.992∶1,噪声指数为10HU。探测器宽度8cm,扫描层厚0.625mm。监测腹主动脉,阈值为150HU,延后10s自动触发动脉期扫描,对比剂注射后50s开始静脉期扫描,重建层厚和层间距均为2.5mm。原始数据采用前置50%ASIR-V及MMAR技术进行重建。AW4.7工作站重建出冠状位图像、单能量图像与碘图融合图像。

对比剂方案:非离子碘对比剂,碘海醇或碘佛醇350mgI/ml;对比剂用量为1.2ml/kg,流速3.0ml/s;盐水20ml,流速3.0ml/s。注射时间与扫描同时开始。

【诊断】

肝硬化,脾大,经颈静脉途径肝内门体分流术后。

【病例小结】

双能量 CT MMAR 技术和单能量图像能够很好地消除金属伪影,可以明显减少 CT 检查图像中脊柱、四肢、头颈颌面部金属附属物、人工关节、粒子植入、修复材料周围的金属伪影,提高图像质量并改善对邻近组织或病变的显示,对植入物相关的并发症进行观察。

有研究提出,是否需要在单能量成像的基础上加用 MMAR 技术,与观察材料的性质有密切关系,对于较粗大的、形状复杂的人工髋关节等金属植入物及镍-铬合金制作的金属植入物,加用 MMAR 技术后效果更好,能更明显的消除金属伪影。根据赵兴圣的研究,MMAR 技术可以消除金属粒子的粗大伪影的同时,部分粒子本身也被消除,且产生较多细长低密度伪影,同时图像噪声较高,邻近组织的对比噪声比明显减小,不利于观察周围组织的情况。

第三节 分析总结

不同于传统 CT 的单一混合能量图像成像,能谱成像采用 80kVp 和 140kVp 双球管扫描通过结合能谱成像浏览器或直接在主机上重建可以产生多种参数的图像包括单能量图像,物质密度图像,有效原子序数图像和虚拟平扫图像等,有利于扩展 CT 在肿瘤病灶检测,良恶性肿瘤鉴别,肿瘤疗效评估,血管优化显示,金属伪影去除和降低辐射剂量等各个方面的应用价值,辅助影像医生提高诊断的准确性。

一、能谱检查在肿瘤中的应用

在肿瘤方面的应用能谱成像主要集中在以下几个方面:

1. 肿瘤检测 能谱 CT 改变了常规 CT 混合能量成像的模式,以其虚拟单能量成像为基础,结合物质分离技术,可以有效提高组织对比度,有助于小病灶、低对比结构和微细结构的显示。有研究认为,能谱 CT 碘基物质图像和单能量图像能对富血供的小病灶起到放大的突显作用,如小肝癌等,可以提高富血供病灶检出率。吕培杰等的研究表明,能谱 CT 单能量成像可在不降低图像质量的前提下提高小肝癌病灶的对比噪声比,有利于小肝癌的检出。程路得等研究表明,单能 65keV 图像可以增加肝内乏血供肝癌病灶和正常肝组织之间的对比,优化图像质量,结合碘基图进行观察,可明显提高肝硬化基础上发生的小肝癌及乏血供肝癌病灶的检出率。

2. 肿瘤鉴别 传统 CT 对肿瘤的诊断仅局限于形态学及密度值,能谱 CT 既具有传统 CT 的功能,又能够应用多种参数进行组织成分改变及血供改变的分析,丰富了肿瘤诊断的方法。Glazer 等研究发现,140keV 单能量水平下,肾上腺良性结节与交界性结节的平均 CT 值及碘含量均存在明显差异。王夏婉等研究结果表示,能谱 CT 多参数成像可有助于鉴别胃癌与高度侵袭危险性胃间质瘤、小肠腺癌与小肠原发淋巴瘤、肾癌与肾血管平滑肌脂肪瘤等。Wang 等研究显示能谱 CT 多参数定量分析在鉴别肺部炎性病变与恶性肿瘤、肺癌的诊断及分型、肺癌的 TNM 临床分期中具有重要的应用价值。石义志等研究结果显示,能谱多参数成像为评估结直肠管状腺癌的分化程度及胃腺癌的分化程度提供了更加可靠的诊断依据。

实体肿瘤的疗效评价标准(response evaluation criteria in solid tumors,RECIST)标准是通过测量肿瘤的大小来评价肿瘤的发生发展,但是由于肿瘤的形态学变化滞后于病理学变化,导致采用肿瘤大小作为靶向治疗疗效评估的方式存在较大的局限性。虽然采用肿瘤微血管密度评价肿瘤治疗效果更加准确,但是该技术面对组织采集具有创伤性且存在样本采集误差以及临床常规推广受限等难题。相比之下,能谱 CT 的碘含量可以反映肿瘤血管的变化,通过测量精确的碘含量来反映肿瘤血流灌注情况,进而评价肿瘤靶向治疗结果。路媛等人认为非小细胞肺癌在标准化疗后,有效组动脉期标准化碘及碘覆盖值明显小于治疗前,治疗无效组化疗后动脉期标准化碘及碘覆盖值要明显高于治疗前。Dai 等采用碘摄取容积测量代表整个存活肿瘤的碘含量,评价治疗后反应与国际上修正的实体瘤疗效评价标准具有一致性。Lv 等研究发现能谱 CT 可用于评估血管内皮生长因子受体激酶抑制剂治疗兔肝 VX2 肝肿瘤的效果,为临床提供了肿瘤靶向治疗早期效果的评估方法。能谱 CT 亦可用于评估肿瘤的同质性,更准确地识别残余肿瘤复发或转移病灶,对肝癌经肝动脉化疗栓塞术后进行疗效评价。碘基图可以更醒目地显示出病变区以及消融区的内在同质性,可以用于肝、肾射频消融术后对肿瘤治疗安全边界的评估。

二、能谱检查在血管优化中的应用

能谱 CT 低单能量水平图像可以增加碘的汇聚能力,提高组织血管对比度,优化显示血管细小分支,有利于临床降低对比剂量的使用。据史燕杰等初步研究结果表明,能谱 CT 单能量成像(50~70keV 最佳)较之混合能量 CT 可以更加清晰地显示胰腺血管网。He 等研究认为,对于肠系膜上动脉的显示,较之常规 CT,能谱 CT 在 50keV 单能量下具有更高的 CNR 以及更好的图像质量。另有研究结果进一步证实,能谱 CT 在显示血管如肾动脉、冠状动脉、肺动脉及门静脉等方面均明显优于混合能量 CT。下肢动脉 CTA 扫描中,由于部分患者下肢血管常伴有严重狭窄和钙化,并受到射束硬化伪影的影响,使得血管的结构与远端分支难以清晰显示。李英豪等研究表明,能谱 CT 利用其最佳单能量图像显示下肢狭窄段血管及远端小血管的能力较常规多排螺旋 CT 明显提高,并可有效去除硬化伪影,有助于下肢动脉腔内成形术及其术后评估。

三、能谱检查在虚拟平扫中的应用

CT 是通过测量 X 射线光在物体中的吸收来进行成像的,能谱成像的基本原理是任何物质的吸收系数可以用两种基物质的吸收系数来表达。能谱 CT 采用单源瞬时 kVp 切换技术来实现两组数据的分离,超速光学探测器可以接受瞬间分离的高低能 X 射线,可以得到某物质的 X 射线衰减曲线,进一步将这种衰减转化成会产生同样衰减的两种物质的密度,通过此原理可以实现物质的分离,即通过水—碘物质分离将碘物质分离出去,得到水密度图,即虚拟平扫图像。水基图是最初的虚拟平扫图像,在能谱 CT 中,除了水基图能达到虚拟平扫的功能,MSI 图及 140keV 图也可以达到抑制碘剂的效果。物质抑碘图像是通过 GSI volume viewer 软件对 70keV 单能量图像进行物质抑碘重建的一种新虚拟平扫图像形式,利用 MSI 多物质分离功能对图像中含碘成分的体积分数进行定量分析,然后以相同体积的血液成分进行替代,就得到不含碘对比剂的虚拟平扫图像,并可以提供各个像素内的 CT 值。主观评价与真实平扫更加接近,客观上能为病灶的评估提供更多的参数信息。能谱 CT 虚拟平扫技术可以提供与真实平扫类似的图像,并在全身多个系统体现了应用价值,即在不影响图像质量及病灶检出的情况下,减少扫描时间及降低辐射剂量,同时也为外伤急诊和不能耐受长时间检查的患者带来了福音,具有替代真实平扫的潜能。杨亮等初步研究认为,在头颈部肿瘤成像中,虚拟平扫获得的图像质量处于放射科医生可接受范围内,且其诊断效能与常规平扫图像相近,通过减少真实平扫图像可显著降低辐射剂量,具有代替常规平扫图像的潜在能力。刘力等研究表示,在甲状腺结节检查中,一次双能量增强扫描可获得增强图像与虚拟平扫图像、碘图及能谱曲线,而虚拟平扫图像在不影响病灶观察的同时显著降低了辐射剂量,为甲状腺疾病的临床诊疗提供了新的影像学方法。

四、能谱检查在去除伪影中的应用

能谱 CT 单能量成像模拟单一能量光子扫描物体获得的图像,不同于混合能量图像穿过物体后所产生的射线硬化效应,可减少硬化伪影,降低金属伪影的影响,去伪存真。随着单能量水平的提高,组织穿透能力相对越强,消除伪影的效果越明显。通过联合MMAR技术和MARS算法,单能量成像技术消除伪影的效果显著提高,不但可以有效消除在全身各部位术后的金属固定器、植入物、金属夹及弹簧圈产生的伪影,还能够对周围组织进行有效的评估,对植入物相关的并发症进行观察,从而对临床随访和疗效评估提供有效的诊断依据。

Lin等的初步研究结果显示,70keV是颅脑CT成像的最佳单能量,较之常规混合能量图像,可有效降低图像背景噪声和后颅窝硬化伪影。付雨菲等研究表示,能谱CT去金属伪影技术选用合适的单能量可有效减少或去除颅内动脉瘤夹闭术后的金属伪影,清晰显示患者术后颅内的细微结构。赵宾等研究表示,在高keV区间(100~140keV最佳)可有效减少射线束硬化伪影及金属植入物伪影,清晰显示骨折复位、人工关节及金属内固定术后的细微结构,提高成像质量。林晓霞等认为能谱CT成像技术可明显减少口腔金属修复材料周围的金属伪影,提高图像质量并改善金属修复材料邻近组织或病变的显示。

宽体探测器CT采用了极速能谱高低压瞬时切换系统,能量时间分辨率相较于上一代能谱CT提高了近三倍,与宝石探测器的快速反应性能相匹配,16cm常规CT宽体探测器及8cm能谱成像探测器通过一次旋转可以实现部单器官灌注加能谱的多功能成像。宽体探测器CT采用的重建算法为ASIR-V,其结合了ASIR的实时重建优势和MBIR的多模型迭代优势,采用了更为先进的系统噪声模型、被扫描物体模型和物理模型。ASIR-V不仅可通过后置技术降低重建图像噪声、从而降低辐射剂量、提高图像质量,还可通过前置技术于扫描时调整管电流,进而降低扫描的辐射剂量。MMAR和VHD,这两大技术在减少金属伪影及线束硬化伪影中独具优势。宽体探测器CT上的闪速能谱成像流程非常顺畅,扫描、重建、传输都很快,速度与常规扫描相当。在AW4.7后处理工作站上,医生可以选择任何物质对作为基物质对,实现多物质能谱。对于一些特定的临床应用,更灵活的基物质对可以更直观、更精确的定量反映未知物的组织成分。进行能谱扫描时所用的GSI Assist技术,它通过参考非能谱成像的噪声指数,并以患者体型和扫描目的为基础,可自动匹配患者所需的最佳能谱扫描模式,这种能谱扫描模式实现了患者的个性化能谱扫描方案,优化了扫描的辐射剂量。

(魏一娟　高剑波　万娅敏　武卫杰　冯萌云　蔡明珠)

参 考 文 献

[1] 魏燕,屈国欣,王丽琴,等.能谱CT对泌尿系结石化学成分分析的实验研究.世界最新医学信息文摘,2015(83):132-132.

[2] GARCIA-FIGUEIRAS R,GOH VJ,PADHANI AR,et al. CT perfusion in oncologic imaging:a useful tool. AJR Am J Roentgenol,2013,200:8-19.

[3] ZHANG Y,CHENG J,HUA X,et al. Can spectral CT Imaging improve the differentiation between malignant and benign solitary pulmonary nodules. PLoS One,2016,11(2):e0147537.

[4] 王素雅,高剑波,张芮,等.CT能谱成像对孤立性肺结节的诊断价值.中华医学杂志,2016,96(13):1040-1043.

[5] HOU WS,WU HW,YIN Y,et al. Differentitation of lung cancers from inflammatory masses with dual-energy spectral CT imaging. Acad Radiol,2015,22:337-344.

[6] 肖慧娟,刘谊和,关牧娟,等.单能量下CT值及能谱曲线在肺结节中的应用价值.实用放射学杂志.2015,31(11):1770-1773.

[7] DAI X,SCHLEMMER HP,SCHMIDT B,et al. Quantitative therapy response assessment by volumetric iodine. uptake measurement:initial experience in patients with advanced hepatocellular carcinoma treated with sorafenib. Eur J Radiol 2013,82(2):327-334.

[8] 宋婷妮,曾勇明,周旸,等.双能CT单能谱成像检测不同性质孤立性肺结节的实验研究.中国医学计算机成像杂志,2016,22

(1):33-38.

[9] 刘铁,王健.能谱CT成像碘基图的临床应用研究.现代医学影像学,2015,24(4):532-534.

[10] 吕培杰.CT能谱成像在小肝癌中的应用价值.放射学实践,2011,26(3):321-324.

[11] GLAZER DI,KESHAVARZI NR,MATUREN KE,et al. Adrenal incidentaloma triage with single source(fast kVp switch)dual energy CT. AJR Am J Roentgenol,2014,203(2):329-335.

[12] 王夏婉,高剑波,柴亚如,等.CT能谱成像在胃癌与高度侵袭危险性胃间质瘤鉴别诊断中的应用.临床放射学杂志,2017,36(6):834-837.

[13] 杨创勃,李新胜,任成龙,等.能谱CT在鉴别小肠腺癌与原发小肠淋巴瘤中的临床价值.中国医学影像学杂志,2016,24(11):834.838.

[14] 赵娜,程琦.CT能谱成像在鉴别.肾血管平滑肌脂肪瘤和.肾癌的应用价值.临床放射学杂志,2015,34(6):945-950.

[15] WANG G,ZHANG C,LI M,et al. Preliminary application of high-definition computed tomographic gemstone spectral imaging in lung cancer. Comput Assist Tomogr,2014.38(1):73-76.

[16] 石义志,杨明慧,邱晓明,等.宝石能谱CT成像对结直肠管状腺癌分化程度评估的应用价值.临床放射学杂志,2017,36(9):1283.1287.

[17] 王夏婉,高剑波,柴亚如,等.CT能谱成像在胃腺癌分化程度评估中的应用价值.放射学实践,2017,32(4):410-413.

[18] 路媛,鄂林宁,吴山,等.双源CT双能量成像在非小细胞肺癌化疗疗效评估中的价值.山西医科大学学报,2015,46(6):562-565.

[19] DAl X,SCHLEMMER HP,SCHMDT B. et al Quantitative therapy response assessment by volumetric iodine-uptake measurement:initial experience in patients with advanced hepatocellular carcinoma treated with sorafenib. Eur J Radiol. 2013. 82(2):327-334.

[20] TANG L,LI ZY,LI ZW,et al. Evaluating the response of gastric carcinomas to neoadjuvant chemotherapy using iodine concentration on spectral CT:a comparison with pathological regression. Clin Radiol,2015,70(11):1198-1204.

[21] LV P,LIU J. YAN X,et al. CT spectral imaging for monitoring the therapeutic efficacy of VEGF receptor kinase inhibitor AG-013736 in rabbit VX2 liver tumours. Eur Radiol. 2016.

[22] LIU QY,HE CD,ZHOU Y,et al. Application of gemstone spectral imaging for efficacy evaluation in hepatocellular carcinoma after transarterial chemoembolization. World J Gastroenterol. 2016. 22(11):3242-3251.

[23] 史燕杰,孙应实,齐丽萍,等.能谱CT显示胰腺血管网:与混合能量CT对照.中国医学影像技术,2014,30(2):245-249.

[24] HE J,MA X,WANG Q,et al. Spectral CT demonstration of the superior mesenteric artery:comparison of monochromatic and polychromatic imaging. Acad Radiol,2014,21(3):364-368.

[25] PINHO DF,KULKARNI NM,KRISHNARAJ A,et al. Initial experience with single--source dual -energy CT abdominal angiography and comparison with single-energy CT angiography:Image quality,enhancement,diagnosis and radiation dose. Eur Radiol,2013,23(2):351-359.

[26] FUCHS TA,STEHLI J,FIECHTER M,et al. First experience with monochromatic coronary computed tomography angiography from a 64 slice CT scanner with Gemstone Spectral Imaging(GSI). J Cardiovasc Comput Tomogr,2013.7(1):25-31.

[27] YUAN R,SHUMAN WP'EARLS JP,et al. Reduced Iodine load at CT pulmonary angiography with dual-energy monochromatic imaging:Comparison with standard CT pulmonary angiography-a prospective randomized trial. Radiology,2012,262(1):290-297.

[28] ZhAO LQ,HE WJ LI JY,et al. Improving image quality in portal venography with spectral CT imaging. Eur J Radiol,2012,81(8):1677-1681.

[29] 李英豪,彭新佳,金晖,等.能谱CT最佳单能量图提高下肢动脉造影成像质量研究.介入放射学杂志,2016,25(11):997-1001.

[30] 杨亮,罗德红,赵燕凤,等.头颈部肿瘤检查中能谱CT虚拟平扫替代常规平扫的可行性研究.中华放射学杂志,2015,49(8):572-576.

[31] 刘力,金梅,高振兴,等.DECT虚拟平扫在鉴别良恶性甲状腺结节的临床应用价值.临床放射学杂志,2017,36(4):571-576.

[32] 付雨菲,王弘,邱晓明,等.双能量CT单能谱成像技术在颅内动脉瘤夹闭术后的应用.临床放射学杂志,2015.34(5)813-817.

[33] 赵宾,王继红.宝石能谱CT在骨科患者术后检查中的应用效果分析.中国医疗设,2016,31(3):74.75.

[34] 林晓霞,王文娟,赵兴圣,等.能谱成像技术减少口腔修复材料金属伪影的应用价值.临床放射学杂志,2017,36(12):1868-1872.

第八章

急诊及儿科检查

第一节 简要技术应用介绍

一、宽体探测器 CT 硬件及软件特点

宽体探测器 CT 具有静音超高速扫描系统、一体化机架、无碳刷滑环等创新技术,相对于传统 CT,在覆盖范围、时间分辨率、空间分辨率、低剂量、能量成像等方面为临床提供更好的诊断依据。宽体探测器 CT 扫描速度快,一个心跳周期扫描就能获得高清晰图像和丰富的信息;并且具有 16cm 宽体探测器,可覆盖心脏、颅脑、肝脏等单器官,同时进行四维成像、动态灌注和能谱成像等功能分析。宽体探测器 CT 综合了"能谱-宽体-速度"的优势,为各个临床领域提供出色的图像质量和诊断能力,在心血管、急诊、儿科方面拥有着更加突出的优势。

二、宽体探测器 CT 在急性胸痛三联检查中的优势

胸痛是一种常见的临床症状,病因繁杂,涉及多个器官和系统,病情程度轻重不一,规范化的胸痛评估与诊断对早期识别胸痛病因、挽救生命、改善预后、合理使用医疗资源有重要意义。急性胸痛患者一般是指以胸痛为表现的发病凶险、单靠临床表现不易确诊的一组病症,主要病因是急性冠状动脉综合征、肺栓塞、主动脉夹层,快速准确诊断可有效降低患者并发症、死亡率。近年来,多排 CT 也已经广泛应用于胸痛三联检查,但是胸痛三联固有的大范围扫描、多次扫描和多次给药增加患者检查时间,使患者接受更多的放射剂量和对比剂用量,所以胸痛三联扫描多数用于进行胸部检查,并不适用于主动脉夹层、壁间血肿、动脉瘤等易累及全主动脉的疾病,不利于手术计划的制订,往往需要二次检查,限制了其在临床的应用。此外,目前大部分机器胸痛三联检查方案的实施多要求控制心率<75 次/min,但是急诊胸痛患者的呼吸及心率会受明显影响,控制心率和训练呼吸不利于急诊患者的检查,反之造成图像质量的明显下降。宽体探测器技术与高时间分辨率的完美配合,可以确保在一个心动周期内采集完整的冠脉血管数据,克服心率和呼吸影响,明显提高冠脉 CT 血管造影(computed tomography angiography,CTA)成功率及图像的质量。由于节省了整个心脏扫描的屏气时间,由屏气不良造成的胸痛三联成像扫描失败的可能性也显著降低。无论是主动脉、肺动脉还是冠状动脉疾病,病情均很危急,一次检查观察多个血管,可为患者节省检查时间,增加确诊率,创造更多的抢救时机。宽体探测器 CT 胸腹联合胸痛三联检查扫描时间短,辐射剂量低,检查范围大,一次给药、不控制心率可以获得优良的主动脉、肺动脉及冠状动脉图像质量,能够同时观察全主动脉、肺动脉及冠状动脉情况,临床应用价值较高。

三、宽体探测器 CT 在急性脑卒中侧支循环评估中的优势

急性缺血性脑卒中是严重危害我国人民健康的常见疾病,致死率和致残率均非常高。随着急性期血管再通治疗,尤其是血管内治疗等新技术的不断涌现和发展,亟须建立个体化评估以指导决策,改善临床结局。建

立并促进良好的脑侧支循环可提高急性血管再通治疗获益率、降低出血转化的风险,同时也会显著降低症状性颅内动脉狭窄患者卒中复发风险,减少脑梗死病灶的数量和体积。全面而准确地评估脑侧支循环的结构和功能是制订卒中患者个体化治疗方案的重要前提和基础之一。目前,侧支循环的评估与干预已成为国内外脑血管病领域的关注焦点和研究热点。

现阶段的影像学技术包括平扫CT,单时相CT血管造影,灌注CT和磁共振成像。平扫CT的评估者间信度适中,早期缺血性改变的识别可靠性更低。单时相CT血管造影并没有时间分辨率;因此,许多患者的侧支循环状态会出现误判。灌注CT和MR成像对患者的运动都十分敏感,并且需要专人进行数据处理。

头颈部多时相CT血管造影是在对比剂注射后生成了三个时相时间分辨率的脑血管造影图像,可以给临床医生以时间分辨率的方式提供全脑软脑膜动脉填充的程度及范围。图像可以很容易获得并解读,根据侧支循环显影的时相和程度,给予不同颜色标示,红色代表侧支建立时间在静脉显影前,绿色代表侧支于静脉期建立,蓝色代表侧支建立较慢在静脉期以后。简单清晰的标识可为临床医生快速提供相关信息,指导临床选择及时有效的治疗方案。

四、宽体探测器 CT 在婴幼儿检查中的优势

婴幼儿检查配合性差、心率高、对电离辐射敏感,图像运动伪影和反复扫描的辐射剂量负担是困扰婴幼儿患者CT检查的问题,患儿通常需要自然入睡或使用镇静剂后才能进行CT扫描。宽体探测器CT极速扫描模式和宽体探测器可以实现一次轴扫即完成患儿胸部平扫,使得婴幼儿非镇静状态下CT扫描成为了可能。16cm宽体探测器,超宽覆盖范围,可实现一个轴扫覆盖整个脏器(肺、肝、脑、心),联合其0.28s超高转速,可实现自由呼吸、自由心率条件下闪速轴扫,实现单个心动周期(one beat)采集数据,无运动伪影及错层;全模型实时迭代重建(adaptive statistieal iterative reconstruction-V, ASIR-V)是宽体探测器CT最新迭代重建算法,纳入了扫描者物体和物理模型,兼备自适应性统计迭代重建(adaptive statistical iterative reconstruction, ASIR)的重建速度和基于模型的迭代重建(model-based iterative reconstruction, MBIR)的重建效果,前置ASIR-V可直接降低扫描剂量,后置ASIR-V可明显改善图像质量;70kVp超低管电压联合ASIR-V迭代重建技术可实现超低剂量扫描;在儿童胸部、腹部、心脏CT检查中均有突出优势。

第二节 临床应用病例

一、胸痛三联检查

根据扫描时相、对比剂注射方法、螺旋扫描或轴扫模式不同,可实现胸痛三联的四种不同扫描方案。

(一) 扫描方案一:肺动脉螺旋扫描+冠脉轴扫+主动脉全程螺旋扫描

病例一

【病例摘要】

男,64岁,体重59kg,心率66次/min。夜间突发胸痛,持续3天,既往高血压20年,无高血脂等病史(图8-1)。

【扫描方案】

扫描参数:行一次对比剂三次扫描完成胸痛三联肺动脉、冠脉和主动脉扫描。肺动脉扫描范围自胸廓入口至肋膈角,采用屏气状态下螺旋扫描方式,监测肺动脉干触发扫描,触发阈值为80HU。管电压为100kVp,自动管电流范围是10~650mA,噪声指数11HU,转速0.28s/周,螺距0.992,探测器宽度8cm。肺动脉扫描完成后延迟7s进行心脏轴扫,采用16cm探测器单个心动周期轴扫,采集期相40%~80%;扫描范围为气管分叉水平至膈肌下2cm;管电压为100kVp,自动管电流范围是400~650mA,噪声指数11HU,转速0.28s/周。冠脉扫描完成后转换模式3.5s后行主动脉大范围螺旋扫描,扫描范围自胸廓入口至耻骨联合水平。管电压为100kVp,自动管

第八章　急诊及儿科检查　175

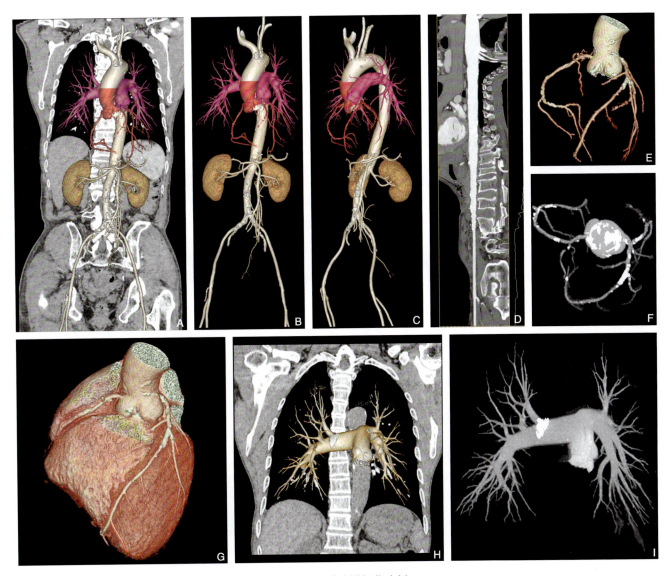

图 8-1　主动脉瓣钙化病例

A~C. 冠状位重建+容积再现融合像、正位 VR 融合像、左侧位 VR 融合像,显示肺动脉、冠脉及主动脉诸血管清晰;D. 主动脉拉直像,显示管壁多发钙化斑块;E、F. 冠脉 Tree-VR 像及最大密度投影像,显示左右冠脉多发硬化斑块,主动脉瓣钙化;G. 心脏 VR 像显示心影增大;H. 冠状位重建+肺动脉 VR 像显示肺动脉主干及分支显影良好;I. 肺动脉 MIP 像示肺动脉管腔内无异常

电流范围是 10~650mA,噪声指数 10,转速 0.28s/周,螺距 0.992:1,探测器宽度 8cm。肺动脉、冠脉和主动脉图像数据均采用 ASIR-V 60%进行迭代重建,重建层厚和层间距均为 0.625mm,窗宽 800HU,窗位为 240HU。辐射剂量:总剂量长度乘积(dose length product,DLP)为 712.13mGy·cm;三次扫描 DLP 分别为 153.01mGy·cm、194.87mGy·cm 及 360.80mGy·cm。

对比剂方案:非离子碘对比剂,碘海醇 350mgI/ml;对比剂用量为 65ml,流速 5.0ml/s;盐水 40ml,流速 5.0ml/s。注射时间与扫描同时开始。

【诊断】

主动脉、冠脉多发硬化斑块;主动脉瓣钙化退变。

【病例小结】

此种扫描方案将肺动脉、冠状动脉及主动脉分别进行扫描,注射对比剂后首先进行肺动脉憋气螺旋扫描,然后冠脉 one beat 轴扫,再进行主动脉全程大范围螺旋非屏气扫描。充分发挥了宽体探测器扫描速度快的优势,实现一次注射对比剂三种目标血管的扫描,可节省对比剂使用量并保证各期图像的质量,特别是主动脉夹层累及腹主动脉的患者,可显示主动脉全程的疾病,弥补了以往胸痛三联只能涵盖胸主动脉的不足;但此种方案需要扫描三次,辐射剂量相对较高。

病例二

【病例摘要】

男,50岁,体重58kg,心率75次/min。持续性背痛3天,再发加重20小时,既往无高血压、心脏病史等病史(图8-2)。

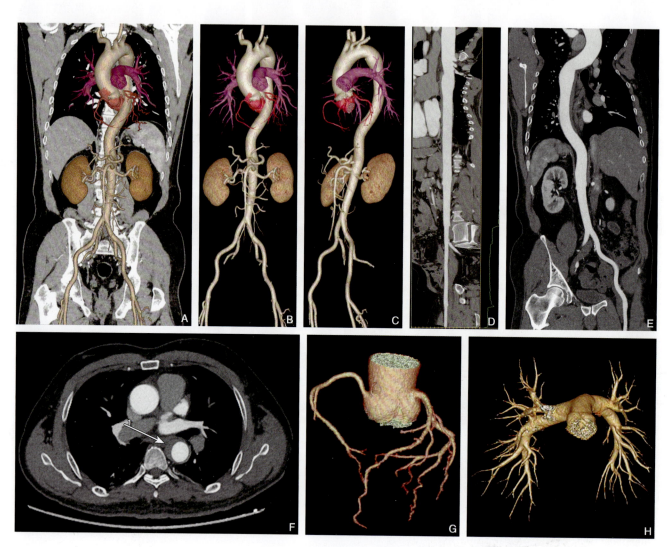

图8-2 主动脉壁间血肿病例

A~C. 冠状位重建+VR融合像、正位VR融合像、左侧位VR融合像,显示肺动脉、冠脉及主动脉位置及分支血管清晰;D、E. 主动脉拉直像及曲面(curve)像显示主动脉弓降部至降主动脉(双肾水平)周围壁间血肿形成,管壁光整;F. 轴位图像显示壁间血肿最厚处(白箭)位于胸主动脉中段;G. 冠脉Tree-VR像显示冠脉起源无异常,主干及分支显影良好;H. 肺动脉Tree-VR像示肺动脉主干及分支走行正常

【扫描方案】

扫描参数:同病例一(图8-1)。辐射剂量:总DLP为858.09mGy·cm;三次扫描DLP分别为175.41mGy·cm、205.71mGy·cm及473.87mGy·cm。

对比剂方案:非离子碘对比剂,碘海醇350mgI/ml;对比剂用量为60ml,流速4.5ml/s;盐水40ml,流速4.0ml/s。注射时间与扫描同时开始。

【诊断】

胸主动脉壁间血肿。

第八章　急诊及儿科检查　177

【病例小结】

主动脉夹层类型多样,不同类型主动脉夹层治疗方案不同;Stanford A 型通常需要评估冠脉开口处累及情况。单纯主动脉螺旋扫描常因为心脏搏动伪影造成冠脉开口处显示不清。此种扫描方案将肺动脉、冠状动脉及主动脉联合扫描,既能评估夹层类型、破口位置、分支血管累及情况,又能评估升主动脉根部及左右冠脉起始处有无受累,为临床医生选择介入或开胸手术治疗方案可提供客观且重要的参考信息。

病例三

【病例摘要】

男,62 岁,体重57kg,心率70 次/min。间断胸闷7 年余,再发并加重20 余天,既往高血压30 年,7 年前发现冠心病并行冠脉支架术,无高血脂病史(图 8-3)。

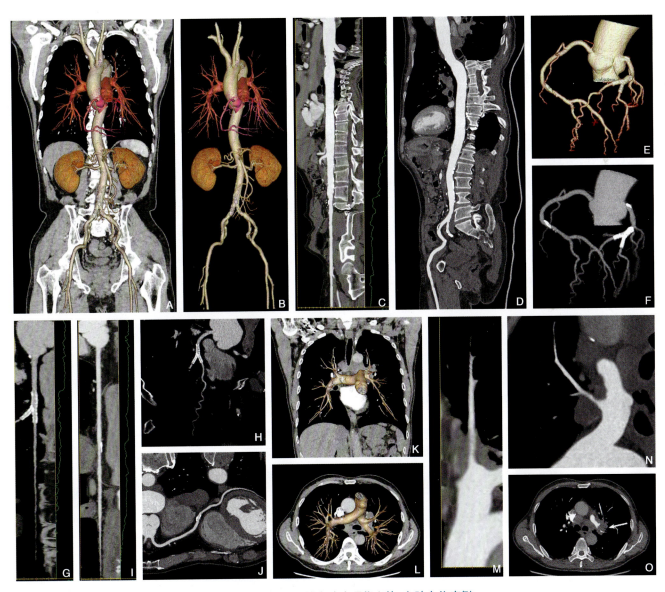

图 8-3　冠脉支架合并主动脉硬化斑块、左肺占位病例

A、B. 冠状位重建+VR 融合像、正位 VR 融合像显示肺动脉、冠脉及主动脉位置及分支血管清晰;C、D. 主动脉拉直像及曲面像显示降主动脉下段多发钙斑及软斑;E、F. 冠脉 Tree-VR 像及 MIP 像显示左冠主干及右冠中远段多发钙化斑块,前降支及其分支金属支架;G、H. 前降支拉直像及曲面像显示前降支支架内管腔通畅;I、J. 右冠状动脉拉直像及曲面像显示右冠中段偏心性钙斑,管腔中度狭窄;K、L. 轴位重建+肺动脉 Tree-VR 像及冠位重建+肺动脉 Tree-VR 像显示左肺上叶肺动脉管腔狭窄,分支稀疏;M、N. 肺动脉拉直像及曲面像显示左肺上叶前段肺动脉狭窄纤细;O. 轴位图像显示左肺门肿块(白箭),左肺动脉主干及分支近段受包绕,管腔狭窄

【扫描方案】

扫描参数:同病例一(图8-1)。辐射剂量:总DLP为750.74mGy·cm;三次扫描DLP分别为165.51mGy·cm、199.40mGy·cm及382.38mGy·cm。

对比剂方案:非离子碘对比剂,碘海醇350mgI/ml;对比剂用量为50ml,流速4.5ml/s;盐水40ml,流速4.0ml/s。注射时间与扫描同时开始。

【诊断】

前降支支架术后;右冠及降主动脉硬化斑块;左肺门占位伴左肺上叶肺动脉包绕。

【病例小结】

老年糖尿病患者常合并全身血管硬化狭窄,此病例行冠脉支架术后七年,胸痛胸闷症状就诊;行肺动脉、冠状动脉及主动脉三联扫描,既可评估肺动脉有无栓塞、冠脉支架内有无再狭窄、还能评估主动脉全程及其分支管壁及管腔情况。该患者还发现左肺门肿块,肺动脉成像可评估肿块对肺动脉包绕及侵犯情况,为评估手术可行性提供影像参考;冠脉成像可评估患者心脏情况,能否承担手术及麻醉风险;一次成像对患者临床诊断及手术评估意义重大。

(二)扫描方案二:肺动脉+冠脉+胸主动脉同时成像,2个宽体轴扫

病例一

【病例摘要】

男,39岁,体重68kg,心率60次/min。间断胃灼热、胸痛1个月并加重1天,血压稍高(179/112mmHg),血脂偏高(图8-4)。

【扫描方案】

扫描参数:行一次扫描完成胸痛三联肺动脉、冠脉和胸主动脉扫描。扫描范围自胸廓入口至双肺底,探测器宽度选择"smart coverage""one or more"模式扫描,监测主动脉触发扫描,触发阈值为60HU,达到阈值之后延迟5.9s开始扫描。管电压为100kVp,自动管电流范围是400~650mA,噪声指数11HU,转速0.28s/周。图像数据均采用ASIR-V 60%进行迭代重建,重建层厚和层间距为0.625mm,窗宽800HU,窗位为240HU。辐射剂量:单次扫描DLP为508.653mGy·cm。

对比剂方案:非离子碘对比剂,碘海醇350mgI/ml;对比剂用量为55ml、流速5.0ml/s,随后追加对比剂25ml、流速2.5ml/s;盐水40ml,流速5.0ml/s。注射时间与扫描同时开始。

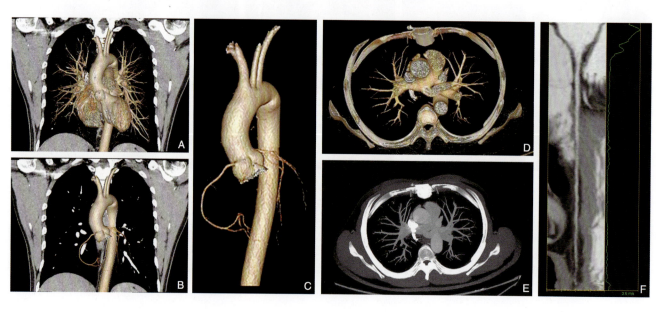

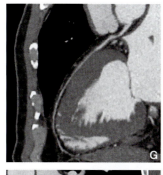
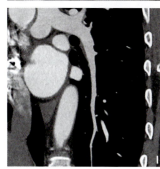
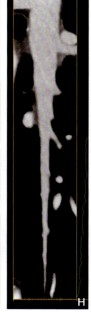
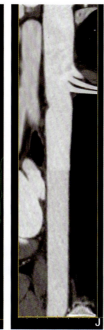
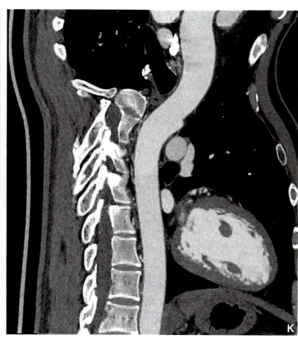

图 8-4 冠脉心肌桥病例

A.三维融合 VR 像,显示肺动脉、胸主动脉、部分冠脉及分支血管;B、C.冠状位重建+胸主动脉及冠脉 VR 融合像、胸主动脉及冠脉 VR 融合像,清晰显示胸主动脉、冠脉及其分支;D、E.肺动脉加厚 VR 像及 MIP 像显示肺动脉走行正常;F、G.冠脉拉直像及曲面像显示前降支近中段心肌桥形成,管腔轻度狭窄;H、I.肺动脉拉直像及曲面像显示肺动脉管腔充盈良好;J、K.主动脉拉直像及曲面像显示主动脉管壁光整,管腔通畅

【诊断】

前降支近段心肌桥。

【病例小结】

此种扫描方案最大的优势是扫描程序简单快速,只需一次扫描同时完成肺动脉、冠脉及主动脉成像,球管负荷低,患者辐射剂量小。扫描流程与冠脉 CTA 一致,与常规冠脉不同的时扫描范围要包括肺动脉及主动脉,所以是两个轴扫,两个宽体探测器的轴扫完成三个兴趣部位的检查,适合快速筛查常见的胸痛病变。

2. 病例二

【病例摘要】

女,66 岁,体重 45kg,心率 79 次/min。间断胸痛 1 个月余,无高血压、高血脂等病史(图 8-5)。

【扫描方案】

扫描参数:同病例一(图 8-4)。辐射剂量:单次扫描 DLP 为 304.21mGy·cm。

对比剂方案:非离子碘对比剂,碘海醇 350mgI/ml;对比剂用量为 55ml、流速 5.0ml/s,随后追加对比剂 25ml、流速 2.5ml/s;盐水 40ml,流速 5.0ml/s。注射时间与扫描同时开始。

【诊断】

前降支近段混合斑块。

【病例小结】

此方案的不足之处为两次轴扫之间存在转换时间,血管拼接可能会有部分错层伪影,此种扫描模式就需要要求患者严格屏气;另外转换期间对比剂循环在进行,所以两次扫描部位之间会存在一定的密度及 CT 值差别;还有部分体型较高的患者,两个轴不一定能完全覆盖肺动脉和胸主动脉,而三个轴扫因时间差别较大,最后一个轴扫的图像会显影比较浅淡,故此种扫描方案适合体型瘦小的患者。在冠脉采集时相为了保证肺动脉的充盈良好,还需要延长对比剂注射时间,通常采用对比剂注射方案为先快后慢两种速度注射,总的对比剂用量要

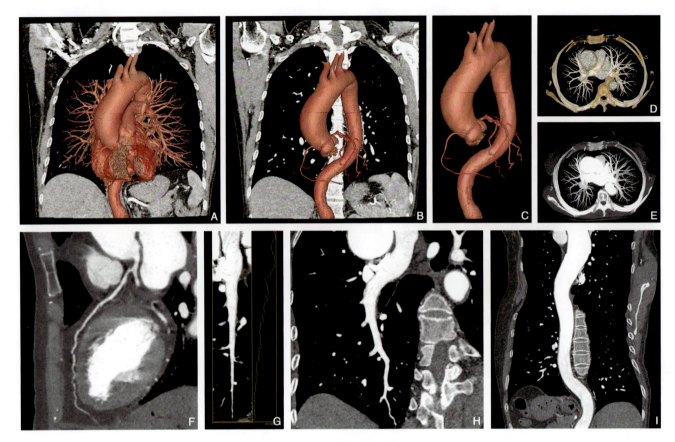

图 8-5 冠脉斑块病例

A. 三维融合 VR 像显示肺动脉、胸主动脉、冠脉及分支血管；B、C. 冠状位重建+胸主动脉及冠脉 VR 融合像，VR 融合像清晰显示胸主动脉、冠脉及其分支血管；D、E. 肺动脉加厚 VR 像及 MIP 像显示肺动脉走行正常；F. 冠脉曲面像显示前降支近段混合斑，管腔轻度狭窄；G、H. 肺动脉拉直像及曲面像显示肺动脉管腔无异常；I. 主动脉曲面像显示主动脉管壁光整，管腔通畅

比不分开扫描稍多些。

（三）扫描方案三：肺动脉螺旋扫描+冠脉 & 胸主动脉多个宽体轴扫

病例一

【病例】

男，29 岁，体重 90kg，心率 80 次/min。间断胸痛 1 个月余，D-二聚体稍高；无高血压、高血脂等病史（图 8-6）。

【扫描方案】

扫描参数：行两次扫描完成胸痛三联肺动脉、冠脉和主动脉扫描。先进行肺动脉螺旋扫描，扫描范围自胸廓入口至肋膈角，监测肺动脉干触发扫描，触发阈值为 80HU，达到阈值之后开始扫描。管电压为 100kVp，自动管电流范围是 10~650mA，噪声指数 11HU，转速 0.28s/周，螺距 0.992：1，探测器宽度 8cm。肺动脉扫描完成后延迟 7s 进行心脏和胸主动脉轴扫，扫描范围自胸廓入口至肋膈角，探测器宽度选择"smart coverage""one or more"模式扫描。管电压为 100kVp，自动管电流范围是 0~650mA，噪声指数 11HU，转速 0.28s/周。肺动脉、冠脉和主动脉图像数据均采用 ASIR-V 60%进行迭代重建，重建层厚和层间距均为 0.625mm，窗宽 800HU，窗位为 240HU。辐射剂量：总 DLP 668.51mGy·cm；两次扫描 DLP 分别为 219.83 及 445.98mGy·cm。

对比剂方案：非离子碘对比剂，碘海醇 350mgI/ml；对比剂用量为 55ml，流速 5.0ml/s；盐水 40ml，流速 5.0ml/s。注射时间与扫描同时开始。

【诊断】

肺动脉、冠脉、胸主动脉均未见异常。

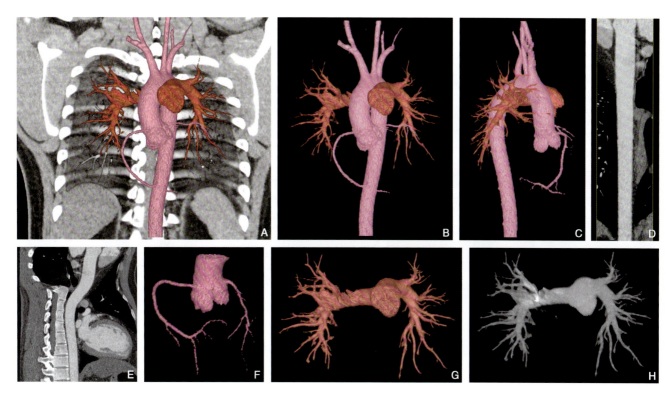

图 8-6 正常病例

A~C. 冠状面重建+VR 融合像、正位 VR 融合像、左侧位 VR 融合像显示肺动脉、冠脉及主动脉诸血管清晰;D、E. 主动脉拉直像及曲面像显示主动脉管壁光整,管腔通畅;F. 冠脉 Tree-VR 像显示冠脉走行未见明显异常;G、H. 肺动脉 Tree-VR 像及 MIP 像示肺动脉走行正常,管腔无充盈缺损

【病例小结】

此种扫描方案较方案二将肺动脉先进行单独螺旋扫描,第一期图像可以进行肺动脉的处理和显示,此时扫描的图像主动脉和肺静脉内还没有对比剂显影,肺动脉可得到清晰显示。对怀疑较大可能是肺动脉栓塞的胸痛患者此种扫描方案比较合适,既能规避了其他血管的影响,又能减少对比剂的用量和辐射剂量。此病例为年轻患者,无高血脂病史,胸痛原因怀疑肺动脉栓塞,采用此种扫描方案。此方案不足之处为主动脉的显示可能会因为两次轴扫的血管拼接存在部分错层伪影。

病例二

【病例摘要】

男,62 岁,体重 60kg,心率 86 次/min。胸闷、气喘 2 年余,加重 1 周,既往高血压 5 年,无高血脂病史(图 8-7)。

【扫描方案】

扫描参数:同病例一(图 8-6)。辐射剂量:总 DLP 493.15mGy·cm;两次扫描 DLP 分别为 125.99 及 364.19mGy·cm。

对比剂方案:非离子碘对比剂,碘海醇 350mgI/ml;对比剂用量为 55ml,流速 5.0ml/s;盐水 40ml,流速 5.0ml/s。注射时间与扫描同时开始。

【诊断】

肺动脉栓塞。

【病例小结】

急性肺栓塞病情危急,及时准确的诊断对患者治疗及预后意义重大。肺动脉 CTA 成像是诊断肺栓塞的金

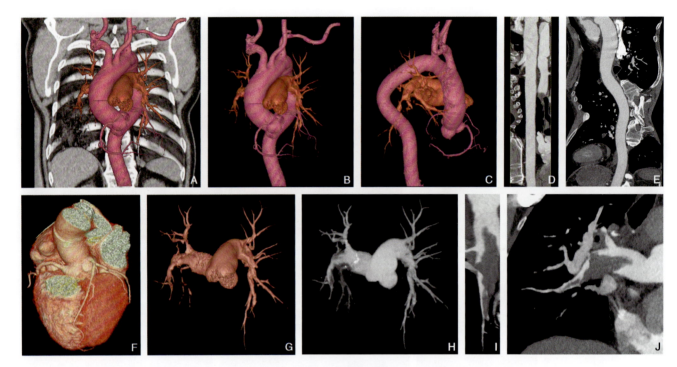

图 8-7　肺栓塞病例

A～C. 冠状面重建+VR 融合像、正位 VR 融合像、左侧位 VR 融合像（显示肺动脉、冠脉及主动脉诸血管清晰，左、右肺动脉主干局部管腔变窄，分支稀疏，以右侧为著）；D、E. 主动脉拉直像及曲面像显示主动脉管壁光整；F. 心脏 VR 像显示冠脉起源及走行未见明显异常；G、H. 肺动脉 Tree-VR 像及 MIP 像示左、右肺动脉主干管腔变窄，分支稀疏，部分截断，局部见充盈缺损；I、J. 肺动脉拉直像及曲面像示右肺动脉干及分支多发充盈缺损

标准，有些情况下单纯根据临床指标无法诊断。此种扫描方案将肺动脉单独成像，可对肺动脉后处理图像清晰显示。此患者为老年患者，有高血压病史；故行此种三联模式扫描方案，在不增加对比剂情况下，可同时完成冠脉和胸主动脉成像，排查冠心病和夹层风险。

（四）扫描方案四：肺动脉能谱扫描+冠脉轴扫+主动脉全程螺旋扫描

病例一

【病例摘要】

男，54 岁，体重 65kg，心率 60 次/min。间断剑突下不适 1 个月余，加重半天。有高血压病史 2 年，血压最高 160/90mmHg，无高血脂病史（图 8-8）。

【扫描方案】

扫描参数：行一次对比剂三次扫描完成胸痛三联肺动脉、冠脉和主动脉扫描。肺动脉扫描范围自胸廓入口至双肺底，采用能谱模式螺旋扫描，监测肺动脉干触发扫描，触发阈值为 80HU，达到阈值之后开始扫描。管电压为 80kVp 和 140kVp，管电流 320mA，转速 0.5s/周，螺距 1.531∶1，探测器宽度 8cm。肺动脉扫描完成后转换扫描模式 11.4s 进行心脏轴扫，采用 16cm 探测器单个心动周期轴扫，采集期相 40%～80%；扫描范围为气管分叉水平至膈肌下 2cm；管电压为 100kVp，自动管电流范围是 400～650mA，噪声指数 11HU，转速 0.28s/周。冠脉扫描完成后转换模式 3.5s 后行主动脉大范围螺旋扫描，扫描范围自胸廓入口至耻骨联合水平。管电压为 100kVp，自动管电流范围是 10～650mA，噪声指数 10HU，转速 0.28s/周，螺距 0.992∶1，探测器宽度 8cm。肺动脉、冠脉和主动脉图像数据均采用 ASIR-V 60% 进行迭代重建，肺动脉能谱数据重建 65keV 单能量图像。重建层厚和层间距均为 0.625mm，窗宽 800HU，窗位为 240HU。辐射剂量：总 DLP 为 817.38mGy·cm；三次扫描 DLP 分别为 257.31mGy·cm、213.75mGy·cm 及 343.52mGy·cm。

对比剂方案：非离子碘对比剂，碘海醇 350mgI/ml；对比剂用量为 60ml，流速 5.0ml/s；盐水 40ml，流速

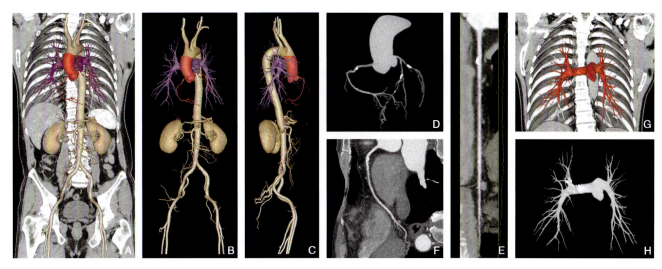

图 8-8 冠脉斑块病例

A~C.冠状面重建+VR 融合像、正位 VR 融合像、左侧位 VR 融合像显示肺动脉、冠脉及主动脉诸血管清晰;D.冠脉 MIP 像显示左右冠起源未见明显异常,主干及分支见多发钙化斑块影;E、F.冠脉拉直像及曲面像显示右冠全程见多发钙化斑块及混合斑块影,管腔轻中度狭窄;G.冠脉面重建+肺动脉 VR 像显示肺动脉起源未见明显异常,主干及分支显影良好;H.肺动脉 MIP 像示肺动脉管腔内无异常密度

5.0ml/s。注射时间与扫描同时开始。

【诊断】

右冠脉管壁钙斑及混合斑。

【病例小结】

此扫描方案肺动脉采用了能谱扫描方式。肺动脉能谱扫描可以采用单能量图像实现对肺动脉远端分支的清晰显示,对肺动脉远端管腔内微小栓子的诊断价值较高;可降低对比剂剂量实现肺动脉远端分支的清晰成像。该患者剑突下不适,不能除外冠心病所致,故采用三联方案扫描,冠脉多发斑块形成,管腔显影清晰,可为临床诊断及相关治疗提供依据。宽体探测器 CT 能谱模式探测器宽度增至 80cm,扫描速度更快,且剂量无增加。

病例二

【病例摘要】

男,80 岁,体重 59kg,心率 54 次/min。胸痛、呼吸困难 2 天,无高血压、高血脂等病史(图 8-9)。

【扫描方案】

扫描参数:同病例一(图 8-8)。辐射剂量:总 DLP 为 829.16mGy·cm;三次扫描 DLP 分别为 250.10mGy·cm、222.53mGy·cm 及 353.56mGy·cm。

对比剂方案:非离子碘对比剂,碘海醇 350mgI/ml;对比剂用量为 60ml,流速 5.0ml/s;盐水 40ml,流速 5.0ml/s。注射时间与扫描同时开始。

【诊断】

肺动脉栓塞。

【病例小结】

肺动脉能谱扫描不仅能实现肺动脉远端分支管腔的显示,检出肺动脉远端管腔内微小栓子,能谱物质分离技术可以对栓塞区域肺组织的灌注情况进行评估,为临床提供更多信息。对于高度怀疑肺动脉栓塞的胸痛患者,可根据其临床情况选择针对性的扫描方案。同时,在不增加对比剂条件下,完成冠脉单个心动周期成像和主动脉螺旋成像评估冠脉斑块及排查主动脉夹层,对做出准确的临床诊断意义重大。

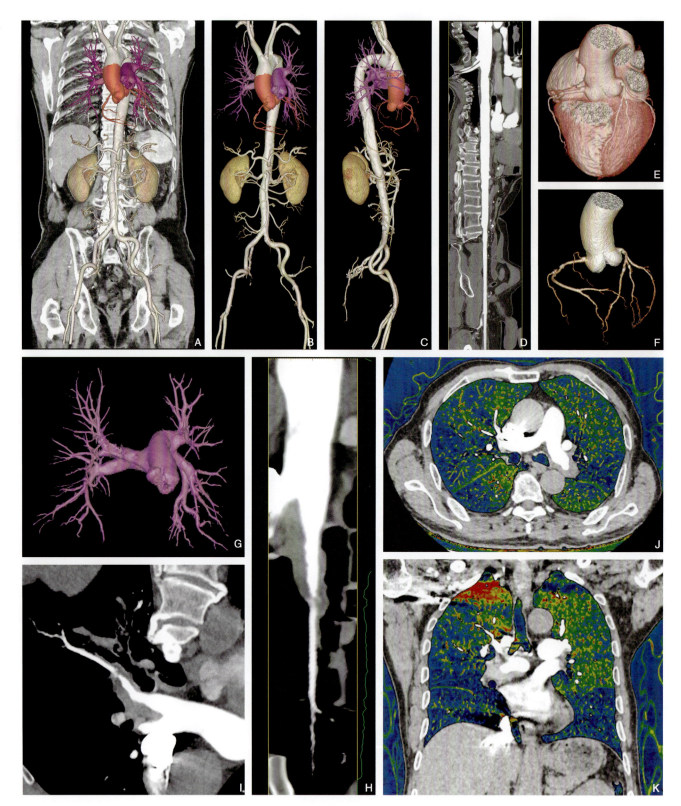

图 8-9 肺栓塞病例

A~C. 冠状面重建+VR 融合像、正位 VR 融合像、左侧位 VR 融合像显示肺动脉、冠脉及主动脉诸血管清晰,局部血管壁欠光整; D. 主动脉拉直像显示主动脉全程见多发钙斑及混合斑块形成;E、F. 心脏 VR 像及 Tree-VR 像显示冠脉起源及走行正常,前降支、第一对角支及右冠管壁多发斑块形成;G. 肺动脉 VR 像显示左、右肺动脉主干及分支近段管壁变窄;H、I. 肺动脉拉直像及曲面像显示右中肺动脉近段多发低密度充盈缺损;J、K. 轴位能谱灌注图及冠状位能谱灌注图显示左、右肺动脉主干低密度充盈缺损,双肺组织灌注不均,部分灌注减低

病例三

【病例摘要】

男,64岁,体重75kg,心率76次/min。间断胸痛、咳嗽半个月余,无高血压、高血脂等病史(图8-10)。

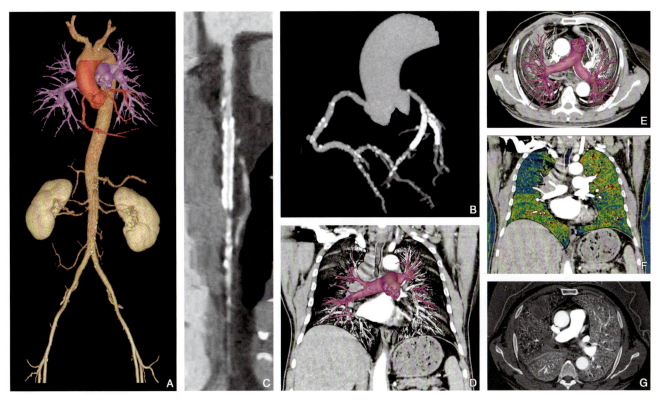

图8-10 冠脉支架合并肺占位病例

A、B. 正位VR融合像、左侧位VR融合像显示肺动脉、冠脉及主动脉诸血管清晰;C. 冠脉MIP像显示左冠支架术后,左右冠及其分支多发高密度钙斑影;D. 冠脉拉直像显示左前降支支架内管腔显示良好,支架近段及远段见多发钙斑形成;E、F. 冠状面重建+肺动脉VR融合像及轴位+肺动脉VR融合像显示肺动脉起源走行未见明显异常,右上肺动脉走行于右肺门软组织肿块内,局部受压变窄;G. 冠状位能谱灌注图显示右肺动脉受压变窄,右肺上叶灌注不均匀

【扫描方案】

扫描参数:同病例一(图8-8)。辐射剂量:总DLP为825.44mGy·cm;三次扫描DLP分别为250.90mGy·cm、172.92mGy·cm及399.77mGy·cm。

对比剂方案:非离子碘对比剂,碘海醇350mgI/ml;对比剂用量为60ml,流速5.0ml/s;盐水40ml,流速5.0ml/s。注射时间与扫描同时开始。

【诊断】

前降支支架术后;冠脉多发硬化斑块;右肺门占位伴右肺动脉受压。

【病例小结】

胸痛患者病因除了胸痛扫描评估的血管病因外,还有其他呼吸系统及胸壁疾病,其诊断均需要依赖于影像学检查的辅助。此患者胸痛三联检查偶然发现肺占位,肺动脉成像可评估肿块对肺动脉包绕及侵犯情况;肺动脉能谱成像还能提供肿块物质分离信息,为肿块的定性诊断提供参考。冠脉单个心动周期轴扫成像可清晰显示冠脉各支管腔清楚,评估支架内有无内膜增生及斑块形成、管腔通畅情况等。主动脉全程成像不仅能评估主动脉及其分支血管情况,还能对胸腹部脏器疾病做出大致评估,为临床提供更多信息。

二、头颈部 CTA 检查评估急性脑卒中侧支循环

（一）病例一

【病例摘要】

女,51 岁,体重 54kg。头晕 1 个月余,发现血脂高 5 年余,无高血压病史(图 8-11)。

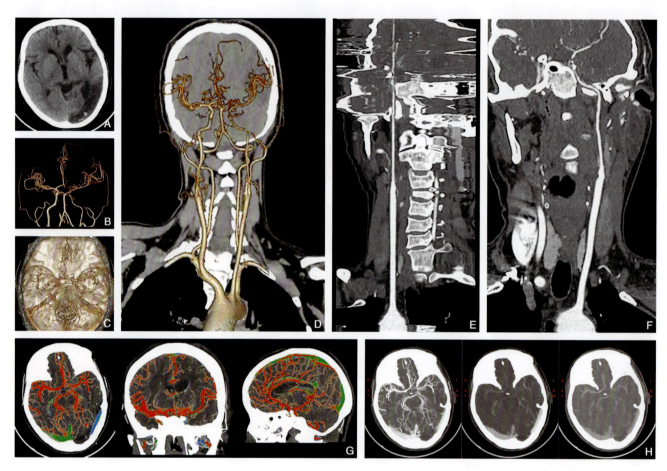

图 8-11　左侧大脑中动脉起始处闭塞伴良好侧支循环代偿病例

A.头颅平扫示左侧枕叶陈旧性梗死灶,左侧颞岛叶无异常;B~D.颅内动脉 VR 像、颅底 VR 像及冠状位+头颈 VR 融合像示左侧大脑中动脉起始处管腔闭塞,分支稀疏;E、F.左侧颈内动脉-大脑中动脉拉直像及曲面像示左侧大脑中动脉起始处闭塞,中远段纤细;G.侧支评估图示左侧大脑中动脉走行区侧支建立良好(红色);H.相应层面三期 MIP 像示侧支在动脉期已建立

【扫描方案】

扫描参数:先行头颅平扫,然后行头颈部 CTA 双期扫描;完成后两次延迟 8s 行颅脑扫描。头颅平扫扫描范围自颅底至颅顶,采用单次轴扫模式,管电压为 120kVp,自动管电流范围是 100~600mA,噪声指数 2HU,探测器宽度 16cm。头颈部扫描范围自主动脉弓下缘至颅顶,采用螺旋扫描方式,先行减影平扫图像,注射对比剂后监测主动脉触发扫描,触发阈值为 80HU,达到阈值之后开始扫描。头颈部 CTA 扫描完成后延迟 8s 进行两次头颅扫描,管电压为 100kVp,自动管电流范围是 10~500mA,噪声指数 6HU,头颅扫描模式采用宽体单次轴扫,探测器宽度 16cm。图像数据均采用 ASIR-V60% 进行迭代重建,重建层厚和层间距均为 0.625mm。头颅平扫显示窗宽为 100HU,窗位为 35HU;头颈部血管显示窗宽为 800HU,窗位为 240HU。辐射剂量:总 DLP 为 1524.3mGy·cm;三期增强扫描 DLP 分别为 232.25mGy·cm、100.57mGy·cm 及 100.58mGy·cm。

对比剂方案:非离子碘对比剂,碘海醇 350mgI/ml;对比剂用量为 65ml,流速 5.0ml/s;盐水 70ml,流速

5.0ml/s。注射时间与扫描同时开始。

【诊断】

左侧大脑中动脉起始处闭塞伴良好侧支循环形成;左侧枕叶陈旧性梗死灶。

【病例小结】

多时相头颈部 CTA 血管造影在一次对比剂注射后生成了三个时相时间分辨率的脑血管造影图像。第一个时相即为常规的头颈部主动脉弓至颅顶的 CTA 血管造影图像。余下两个时相分别为正常脑实质静脉平衡期/峰值以及静脉晚期。可实现在未使用额外的对比剂条件下,评估闭塞血管周围二三级侧支循环建立情况。该患者左侧大脑中动脉闭塞,侧支评估图像显示大脑中动脉走行区红色代偿血管良好,说明侧支在动脉期已建立,患者大脑中动脉供血区域脑组织并未出现梗死征象;可以为临床评估患者情况及选择合适的治疗方案提供客观依据。

(二)病例二

【病例摘要】

女,54岁,体重51kg。间断右侧肢体麻木1年,每次持续约数分钟好转,无肢体无力等;无高血压、高血脂等病史(图8-12)。

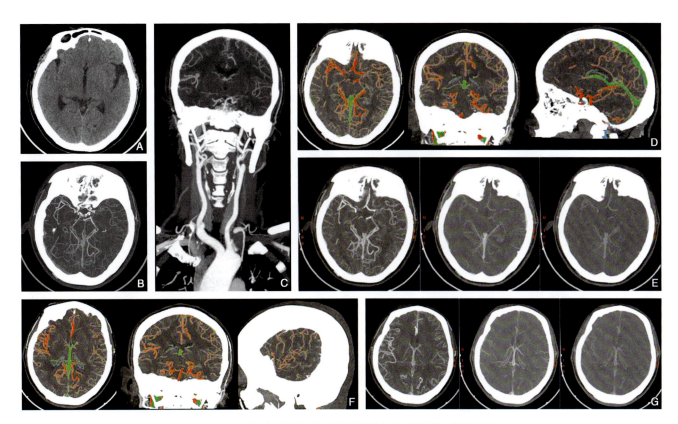

图 8-12　左侧大脑中动脉主干闭塞伴良好侧支循环代偿病例

A.头颅平扫示脑实质无异常;B.颅底 MIP 像示左侧大脑中动脉主干闭塞伴走行区细小血管形成;C.头颈 MIP 像显示左侧大脑半球侧支血管显影;D、F.侧支评估图显示左侧大脑中动脉走行区侧支建立良好(红色);E、G.相应层面三期 MIP 像示侧支在动脉期已建立

【扫描方案】

扫描参数:同病例一(图8-11)。辐射剂量:总 DLP 为 1315.9mGy·cm;三期增强扫描 DLP 分别为 213.59mGy·cm、89.17mGy·cm 及 89.31mGy·cm。

对比剂方案:非离子碘对比剂,碘海醇 350mgI/ml;对比剂用量为 60ml,流速 5.0ml/s;盐水 70ml,流速

5.0ml/s。注射时间与扫描同时开始。

【诊断】

左侧大脑中动脉主干闭塞伴良好侧支循环形成;脑 CT 平扫无异常。

【病例小结】

头颈部 CTA 显示该患者大脑中动脉主干闭塞,临床症状仅表现为短暂性脑缺血发作,颅脑 CT 平扫无异常。这种情况下临床单纯指导一侧大脑中动脉闭塞的信息是不够的,需要评估动脉闭塞周边侧支循环形成情况;多时相头颈 CTA 血管造影侧支评估图显示左侧大脑中动脉走行区侧支形成良好,医生可结合患者临床及相关实验室检查评估有无治疗指征及选择合适治疗方式。

(三) 病例三

【病例摘要】

男,70 岁,体重 70kg。间断右下肢无力伴记忆力下降、言语不畅 1 月余,加重 2 天。高血压 20 余年,无高血脂等病史(图 8-13)。

【扫描方案】

扫描参数:同病例一(图 8-11)。辐射剂量:总 DLP 为 1437.8mGy·cm;三期增强扫描 DLP 分别为 243.87mGy·cm、96.87mGy·cm 及 97.18mGy·cm。

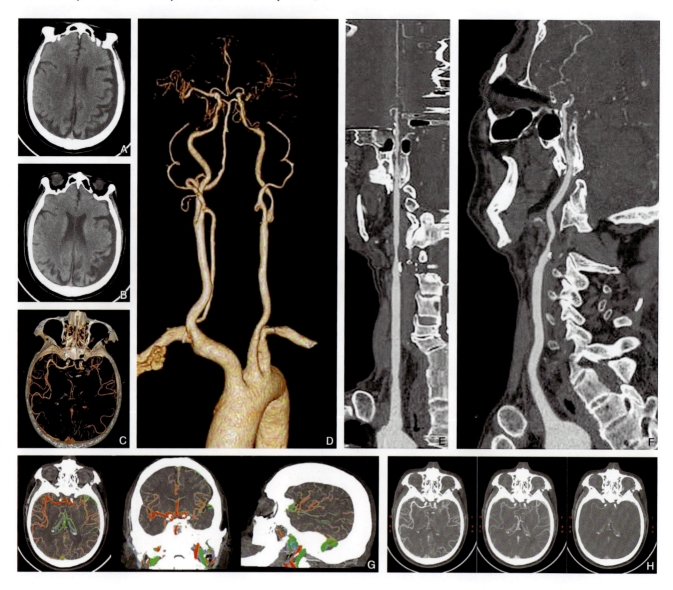

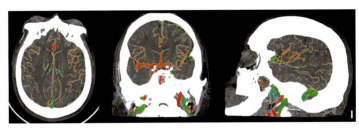
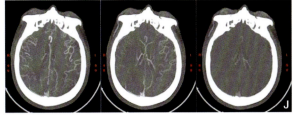

图 8-13　左侧大脑中动脉主干闭塞伴延迟侧支形成病例

A、B. 头颅平扫示脑萎缩,无明确梗死灶;C、D. 颅底 VR 像及头颈 VR 像示左侧大脑中动脉主干管腔闭塞,分支稀疏;E、F. 左侧颈内动脉-大脑中动脉拉直像及曲面像示左侧大脑中动脉主干起始处闭塞,分支纤细;G、I. 侧支评估图示左侧大脑中动脉走行区侧支建立尚可(红色和绿色);H、J. 相应层面三期 MIP 像示侧支部分在动脉期建立、部分在静脉期建立

对比剂方案:非离子碘对比剂,碘海醇 350mgI/ml;对比剂用量为 80ml,流速 5.0ml/s;盐水 70ml,流速 5.0ml/s。注射时间与扫描同时开始。

【诊断】

左侧大脑中动脉主干闭塞伴侧支延迟形成;老年性脑萎缩。

【病例小结】

该患者为老年性脑萎缩患者,其临床表现可能为脑动脉硬化所致也可能是脑动脉栓塞所致;头颈 CTA 重建图像直观显示左侧大脑中动脉闭塞。多时相血管造影侧支评估图显示侧支循环建立一般,部分在动脉期建立(红色),部分在静脉期建立(绿色);充分了解患者动脉闭塞之后周边侧支循环建立程度及时相后,可根据脑卒中干预指南进行相关治疗。

(四) 病例四

【病例摘要】

女,63 岁,体重 66kg。突发右侧肢体无力伴言语不清 1 天,无高血压、高血脂等病史(图 8-14)。

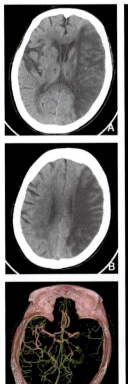
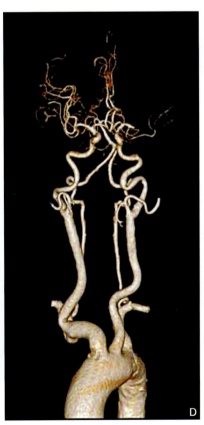
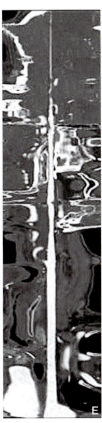
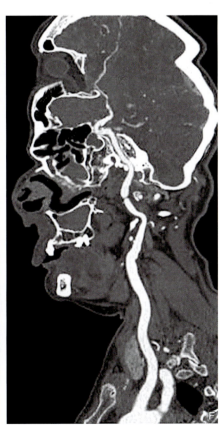

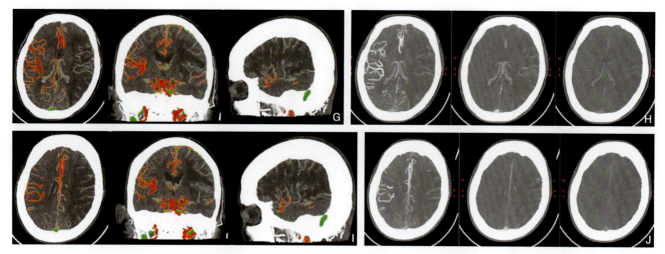

图 8-14 左侧大脑中动脉主干闭塞无侧支形成病例

A、B. 头颅平扫示左侧大脑半球大面积脑梗死；C、D. 颅底 VR 像及头颈 VR 像示左侧大脑中动脉主干管腔闭塞，分支稀疏；E、F. 左侧颈内动脉-大脑中动脉拉直像及曲面像示左侧大脑中动脉起始处闭塞，中远段纤细；G、I. 侧支评估图示左侧大脑中动脉走行区侧支建立不好（少许绿色和蓝色）；H、J. 相应层面三期 MIP 像示无明显侧支形成，在静脉期及静脉晚期散在血管显影

【扫描方案】

扫描参数：同病例一（图 8-11）。辐射剂量：总 DLP 为 1532.1mGy·cm；三期增强扫描 DLP 分别为 246.75、99.61 及 99.63mGy·cm。

对比剂方案：非离子碘对比剂，碘海醇 350mgI/ml；对比剂用量为 70ml，流速 5.0ml/s；盐水 70ml，流速 5.0ml/s。注射时间与扫描同时开始。

【诊断】

左侧大脑中动脉主干闭塞；左侧大脑半球大面积脑梗死。

【病例小结】

该患者为急性大面积脑梗死患者，颅脑 CT 平扫已显示梗死灶，为左侧大脑中动脉闭塞所致。头颈部 CTA 可清晰显示颅内闭塞血管；多时相 CT 血管造影侧支循环评估图显示动脉期左侧大脑半球几乎无血管显影，静脉期及静脉晚期仅可见少许血管显影，说明该患者侧支循环建立差，可及时反馈给临床以选择合适干预方法及预测患者预后。

三、儿科检查

（一）儿童低剂量成像

病例一

【病例摘要】

男性，3 岁，体重 11.8kg，咳嗽 1 周余，无咳痰，咯血，发热等症状（图 8-15）。

【扫描方案】

患儿未使用镇静药物，在自然条件下采用宽体 CT 行胸部平扫。扫描范围为 12cm，管电压 70kVp，自动管电流（smart mA，30~300mA）技术，噪声指数 15HU，转速 0.35s，探测器宽度 16cm，螺距 0.992∶1，矩阵 512×512，扫描层厚 5mm，层间距 5mm。图像采用 50%ASIR-V 重建，重建层厚和层间距均为 0.625mm。利用薄层图像重建冠状位图像，重建层厚 3mm，层间距 3mm。辐射剂量：DLP 为 13.97mGy·cm。

【诊断】

胸部 CT 平扫无异常。

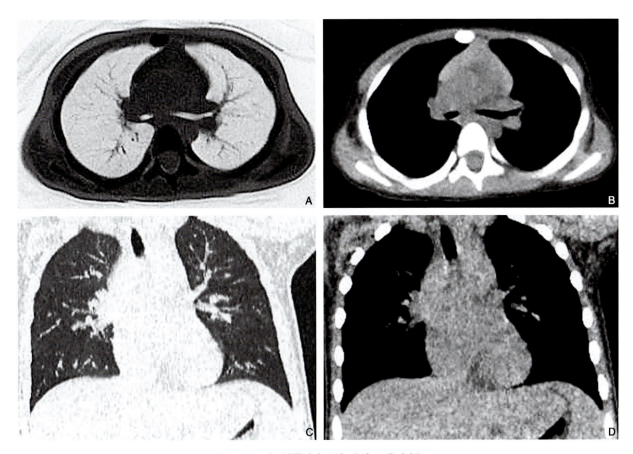

图 8-15　低剂量胸部平扫儿童正常病例

A、B. 肺窗和纵隔窗清晰显示肺内纹理走行,纵隔周围未见明显心跳运动伪影;C、D. 冠状面重建图像肺纹理走行自然清晰,膈顶未见明确呼吸运动伪影

【病例小结】

婴幼儿检查配合性差、对电离辐射敏感,图像运动伪影和反复扫描的辐射剂量负担一直是困扰婴幼儿患者 CT 检查的问题,患儿通常需要自然入睡或使用镇静剂后才能进行 CT 扫描。宽体探测器 CT 更快的球管旋转时间(0.28s)和 16cm 宽体探测器使得婴幼儿非镇静状态下 CT 扫描成为了可能。非镇静条件不但减少了镇静剂可能给患儿带来的各种副作用,也明显降低了患者扫描前的准备时间和检查时间,更快捷顺利地完成检查。

病例二

【病例摘要】

男性,8 个月,体重 8.6kg,咳嗽 3 天,发热 1 天,哭闹不乐,无腹泻(图 8-16)。

【扫描方案】

扫描方案同病例一(图 8-15)。在 AW4.6 工作站重建 surface VR 图像和气道 MinIP 图像。辐射剂量:DLP 为 9.34mGy·cm。

【诊断】

右肺上叶炎症。

【病例小结】

婴幼儿肺炎发病率较高,且转归较快,通常需要 CT 检查做出准确诊断并进行疗效评估。非镇静下宽体探测器扫描的图像质量良好,可以满足诊断要求;且 16cm 宽体探测器轴扫的辐射剂量较以往常规 4cm 探测器螺旋扫描降低,为患儿提供可靠的诊断结果的同时又减少了患儿的辐射风险,对需要多次复查的患儿意义重大。

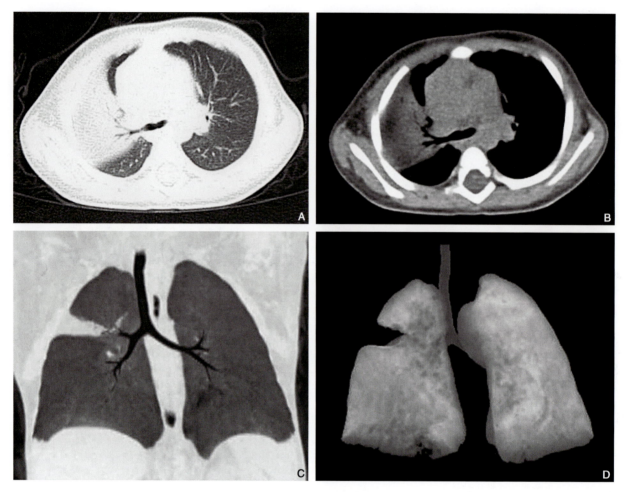

图 8-16 低剂量胸部平扫儿童肺炎病例

A、B. 肺窗和纵隔窗清晰显示右肺上片状高密度影,内可见空气支气管征;C. VR 图像显示局部肺组织充气缺损;D. 最小密度投影(minimum intensity projection,MinIP)图像显示气管及支气管管腔通畅,未见明确异物及堵塞征象

病例三

【病例摘要】

女,10 岁,体重 24.6kg,反复咳嗽发热半月(图 8-17)。

【扫描方案】

扫描参数:行胸主动脉 CTA 扫描。扫描范围自肺尖至膈下。监测主动脉弓触发扫描,触发阈值为 100HU,达到阈值之后 6s 开始扫描。探测器宽度选择 8cm,管电压 80kVp,自动管电流(smart mA,20~300mA)技术,噪声指数 25HU,转速 0.35s/周,扫描层厚和层间距均为 5mm。图像采用 60%ASIR-V 重建,重建层厚和层间距均为 0.625mm。在 AW4.6 工作站进行后处理重建 VR 图像。辐射剂量:DLP 为 35.14mGy·cm。

对比剂方案:非离子碘对比剂,碘海醇或碘佛醇 350mgI/ml;对比剂用量为 25ml,流速 2.5ml/s;盐水 20ml,流速 2.0ml/s。注射时间与扫描同时开始。

【诊断】

右肺下叶肺隔离症。

【病例小结】

肺隔离症是指一种少见的先天性肺发育畸形,由异常体循环动脉供血的部分肺组织形成囊性肿块,可与支气管相通造成反复发作的局限性感染,易误诊为单纯性儿童肺炎而延误治疗。CTA 重建显示其起源于主动脉系统的供血动脉对肺隔离症的诊断意义重大,但儿童屏气配合欠佳引起的呼吸运动伪影会造成细小血管显示

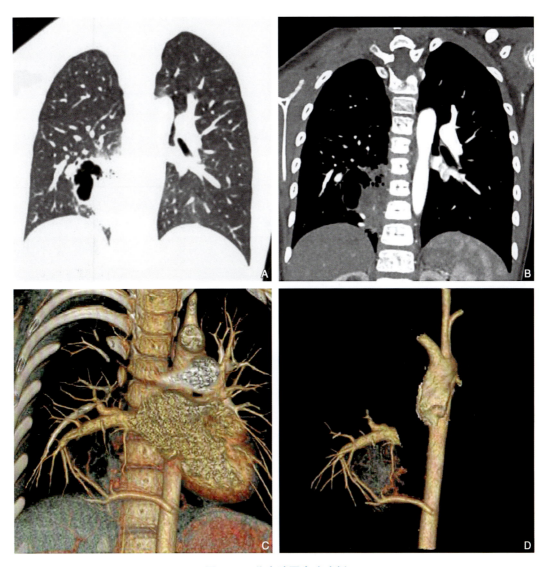

图 8-17 儿童肺隔离症病例

A. 肺窗显示右肺下叶片状高密度影,内可见不规则含气囊腔;B. 冠状位纵隔窗图像显示右肺下叶软组织影,内可见滋养动脉;C、D. VR 图像显示右肺下叶病变供血动脉起源于胸主动脉,静脉引流至右肺下叶静脉

不清。宽体探测器快速螺旋扫描可减少伪影,提高空间分辨率;低管电压既能降低辐射剂量又能使血管清晰显影,客观的后处理重建图像不仅能作出准确的诊断还可为临床患儿手术治疗提供必要的解剖信息。

病例四

【病例摘要】

男性,3个月,体重 5.2kg,产前超声发现左肾积水,无血尿、蛋白尿,无发热、腹泻(图 8-18)。

【扫描方案】

扫描参数:行泌尿系延迟扫描。扫描范围为双肾上极至耻骨联合以下。注射对比剂 30min 后行泌尿系延迟扫描。管电压 70kVp,自动管电流(smart mA,10~200mA),噪声指数 20HU,转速 0.35s/周,探测器宽度 8cm,螺距 0.992∶1,矩阵 512×512,扫描层厚 3mm,层间距 3mm。图像采用 50%ASIR-V 重建,重建层厚和层间距均为 0.625mm。在 AW4.6 工作站利用动脉期薄层图像重建延迟泌尿系 VR 图像和 MIP 图像。辐射剂量:DLP 为 31.25mGy·cm。

对比剂方案:非离子碘对比剂,碘海醇 350mgI/ml;对比剂用量为 6ml,流速 0.5ml/s;盐水 6ml,流速 0.5ml/s。

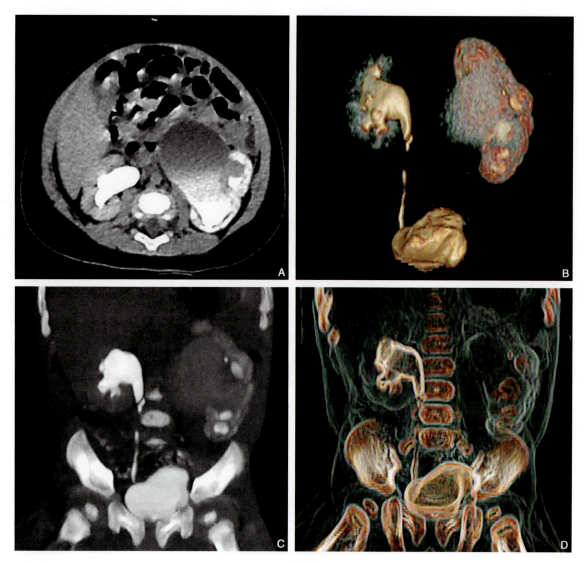

图 8-18 儿童输尿管狭窄病例

A. 腹部延迟期扫描轴位图像显示左侧肾盂肾盏扩张积水;B. CT 泌尿系造影(CT urography,CTU)VR 重建图像显示左肾积水,左侧输尿管未见显影;C. MIP 图像显示左侧肾盂肾盏内对比剂排泄较右侧浅淡;D. VR 像显示左侧扩张肾盏形态

【诊断】

左肾积水,左侧肾盂输尿管连接处狭窄所致考虑。

【病例小结】

婴幼儿泌尿系先天畸形常见,部分患儿产检时超声已发现。出生后需要评估肾积水的程度及原因,为是否需要手术及手术方案提供客观依据。泌尿系 CTU 已成为评估泌尿系畸形的临床常见检查手段,可清晰显示泌尿系走行、有无重复肾变异畸形、肾盂肾盏扩张积水程度、输尿管狭窄或扩张部位及程度,较超声评估更加准确直观,但 CT 的辐射是其主要弊端,特别是在对射线敏感的婴幼儿。宽体探测器 CT 70kVp 低管电压可以明显降低扫描辐射剂量,低管电压对 CT 值的提升还可以减少对比剂使用剂量,联合 ASIR-V 迭代技术可弥补图像噪声的增加,以低的扫描剂量提供满足诊断的良好图像质量;此外其更快的球管旋转时间和宽体探测器可实现极速扫描,减少运动伪影,在婴幼儿中优势突出。

病例五

【病例摘要】

女性,3 岁,体重 15.3kg,发现腹部肿块 1 周(图 8-19)。

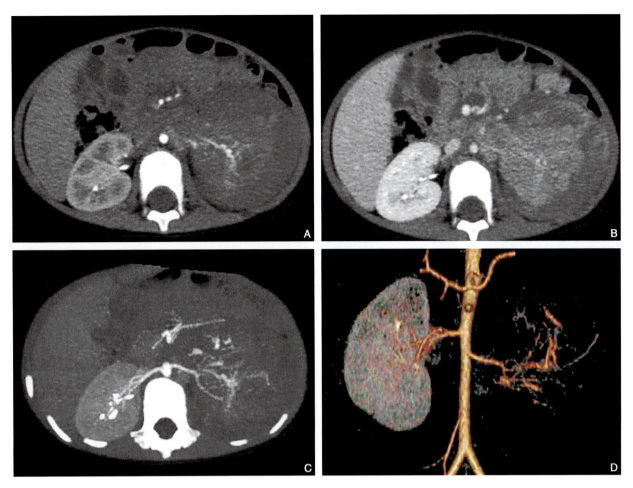

图 8-19 儿童左侧肾母细胞瘤病例

A、B. 动静脉期轴位增强图像显示左肾巨大混杂密度占位,中度不均匀强化;C. MIP 图像显示肿块内迂曲增粗滋养动脉;D. VR 像显示肿块内滋养动脉走行,左侧肾脏未显影

【扫描方案】

扫描参数:行全腹部平扫加双期增强扫描。扫描范围为膈肌上缘水平至耻骨联合以下。动脉期采用监测触发扫描,触发阈值为 200,动脉期后延迟 25s 行静脉期扫描。扫描管电压 80kVp,自动管电流(smart mA,10~300mA)技术,噪声指数 15HU,转速 0.35s/周,探测器宽度 8cm,螺距 0.992∶1;扫描层厚 3mm,层间距 3mm。图像采用 50%ASIR-V 重建,重建层厚和层间距均为 0.625mm。在 AW4.6 工作站利用动脉期薄层图像重建肾动脉 VR 图像和 MIP 图像。辐射剂量:DLP 为 93.59mGy·cm。

对比剂方案:非离子碘对比剂,碘海醇或碘佛醇 350mgI/ml;对比剂用量为 12ml,流速 1.2ml/s;盐水 10ml,流速 1.0ml/s。注射时间与扫描同时开始。

【诊断】

左肾占位,考虑肾母细胞瘤。

【病例小结】

宽体探测器 CT 螺旋扫描模式对于小儿腹部扫描的快速成像具有明显优势,特别是对于无法配合的婴幼儿,极速扫描模式可以避免图像运动伪影。腹部占位患者动脉期重建图像不仅可提供肾动脉起源开口位置、有无变异等信息,还能清晰的显示肿块供血动脉,为病变的诊断及手术方案的制订提供客观、准确的影像学依据。80kVp 低管电压模式可降低扫描辐射剂量,联合 ASIR-V 迭代重建技术弥补图像质量。部分腹部占位患儿需要多次增强 CT 扫描进行治疗前后的评估,宽体探测器 CT 可在保证良好图像质量的前提下减少患儿

(二) 儿童心脏成像

病例一

【病例摘要】

女,4岁,体重14.5kg,气促、多汗,运动后呼吸困难1个月(图8-20)。

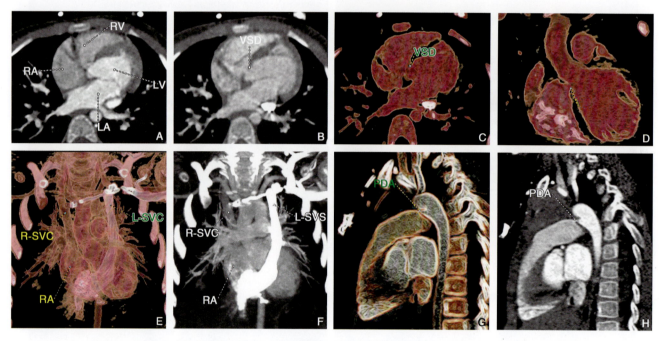

图8-20 先天性心脏病(室间隔缺损、永存左上腔静脉、动脉导管未闭)病例

A、B. 四腔心轴位图像显示左心房(left atrium LA),右心房(right atrium,RA),左心室(left ventricle,LV)和右心室(right ventricle,RV)结构及室间隔缺损(ventricular septal defect,VSD);C、D. 轴位VR图像和冠状位VR图像对室间隔缺损的显示;E、F. VR和MIP图像显示左侧永存左上腔静脉(left superior vena cava,L-SVC)汇入右心房;G、H. VR和MIP图像显示主动脉与肺动脉间未闭合的动脉导管(patent ductus arteriosus,PDA)

【扫描方案】

扫描参数:行先天性心脏病扫描。扫描范围自胸骨上切迹至心底。监测四腔心触发扫描,触发阈值为200HU,达到阈值之后手动触发扫描无延迟。探测器宽度根据心脏大小选择12cm,管电压80kVp,自动管电流(smart mA,20~200mA)技术,噪声指数25HU,转速0.28s/周,采用单个心动周期扫描,扫描层厚和层间距均为0.625mm。图像采用60%ASIR-V重建。在AW4.6工作站进行后处理重建VR图像和MIP图像。辐射剂量:DLP为14.24mGy·cm。

对比剂方案:非离子碘对比剂,碘海醇或碘佛醇350mgI/ml;对比剂用量为11ml,流速1.1ml/s;盐水10ml,流速1.0ml/s。注射时间与扫描同时开始。

【诊断】

先天性心脏病:室间隔缺损,动脉导管未闭,永存左上腔静脉。

【病例小结】

婴幼儿先天性心脏病种类繁多复杂,CTA可为其提供客观诊断证据,在临床中应用越发广泛。X射线的电离辐射和婴幼儿心率呼吸影响的问题在宽体探测器CT均得到了有效解决,低管电压、宽体探测器和极速扫描模式可以低的辐射剂量、对比剂用量获得清晰的图像。客观的三维后处理图像不仅能显示各心腔的解剖结构信息,还能显示冠脉、主动脉弓大血管、腔静脉及肺动静脉的位置解剖,对复杂先天性心脏病的诊断意义重大。

病例二

【病例摘要】

男,3岁,体重 12.3kg,体检听诊发现心前区杂音 1 周(图 8-21)。

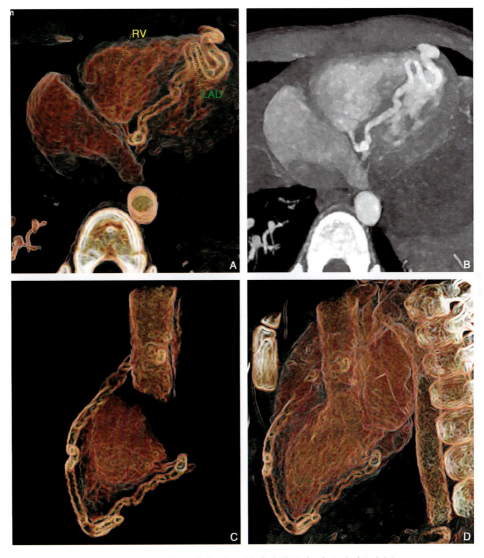

图 8-21　先天性心脏病(左冠状动脉前降支-右心室瘘)病例

A、B. 轴位 MIP 和 VR 图像显示左冠状动脉前降支(left anterior descending branch,LAD)增粗迂曲,远端与右心室经小瘘口相通。C. 三维重建 VR 图像显示前降支整个走行及与右心室形态;D. 三维重建 VR 图像显示心脏整体形态、解剖及前降支与右心室相通位置

【扫描方案】

扫描参数:同病例一(图 8-20)。辐射剂量:DLP 为 12.79mGy·cm。

对比剂方案:非离子碘对比剂,碘海醇 350mgI/ml;对比剂用量为 10ml,流速 1.0ml/s;盐水 10ml,流速 1.0ml/s。注射时间与扫描同时开始。

【诊断】

前降支-右心室瘘。

【病例小结】

婴幼儿心率快、无法屏气、检查配合性差是婴幼儿先天性心脏病患者行 CTA 检查中的主要问题,扫描失败、重复扫描对患儿引起的电离辐射危害也备受重视。故婴幼儿心脏 CT 扫描对设备配置要求比较高。16cm 宽体探测器和 0.28s 极速球管旋转时间可实现同一心动周期同一时相采集数据,无运动伪影及错层;扫描时间短,曝光采集时间窗更精准,患儿数十秒静止即可完成检查,并可减少对比剂注射总量;其 70kVp/80kVp 低管电压结合智能管电流既降低了辐射剂量,又为降低碘对比剂用量提供了技术支持,在婴幼儿先天性心脏病检查诊断中展现了突出价值。

病例三

【病例摘要】

男,4 岁,体重 15.6kg,视物模糊 2 天(图 8-22)。

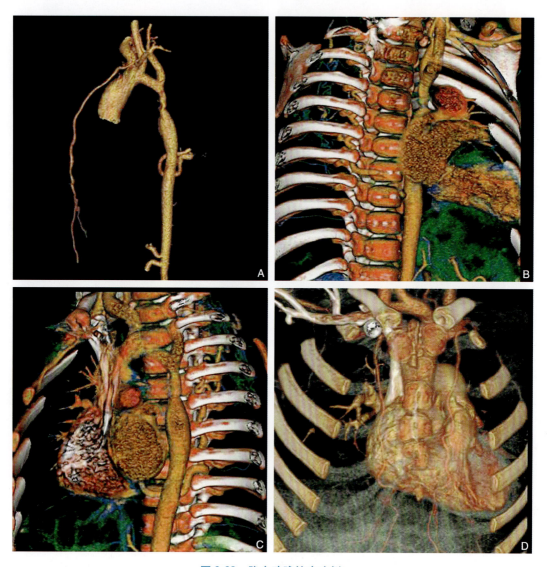

图 8-22 降主动脉缩窄病例

A. 主动脉 VR 重建图像显示降主动脉缩窄的位置、程度;B、C. 加厚重建 VR 图像显示代偿增粗的左右肋间动脉;D. 冠状位 VR 图像显示代偿增粗的胸廓内动脉

【扫描方案】

扫描参数:行胸主动脉 CTA 扫描。扫描范围自胸廓入口至膈下。监测主动脉弓触发扫描,触发阈值为 100HU,达到阈值之后 6s 开始扫描。探测器宽度选择 8cm,螺距 0.992∶1;管电压 80kVp,自动管电流(smart mA,20~200mA)技术,噪声指数 25HU,转速 0.35s,扫描层厚和层间距均为 5mm。图像采用 50%ASIR-V 重建,重建层厚和层间距均为 0.625mm。在 AW4.6 工作站进行后处理重建 VR 图像。辐射剂量:DLP 为 13.76mGy·cm。

对比剂方案：非离子碘对比剂，碘海醇或碘佛醇 350mgI/ml；对比剂用量为 13ml，流速 1.3ml/s，盐水 10ml，流速 1.0ml/s。注射时间与扫描同时开始。

【诊断】

降主动脉缩窄。

【病例小结】

主动脉缩窄是先天性心脏病的一类，根据缩窄部位与动脉导管的位置关系分为导管前型和导管后型，临床以导管后型多见，因导管前型常合并其他心血管畸形在婴幼儿期多因心力衰竭死亡。CTA 的主动脉缩窄的诊断不仅能显示缩窄的部位和程度，还能显示因缩窄前后血压差异常形成的侧支循环开放情况，提供更全面、准确的诊断，并为临床治疗提供必要的信息，在婴幼儿先天性心脏病诊断及辅助治疗发挥了重大价值。

第三节 分析总结

一、宽体探测器 CT 在胸痛三联检查中的应用价值

CT 具有扫描速度快、图像客观清晰的特点，在急诊患者早期诊断及指导临床决断中发挥着重要的作用。随着多层螺旋 CT、高端 CT 的不断更新应用，CT 在急性心血管疾病的诊断中价值越发突出。急性冠状动脉综合征、急性肺动脉肺栓塞和急性主动脉夹层是除脑卒中之外非外伤性急症的主要原因，致死率很高；由于三者均有急性胸痛、心电图异常和外周血酶学改变，但治疗方法不同，早期准确作出鉴别诊断具有十分重要的临床意义。CTA 三维重建图像可直观清晰的对这三种疾病做出准确诊断和相关鉴别。既往多层螺旋 CT 时代已广泛开展胸痛三联检查，但由于扫描设备硬件限制胸痛三联固有的大范围扫描以及多次扫描和多次给药增加患者检查时间，使患者接受更多的放射剂量和对比剂用量，限制了其在临床的应用。宽体探测器 CT 技术心脏可实现 one beat 轴扫，前瞻性心电门控不存在螺距的问题，可以解决以往检查的高辐射问题，更适合于胸痛三联的筛查评估。宽体探测器 CT 旋转一圈只需要 0.28s，快速的成像过程降低了呼吸运动对心脏的影响，使得在屏气不好的情况下，也可以得到高质量的心脏图像，适用于怀疑有肺栓塞或患心脏病同时患有其他呼吸系统疾病的患者。在心率很高的条件下，宽体探测器 CT 扫描结合智能冠脉追踪冻结平台，通过全新的冠脉运动追踪系统，减少运动中的相对速度造成的运动伪影，从而有利于冻结冠脉，完美呈现冠脉血管。宽体探测器 CT 超高时间分辨率可实现轴扫、螺扫极速转换，可实现冠脉轴扫、肺动脉和主动脉大范围螺旋扫描，对于急诊胸痛患者的三联检查具有明显的临床应用优势。

根据肺动脉、冠脉和主动脉是否同期相扫描，宽体探测器 CT 胸痛三联扫描方案包括四种，每种方案均有其优势和适用条件，也有相应的弊端。扫描方案一充分发挥了宽体探测器 CT 超宽覆盖范围和极速扫描模式的优势，将肺动脉、冠状动脉和主动脉实现一次打药三种血管分别扫描成像。注射对比剂后首先进行肺动脉监测触发螺旋扫描，然后快速转换扫描模式 7s 后利用宽体探测器进行冠脉单个心动周期轴扫，经过 3.5s 转换后再进行主动脉全程大范围螺旋扫描。此种扫描方案对机器配置要求比较高，是以往其他机器实现不了的，宽体探测器 CT 16cm 宽体探测器和 0.28s 的转速为其提供了便利。一次注射对比剂完成三种目标血管的扫描，可节省对比剂使用量并保证各期图像的质量，冠脉和主动脉三个序列分别成像，图像质量好便于进行后处理，并可实现主动脉全程的显示，弥补了以往胸痛三联只能涵盖胸主动脉的不足。但此方案扫描流程相对复杂，辐射剂量较一次成像偏高，利用宽体探测器 CT 低管电压联合 ASIR-V 重建可降低一部分辐射剂量。扫描方案二是一次扫描同时完成肺动脉、冠脉及主动脉成像。利用 cardiac 轴扫模式可保证冠脉的图像质量，但肺动脉与主动脉需要扫描范围更广，所以此方案为两个轴扫模式（one or more）。此种方案简单快速，只需一次曝光就完成三种血管的成像，球管负荷低，患者辐射剂量小；但两个轴扫之间存在时间差，血管拼接可能会有部分错层伪影和血管

内 CT 值的少许差异；三期同时成像后处理过程相对烦琐，三种血管同期显影，后处理分割比较麻烦，但不影响诊断。此外，为了在冠脉采集时相保证肺动脉的充盈良好，通常采用对比剂注射方案为先快后慢两种速度注射，延长对比剂注射时间以保证三种血管均能显影清晰。方案三较方案二将肺动脉先进行单独螺旋扫描，第一期图像可以进行肺动脉的处理和显示，此时扫描的图像主动脉和肺静脉内还没有对比剂显影，肺动脉可得到清晰的显示。对怀疑较大可能是肺动脉栓塞的胸痛患者此种扫描方案比较合适，既能规避了其他血管的影响，又能减少对比剂的用量和辐射剂量。不足之处与方案二相同，主动脉的显示可能会因为两轴扫的血管拼接存在部分错层伪影。方案四与方案一相似，均是一次注射对比剂完成三种血管分别扫描成像，与方案一的不同之处为肺动脉采用了能谱扫描方式。肺动脉能谱扫描的目的是采用单能量图像实现对肺动脉远端分支的清晰显示，对肺动脉远端管腔内微小栓子的诊断价值较高；此外，能谱物质分离技术可以对栓塞区域肺组织的灌注情况进行评估，为临床提供更多信息。临床应用中可根据患者基本情况选择针对性的扫描方案。

二、头颈部多时相血管造影对急性脑卒中患者侧支循环评估的应用价值

脑侧支循环是动脉闭塞后动态招募的辅助血管网络，可为缺血区提供残余血流。急性缺血性卒中的脑侧支血流在不同个体间是高度可变的，是选择血管内再通治疗的卒中患者和未选择静脉使用溶栓药卒中患者预后的强有力预测因素之一。人脑有三级代偿侧支循环。一级侧支循环：即 Willis 环，是连接前循环与后循环的通道；二级侧支循环：通过眼动脉、软脑膜侧支血管和其他较小的侧支动脉连接；三级侧支循环：指缺血发生后不久形成的新生血管。一旦大脑动脉部分阻塞或闭塞，侧支循环即开始形成新的或开放已存在的血管，目的是更好地改善该区域的血液供应。一般来说，动脉补偿的主要形式来自一级侧支循环。如果其不足以满足需要，则二级侧支循环开始运作。如果这个补偿还不够，三级侧支循环可能开始运作。但是，这个过程需要时间，通常需要几天才能完成。一级侧支循环的评估方法包括经颅多普勒超声、CTA 和磁共振血管成像，各有优势和不足；对于二级和三级侧支循环的评估，目前仍以数字减影血管造影（digital subtraction angiography，DSA）为金标准，但 DSA 为有创性检查，费用较高，临床使用率较低。非侵入性的检测方法分辨率有限，妨碍了其对软脑膜侧支和其他二级侧支的评估。灌注成像可以通过评估脑血流状态间接提供侧支循环的信息。然而当责任血管闭塞时，维持灌注的动脉来源是无法证实的。

多时相头颈部 CTA 血管造影包括 3 个时相的扫描。第一个时相为多排 CT 采集的主动脉弓至颅顶的 CT 血管造影图像，为螺旋扫描模式。在团注对比剂后监测正常脑实质的动脉期峰值，触发采集图像。余下两个时相范围为颅底到颅顶，分别为正常脑实质静脉平衡期/峰值以及静脉晚期采用的是单次轴扫模式；因为宽体探测器 CT 具有 160mm 的 z 轴覆盖范围，能够实现一次轴扫覆盖整个头颅，可以通过轴扫描完成大范围的容积成像，空间分辨率、时间分辨率等性能有大幅度的提升；基于其探测器宽度的增加优势实现快速单次头颅扫描，并获得较高质量的图像，对急性脑卒中临床配合差或不自主运动的患者具有明显临床优势。

本协议的最大特点是多时相 CT 血管造影的后两个时相未使用额外的对比剂；每一个图像采集序列的总辐射剂量均低于以往相关研究。以人体头部模体来测量单时相 CT 血管造影、多时相 CT 血管造影和灌注 CT 眼睛的总吸收辐射剂量分析显示多时相 CT 血管造影的眼睛总吸收辐射剂量在可接受的限制之内（根据国际放射防护委员会 2012 年指南），并且明显低于灌注 CT。通过获得三个数据点的时间信息，多时相 CT 血管造影在概念上类似于灌注 CT（动态 CT 血管造影是来自于灌注 CT）。然而，不同于灌注 CT 的是，其使用的数据更少并且不需要后处理。多时相 CT 血管造影的所有后处理都是自动生成，并且 2~3min 内就可获得 CT 血管造影图像。使用六等级量表对比缺血区域与健侧大脑半球相似的血管的软脑膜动脉填充，包括 CT 血管造影的第一时相和多时相 CT 血管造影。如果没有明显的血管闭塞，有症状侧大脑半球的软脑膜血管填充会与对侧进行比较。

多时相头颈部 CTA 血管造影主要优势包括最小化辐射剂量、无额外的对比剂、全脑覆盖以及无后处理。也存在其局限性：血流受限的近端狭窄的存在和迂曲的颅底侧支血管会导致软脑膜动脉对比剂填充的延迟，甚至

在健侧大脑半球也会出现,这有可能会导致软脑膜动脉填充状态的误判;心功能差也会影响软脑膜动脉填充;由于我们对后循环侧支的血流动力学了解甚微,多时相CT血管造影还不能应用于后循环卒中的患者。总之,多时相CT血管造影是可以帮助急性脑卒中患者进行临床决策的影像学工具。未来需要更大规模的研究来证明它在分诊和临床决策中的实用性。

三、宽体探测器CT在儿科检查中的应用价值

儿童在CT检查中面临的主要挑战包括三大方面。首先是剂量控制,剂量包括X射线的辐射剂量、增强CT检查时对比剂的使用剂量和一些无法配合婴幼儿需要的镇静剂;任何一种剂量对儿童都是有一定危害的,所以我们在进行CT检查中要尽可能地降低剂量。宽体探测器CT在这三种剂量的减低方面均可以发挥比较大的优势。第二大挑战是儿童扫描时制动问题,运动伪影所致的图像质量无法满足临床诊断是儿童CT成像中常见的问题,主要包括呼吸运动伪影和患儿烦躁哭闹无法配合所致的运动伪影。第三大挑战就是儿童心脏CT检查中高心率和各种先天性心脏病所致的血流动力异常所致的扫描时间难以把握问题。宽体探测器CT具有宽、快、低的特点,在儿童CT检查中发挥绝对优势,儿童CT检查中面临的三大挑战均被攻破。

小儿肺炎和气道异物是婴幼儿胸部最常见的疾病类型,CT是主要的辅助检查手段。在肺炎的诊断、疗效评估方面CT发挥着重要作用,相关研究结果表明CT在支原体肺炎病因学鉴别方面也有一定价值。CT气道重建可清晰显示气道异物的位置、大小、气道阻塞情况及继发的阻塞性肺不张、肺气肿情况。小儿无法闭气及哭闹造成的呼吸运动伪影一直是困扰儿童胸部CT扫描图像质量的主要问题,通常需要哄睡或使用镇静剂才能获得良好的图像质量。自然哄睡患儿需要大量的时间,影响患者的检查效率;而使用镇静剂会给患儿带来不可避免的副作用。宽体探测器CT不仅可以进行更快速的扫描,还可以通过轴扫描完成大范围的容积成像,可以在单次呼吸下完成儿童整个肺部的扫描,空间分辨率、时间分辨率等性能有大幅度的提升,在儿童非镇静条件下胸部CT检查中优势突出。有研究结果已经证实宽体探测器CT非镇静条件患儿胸部轴扫与以往64排CT镇静状态下螺旋扫描相比,不但减少了镇静剂可能给患儿带来的各种副作用,也明显降低了患者扫描前的准备时间和检查时间,更快捷顺利地完成检查;并且非镇静下宽体探测器扫描的图像质量良好,为患儿尽早提供可靠的诊断结果。

婴幼儿腹部常见疾病的基本类型主要包括先天发育异常和肿瘤。先天发育异常以泌尿系先天畸形常见,在胚胎发育过程中,肾和输尿管胚胎发育的任何阶段出现异常现象都可能导致肾输尿管畸形病变,既可单侧发病也可双侧发病。CTU检查可以在一次扫描中获得泌尿系统的全程信息,并且以三维重建来获得任意角度的图像,不同种类的重建方法结合起来分析临床诊断准确率较高。泌尿系CTU可清晰显示泌尿系走行、有无重复肾变异畸形、肾盂肾盏扩张积水程度、输尿管狭窄或扩张部位及程度,较超声评估更加准确直观。儿童腹部常见肿块以母细胞瘤居多,发现时通常已经较大,对周围结构推压侵犯明显,增强CT是其主要诊断方法,不仅可直观显示肿块本身的大小、位置、供血动脉及强化特征,还能显示周围结构与肿块的毗邻关系,为病变的诊断及手术方案的制订提供客观、准确的影像学依据。但腹部增强辐射剂量较大,特别是对于需要多次增强CT检查进行术前诊断、术后随访及化疗前后疗效评估的患者,辐射是不容忽视的问题。降低扫描辐射剂量的方法主要包括改变扫描方式、减少曝光量、降低管电流、降低管电压、应用自动管电流调制技术、应用迭代重建技术等。宽体探测器CT的低管电压和ASIR-V重建是其降低辐射剂量的两大法宝。低管电压包括70kVp和80kVp,可以根据患儿身高体重选择;已有研究表明腹部适用的最佳ASIR-V比例为40%~50%。宽体CT低管电压、自动管电流调制扫描模式联合ASIR-V迭代重建可以低的扫描剂量提供满足诊断的良好图像质量,减少了患儿的电离辐射;并以其更快的球管旋转时间和宽体探测器实现极速扫描,减少运动伪影,在婴幼儿腹部扫描中优势突出。

先天性心脏病是在胚胎发育时期心脏和大血管的形成障碍或发育异常,发病率约为0.7%~0.8%,种类繁

多复杂,诊断困难;各种畸形可以单独或合并存在,术前明确诊断对于手术方案的选择和预后有重要临床意义。心血管造影是诊断先天性心脏病的金标准,但其为有创性检查且辐射剂量及对比剂剂量均较大,不作为常规诊断方法。超声心动图是临床中最常用的先天性心脏病检查手段,安全廉价;但对操作者的经验与手法依赖性比较大,且对心外大血管的显示欠佳,所以对复杂性先天性心脏病的诊断准确性尚有待于提高。CTA 三维后处理重建图像可以客观立体的显示心内外各种结构异常,目前已成为诊断复杂性先天性心脏病的主要检查方法。婴幼儿心率快、无法配合、部分患者左右心血流循环异常是婴幼儿先天性心脏病 CT 检查中所面临的主要问题。宽体探测器 CT 宽体探测器,单个心动周期扫描模式实现同一心动周期同一时相采集数据,无运动伪影及错层;0.28s 超高转速,曝光采集时间窗更精准,能保证患儿数十秒静止即可完成心脏检查;其 70kVp 低管电压结合智能管电流既降低了辐射剂量,低管电压提升了血管内的 CT 值,又为降低碘对比剂用量提供了技术支持。总之宽体探测器 CT 的超宽范围、闪速轴扫、自由心率、自由呼吸、双低剂量在婴幼儿先天性心脏病的检查中优势突出。此外,其工作站的 cardiac function express 程序,利用心脏全期相扫描重建,采用直接容积填充法计算心功能参数,可以获得左心室舒张末期容积、左心室收缩末期容积、左心室每搏输出量、左心室射血分数;在心功能参数计算方面采用的是面积-长度计算方法,准确性优于超声心动图。

(柴亚如　吕培杰　赵曦瞳　赵慧萍　王睿　梁盼)

参 考 文 献

[1] 荆全民,董海.胸痛中心建立的相关问题评述.医学与哲学,2018,39(12):7-10.

[2] 中华心血管病杂志编辑委员会,胸痛规范化评估与诊断共识专家组.胸痛规范化评估与诊断中国专家共识.中华心血管病杂志,2014,42(8):627-632.

[3] 李鹏雨,李坤成,杜祥颖,等.64 层螺旋 CT 三联检查在急性胸痛诊断中的应用.中华放射学杂志,2007,41(10):1032-1035.

[4] 齐晨晖,范红燕,史琼玉.64 排螺旋 CT 血管成像胸部三联检查对急性胸痛的诊断价值.实用放射学杂志,2012,28(10):1534-1537,1560.

[5] 梁俊福,王辉,徐磊,等.256 层 CT 单个心动周期冠状动脉成像在高心率患者中应用的可行性研究.中华放射学杂志,2017,51(2):108-113.

[6] 原媛,钟朝辉,王振常,等.高时间分辨率宽体探测器 CT 行 CT 血管造影时自由呼吸对辐射剂量的影响.临床和实验医学杂志,2018,17(2):129-132.

[7] 中国卒中学会脑血流与代谢分会.缺血性卒中脑侧支循环评估与干预中国指南(2017).中华内科杂志,2017,56(6):460-471.

[8] 黄家星,林文华,刘丽萍,等.缺血性卒中侧支循环评估与干预中国专家共识.中国卒中杂志,2013,8(4):285-293.

[9] 赵婷婷,李国忠,钟镝,等.脑侧支循环影像学评价研究进展.中国卒中杂志,2018,13(5):516-520.

[10] KASCHKA IN, KLOSKA SP, STRUFFERT T, et al. Clot Burden and Collaterals in Anterior Circulation Stroke: Differences Between Single-Phase CTA and Multi-phase 4D-CTA. Clin Neuroradiol. 2016, 26(3):309-315.

[11] VAN DEN WIJNGAARD IR, HOLSWILDER G, WERMER MJ, et al. Assessment of Collateral Status by Dynamic CT Angiography in Acute MCA Stroke: Timing of Acquisition and Relationship with Final Infarct Volume. AJNR Am J Neuroradiol. 2016, 37(7):1231-1236.

[12] 陈丽,蔡栩栩,尚云晓.小儿肺炎支原体肺炎高分辨率 CT 影像学特点.国际儿科学杂志,2013,40(6):635-638.

[13] 张记伟,单海洋,郭丽,等.低剂量多层螺旋 CT 扫描在小儿气管支气管异物诊断中的应用.实用医学影像杂志,2018,19(2):109-111.

[14] ZHU Y, LI Z, MA J, et al. Imaging the Infant Chest without Sedation: Feasibility of Using Single Axial Rotation with 16-cm Wide-Detector CT. Radiology, 2018, 286(1):279-285.

[15] 李茂胜.多排 CT 尿路成像(CTU)技术诊断肾输尿管畸形病变的价值分析.影像研究与医学应用,2018,2(11):90-91.

[16] 于子川,季倩,黄黎香,等.活体肝移植婴幼儿腹部低剂量增强 CT 的最佳自适应统计迭代重组 V 迭代率研究.中华放射学杂

志,2017,51(3):192-196.

[17] 刘海明,张肇慧.多层螺旋CT和彩色多普勒对复杂型先天性心脏病诊断的临床分析.医学影像学杂志,2013,23(8):1329-1331.

[18] 范丽娟,徐冬生,张计旺,等.宽体探测器低剂量CT在婴幼儿先天性心脏病中的应用价值.中华实用儿科临床杂志,2018,33(13):1004-1007.

[19] 田慧,董丽娜,李成龙,等.Asir-V联合"双低"扫描技术在儿童先天性心脏病诊断中的应用.临床小儿外科杂志,2016,15(5):494-496,517.

中英文名词对照索引

CT 泌尿系造影	CT urography, CTU	194
CT 小肠造影	CT enterography, CTE	124
CT 血管造影	computed tomography angiography, CTA	34, 62, 173
MSI	material suppressed iodine	157

B

表面通透性	permeability surface, PS	69

C

超快速高低压瞬切	ultra-fast kV switching	11
窗宽	window width, WW	7
窗位	window level, WL	7
磁感应强度	magnetic flux density	10

D

达峰时间	time to peak, TTP	64
单个心动周期	one beat	15
迭代重建	iterative reconstruction, IR	12
对比剂肾病	contrast induced nephropathy, CIN	133
对比噪声比	contrast to noise ratio, CNR	136
多排螺旋 CT	multi-row detector spiral computed tomography, MDCT	14
多曲面重建	multi-planner reformation, MPR	124
多伪影去除算法	multi-artifact reduction system, MARS	137
多物质伪影校正技术	multi-material artifact reduction, MMAR	137

F

肺动脉 CT 血管造影	pulmonary computed tomography angiography, CTPA	133

G

肝动脉灌注量	hepatic arterial perfusion, HAP	104
肝动脉灌注指数	hepatic perfusion index, HPI	104
感兴趣区	region of interest, ROI	37, 136
高解析度	high definition, HD	35
高清容积重建	volume high definition, VHD	5, 137
冠状动脉 CT 血管造影	coronary computed tomography angiography, CCTA	14, 106
冠状动脉运动冻结	snapshot freeze, SSF	9
光子饥饿	photon starvation	132

H

| 合理可能尽量低 | as low as reasonably achievable, ALARA | 106 |

J

基于模型的迭代重建	model-based iterative reconstruction, MBIR	62, 107, 137, 174
剂量长度乘积	dose length product, DLP	37, 63, 108, 175
焦点设计	focus aligned	7
经颈静脉途径肝内门体分流术	transjugular intrahepatic portosystemic stent shunt, TIPSS	166
经皮冠状动脉介入治疗	percutaneous coronary intervention, PCI	36

L

| 滤波反投影重建技术 | filtered back projection, FBP | 107 |

M

| 门静脉灌注量 | portal venous perfusion, PVP | 104 |
| 磨玻璃结节 | ground glass opacity, GGO | 115 |

P

| 平均通过时间 | mean transit time, MTT | 64 |

Q

器官剂量调制	organ dose modulation, ODM	112
千伏峰值	kilovolt peak, kVp	10
强化峰值	peak enhancement intensity, PEI	103
曲面	curve	176
曲面重建	curved plannar reformation, CPR	128

全模型实时迭代重建	adaptive statistieal iterative reconstruction-V,ASIR-V	35,62,107,137,174

R

容积 CT 剂量指数	volume CT dose index,CTDIvol	37,108
容积再现	volume rendering,VR	36,115,151

S

散射线比率	scatter primary ratio,SPR	5
扫描野	scan field of view,SFOV	10
射频无线数据传输	radio-frenquency data transmission	10
时间密度曲线	time density curve,TDC	83
室间隔缺损	ventricular septal defect,VSD	196
数字减影血管造影	digital subtraction angiography,DSA	200

T

体重指数	body mass index,BMI	35

W

未闭合的动脉导管	patent ductus arteriosus,PDA	196

X

显示野	display field of view,DFOV	7
芯材	core material	9
旋转变压器	rotary transformer	9
血流量	blood flow,BF	64
血容量	blood volume,BV	64

Y

右心房	right atrium,RA	196
右心室	right ventricle,RV	196

Z

噪声指数	noise index,NI	107
肿瘤淋巴结转移	tumor node metastasis,TNM	87
自动管电流调节技术	automatic tube current modulation,ATCM	107
自适应性统计迭代重建	adaptive statistical iterative reconstruction,ASIR	62,107,137,174

总肝灌注量	total liver perfusion, TLP	104
足跟效应	heel effect	5
最大密度投影	maximum intensity projection, MIP	123
最小密度投影	minimum intensity projection, MinIP	192
左侧永存左上腔静脉	left superior vena cava, L-SVC	196
左冠状动脉前降支	left anterior descending branch, LAD	197
左心房	left atrium LA	196
左心室	left ventricle, LV	196